Ayuno intuitivo

WILL COLE

Ayuno intuitivo

Plan de ayuno intermitente y flexible de cuatro semanas para recargar tu metabolismo y renovar tu salud

EDICIONES OBELISCO

Si este libro le ha interesado y desea que le mantengamos informado de nuestras publicaciones, escríbanos indicándonos qué temas son de su interés (Astrología, Autoayuda, Psicología, Artes Marciales, Naturismo, Espiritualidad, Tradición...) y gustosamente le complaceremos.

Puede consultar nuestro catálogo en www.edicionesobelisco.com

Los editores no han comprobado la eficacia ni el resultado de las recetas, productos, fórmulas técnicas, ejercicios o similares contenidos en este libro. Instan a los lectores a consultar al médico o especialista de la salud ante cualquier duda que surja. No asumen, por lo tanto, responsabilidad alguna en cuanto a su utilización ni realizan asesoramiento al respecto.

Colección Salud y Vida natural
Ayuno intuitivo
Will Cole

Título original: *Intuitive Fasting*

1.ª edición: junio de 2022

Traducción: *Daniel Aldea*
Maquetación: *Juan Bejarano*
Corrección: *M.ª Jesús Rodríguez*
Diseño de cubierta: *TsEdi, Teleservicios Editoriales, S. L.*

Edita: Ediciones Obelisco, S. L.
Collita, 23-25. Pol. Ind. Molí de la Bastida
08191 Rubí - Barcelona - España
Tel. 93 309 85 25
E-mail: info@edicionesobelisco.com

ISBN: 978-84-9111-875-6
Depósito Legal: B-9.936-2022

Impreso en los talleres gráficos de Romanyà/Valls S. A.
Verdaguer, 1 - 08786 Capellades - Barcelona

Printed in Spain

Para Amber, Solomon y Shiloh:
vuestro inefable amor son las brasas
que alumbran estas páginas y mi vida.
Soy vuestro con cada respiración.

Prefacio

De entre todas las formas distintas de comer que he probado a lo largo de los años, desde la comida macrobiótica hasta la vegana pasando por programas de depuración sobre los que prefiero ahorraros los detalles, lo que a mí me ha funcionado es comer de una forma intuitiva. Cuando como lo que me parece correcto, me siento mejor.

Sin embargo, este tipo de consejo suele darse sin una hoja de ruta para llegar a él. Como si algo que es intuitivo no requiriera de mayor discusión, mientras que las dietas dogmáticas se conmemoran y se aprenden de memoria.

Will Cole me ha proporcionado –y también a vosotros– una hoja de ruta. En *Ayuno intuitivo,* Will propone un programa definido de cuatro semanas diseñado para que te sientas lo mejor posible durante las semanas posteriores. Éste no es un libro dogmático. No te castigará ni te impondrá restricciones. Lo más difícil que encontrarás en sus páginas es la insistencia de Will para que te muestres dispuesto a escucharte a ti mismo, a tu propio cuerpo, a tu intuición. Aunque esto pueda parecer sencillo, no suele ser fácil, al menos no al principio. Pero con la voz de Will como guía para ayudarte a recalibrarte, y con la nueva comprensión de lo que tu cuerpo te pide y de cómo puedes responder, se convierte en algo factible y, me atrevería a decir, incluso estimulante.

Hay terapeutas que comparten la misma pasión que siente Will por comprender los hallazgos de la investigación científica clásica. Algunos comparten su pasión por el trabajo individualizado con sus pacientes, mientras que otros, su pasión por ayudar a los enfermos crónicos o a aquellos pacientes con algún tipo de enfermedad misteriosa que llegan a su consulta tras haberlo «probado todo». Algunos comparten su pasión por divulgar sus conocimientos al público en general de un modo accesible. Sin embargo, muy pocos seres humanos comparten todas estas pasiones a la vez. Y son aún menos los que se esfuerzan por mantenerlas vivas o alcanzan el éxito mientras lo hacen. Y, por lo que yo sé, nadie lo hace con tanta humildad y cariño como Will.

En *Ayuno intuitivo,* Will ha dado lo mejor de sí mismo: todo lo que sabe sobre alimentación y nutrición, así como el mejor modo de alimentar el cuerpo para reforzar sus funciones curativas. En él encontrarás todo lo que Will ha aprendido sobre la reducción de la inflamación, el restablecimiento del equilibrio, la recarga del metabolismo y el restablecimiento de la salud intestinal. Sí, el libro incluye los resultados de estudios científicos, pero también revela algunos hallazgos sorprendentes sobre el ayuno que Will ha descubierto simplemente escuchando a sus pacientes. (Otra cosa que me encanta de él, que escucha –y aprende– de sus pacientes).

Ha sido un placer ser testigo del efecto Will Cole, ver cómo ha ayudado a transformar y mejorar la salud de muchas personas de todo el mundo. Estoy encantada de que ahora tú también puedas experimentarlo.

Gwyneth Paltrow
fundadora y consejera delegada de goop,
Noviembre de 2020

Introducción

Manifiesto del ayuno intuitivo

El tejido del universo está bordado mediante un hermoso equilibrio. La dualidad está engarzada en el cosmos. Desde el influjo lunar sobre las mareas, pasando por el despertar de las flores en primavera después del largo invierno, hasta el delicado flujo y reflujo de las hormonas, la naturaleza está infundida de un ritmo grácil y dicotómico del que cada uno de nosotros es una parte intrínseca. Dondequiera que hay equilibrio, hay orden; y cuando se pierde ese equilibrio, surgen los problemas.

El mundo moderno está lleno de estridentes desequilibrios de todo tipo. Desde los atascos de tráfico en las ciudades contaminadas hasta la vorágine interminable de contenidos en Internet que adormecen la mente, de una cosa podemos estar seguros: la vida moderna está llena de desequilibrios ruidosos y enrarecidos que nos afectan de un modo excesivo.

Este estruendo global no es sólo externo, sino también interno. Millones de personas se encuentran en un estado de algarabía constante que afecta tanto a su cuerpo como a su salud. Las consecuencias del ruido y el caos que llenan nuestro mundo son muy graves: desde las afecciones autoinmunes y la ansiedad, hasta la depresión y la diabetes, pasando por las enfermedades cardiovasculares y los problemas hormonales. Afortunadamente, hay una manera de volver a mostrarse receptivo ante los mensajes que nuestro cuerpo está tratando de enviarnos.

Detente y aprende

¿Cuándo fue la última vez que tuviste hambre? No me refiero a la última vez que experimentaste un bajón de azúcar, un antojo o la sensación de que «deberías» comer antes de un largo día de trabajo o de una actividad prolongada. ¿Cuándo fue la última vez que tuviste hambre de verdad? ¿Que sentiste el estómago vacío y lo oíste gruñir y protestar, que te dijo que era el momento de comer?

Para la mayoría de los que vivimos en el mundo desarrollado, es probable que haga bastante tiempo. Al fin y al cabo, nuestro estilo de vida está pensado para que nos sintamos cómodos y relajados, de modo que nunca solemos estar demasiado lejos de una máquina expendedora o de un local de comida rápida. En lugar de pasar de la saciedad al hambre y de nuevo a la saciedad, la mayoría de nosotros fluctuamos entre estar más o menos hambrientos, más o menos satisfechos después de comer y continuamente más o menos ansiosos por consumir azúcar, carbohidratos y cafeína. Además, también nos sentimos débiles, nos ponemos de malhumor o nos entran náuseas si pasamos unas cuantas horas sin picar o comer algo, lo que acaba provocando que llenemos las carteras y guanteras con barritas energéticas y otros tentempiés saludables –o, la mayoría de las veces, no tan saludables– para ayudarnos a evitar estos incómodos síntomas.

Muchos de nosotros nunca nos hemos planteado preguntas como éstas: ¿Como porque mi cerebro me lo dice o porque mi cuerpo tiene hambre de verdad? ¿Desayuno porque me lo han dicho o porque *realmente* me despierto con hambre? ¿Me siento más en sintonía con las señales naturales del hambre que me envía el cuerpo o con las reglas alimentarias que he seguido desde que era niño? ¿Me siento cómodo con mi plan alimentario diario o, por el contrario, me siento una víctima de él?

Lo que comemos y cuándo lo hacemos está tan arraigado en nuestra cultura y en nuestro estilo de vida que muchos de nosotros nunca nos hemos preguntado si el modo en que estamos comiendo nos funciona.

El problema es que existe muchos dogmas relacionado con las dietas y una gran confusión respecto a la comida. Es posible que un determinado tipo de dieta funcione para algunas personas, pero no para otras. Todos somos únicos, de un modo hermoso y sorprendente. Distintas facetas de un único diamante, cada uno de nosotros refleja la luz a su manera. Por eso, en los usos medicinales de la comida creo que deberíamos guiarnos por la intuición, por el conocimiento profundo de lo que tu cuerpo necesita realmente para alimentarse y nutrirse.

La buena noticia es que puedes recuperar la confianza en tu propio cuerpo, en su capacidad para enviarte las señales pertinentes. De ese modo, serás capaz de elegir los alimentos y los hábitos de vida adecuados para tu cuerpo. En este libro te enseñaré a utilizar una herramienta transformadora, el ayuno intermitente, de una manera innovadora y flexible, lo que te permitirá tomar las decisiones correctas tanto para tu salud como para tu bienestar. El ayuno intermitente es una práctica vital consistente en períodos específicos de ayuno, como, por ejemplo, dejar una ventana de 16 horas entre la cena y el desayuno del día siguiente o sólo comer en días alternos. Es posible que, ahora mismo, esto te parezca contradictorio. ¿Cómo puede ayudarme el *ayuno intermitente* a conseguir una *alimentación intuitiva*? Bueno, me alegro de que me hagas esa pregunta.

Durante mucho tiempo, el ayuno se ha ganado la reputación de ser un método demasiado restrictivo y dogmático. Sin embargo, mucha gente ha seguido ciegamente la regla alimentaria consistente en «comer tres veces al día además de los tentempiés entre las comidas» que nos enseñaron de niños, y lo hacemos como si nos moviéramos con el piloto automático, incluso cuando dicha rutina hace que no nos sintamos bien.

¿No te parece que eso también es restrictivo?

Para mí lo es.

Muchos de nosotros debemos lidiar con el caos interno a todas horas y todos los días. Y cuando tu cuerpo está desequilibrado resulta muy difícil decidir qué necesita realmente para conseguir un bienestar repleto de energía. Es difícil comer de forma intuitiva cuando te hallas en un estado de desequilibrio. Cuesta ver las cosas claras. ¿Es intuición o un antojo? ¿Es intuición o un desequilibrio hormonal? Comer de forma emocional no es lo mismo que comer intuitivamente. Comer de forma compulsiva no es un sinónimo de comer intuitivamente.

Como especialista en medicina funcional, mi pasión es descubrir el origen de los problemas de salud crónicos y permitir que el cuerpo restablezca su equilibrio y redescubra la calma. He diseñado un plan de ayuno intuitivo para ayudarte a silenciar todo el ruido que te rodea y para que seas capaz de escuchar la serena vocecita de tu intuición, la voz que te dice *qué debes comer exactamente y cuándo debes hacerlo.* Lo que diferencia al ayuno intuitivo de otros tipos de ayuno es que no está diseñado para resultar difícil o restrictivo; no se trata de pasar hambre, sino de respetarse a uno mismo. Si somos capaces de amar un poco más a nuestro cuerpo, podremos llevar a cabo actos extraordinarios de bienestar. Durante siglos, se ha utilizado el ayuno como un método para fortalecer el cuerpo y mejorar la salud general. Mediante el ayuno intuitivo seremos capaces de reconectar con la forma en que nuestros antepasados hacían las cosas, ¡porque ellos sí que sabían lo que hacían!

Al principio puede que el ayuno te resulte una idea un poco extraña, pero también lo es, si no más, comer sin sentido durante todo el día y nunca lograr estar completamente satisfecho. Cuando te detienes a pensar en ello, resulta bastante absurdo que hayamos creado tantas reglas en torno a los alimentos y la comida, y que todo el mundo las siga ciegamente.

En este libro, te voy a pedir que pongas patas arriba todo lo que crees saber sobre lo que comes, cuándo comes y con qué frecuencia lo haces. Vamos a desechar juntos las arcaicas reglas alimentarias con las que hemos estado viviendo y a sustituirlas por nuestras propias reglas. También me gustaría pedirte que, desde este mismo instante, dejes de lado cualquier idea preconcebida que tengas respecto al ayuno intermitente. Voy a pedirte que entres en un nuevo mundo, en el mundo de la alimentación sin dogmas.

A diferencia de muchos otros planes de ayuno intermitente, el que he diseñado no es punitivo ni está lleno de afirmaciones del tipo «haz esto o si no...»; es sencillo, factible, eficaz y para todo tipo de personas. Durante el viaje que estamos a punto de emprender juntos, te haré descubrir un estilo de vida que te ayudará a silenciar el ruido que te rodea y a entrar en contacto con tus patrones alimentarios instintivos, los cuales nada tienen que ver con las reglas alimentarias que nos han inculcado desde niños. Y durante el proceso, perderás peso, si es eso lo que necesitas, te sentirás más satisfecho, aumentarás tu nivel de energía y potenciarás tu productividad. En resumen, encontrarás tu centro. Haré que descubras el ayuno a través del plan de ayuno flexible de 4 semanas, un método que te dará vía libre para dejar de cumplir con las expectativas externas acerca de la comida. El plan de ayuno flexible de 4 semanas contiene diversos y originales protocolos de ayuno intermitente para reiniciar el cuerpo, recargar el metabolismo, renovar las células y reequilibrar las hormonas. También te proporciono un plan alimentario personalizado para reducir la inflamación y mejorar la salud intestinal. He diseñado específicamente cada detalle del plan de ayuno flexible de 4 semanas para que puedas reconectar con tu intuición acerca de la comida y de la forma en la que comes. Al final del viaje, te sentirás mejor de lo que te has sentido en mucho tiempo; o incluso mejor de lo que te has sentido nunca. En 4 semanas te demostraré que el ayuno es incluso más natural que hacer 3 comidas completas al día y que combinar períodos en los que comemos y otros en los que ayunamos es una de las cosas más fáciles y naturales del mundo.

A lo largo de los años, he tratado a miles de pacientes de todo el mundo y he ayudado a miles de personas a mejorar su salud a través de mi consulta y de mis libros. Al recomendarlo a mis pacientes, he comprobado de primera mano cómo el ayuno intuitivo puede optimizar la salud de una persona; e incluso me ha ayudado a transformar mi propia salud. El programa que he diseñado para este libro incluye recetas, planes alimentarios y horarios de alimentación diarios, de ese modo sabrás en todo momento qué debes comer o cuándo debes hacerlo. Yo mismo te guiaré durante todo el proceso, y jamás tendrás la sensación de estar nadando contracorriente.

Creo que la comida y el bienestar deberían ser algo divertido y mágico, algo que siempre trato de transmitir tanto a mis pacientes como en mis libros. El primero, *Mi plan Ketotariano*, trataba sobre la alquimia existente entre las dietas a base de plantas y las dietas keto. Mi segundo libro, *El espectro de la inflamación*, trataba sobre la metamorfosis de la confusión alimentaria en libertad alimentaria. El que tienes entre las manos, *Ayuno intuitivo*, aborda el despertar de la curación sin límites y la paz alimentaria.

En un mundo tan desequilibrado como en el que vivimos, este libro pretende recalibrar, simplificar y sacarnos de la cabeza, para volver a *meter en nuestro cuerpo*, todo lo relacionado con la comida.

¿Estás listo? Empecemos a deshacernos de las reglas alimentarias... juntos.

PRIMERA PARTE

La nueva era del ayuno

Capítulo 1

Los orígenes del ayuno y la libertad alimentaria

Si al leer las palabras «ayuno intermitente» acude a tu mente la imagen de alguien dando sorbitos de agua con aspecto miserable y hambriento, lo entiendo. El ayuno intermitente tiene la reputación de ser demasiado radical y excesivamente restrictivo. A menudo es criticado por la forma en que promueve una cultura dietética perjudicial obsesionada con la pérdida de peso y con conseguir el «cuerpo perfecto».

La idea de no comer puede desencadenar pensamientos y hábitos negativos preexistentes y, en determinados casos, cumplir con una serie de reglas dietéticas estrictas o ayunar puede llegar a ser una forma de autocastigo disfrazada de práctica de bienestar. Es fácil asumir que el ayuno no es más que otra forma de dieta restrictiva.

Pero la verdad es muy distinta: el auténtico ayuno intermitente no tiene nada que ver con el castigo, la restricción de calorías ni con ningún otro tipo de restricción. De hecho, todo lo anterior es la antítesis de los conceptos que presentamos en *Ayuno intuitivo.*

Y, sin embargo, descubrirás que muchas personas siguen utilizando los conceptos de «restricción calórica crónica» y «ayuno intermitente» como si fueran sinónimos. Para que quede claro: la restricción calórica crónica y el ayuno no son lo mismo.

Ésta es la diferencia:

- **Restricción calórica crónica:** La reducción de la ingesta media diaria de calorías por debajo de lo normal durante un largo período de tiempo.

- **Ayuno intermitente:** La limitación de la frecuencia con la que se come, o no comer nada, durante ciertos períodos del día, la semana o el mes.

¿Ves la diferencia? La clave del ayuno intermitente reside en *cuándo* se come, no cuánto. El ayuno intermitente, especialmente el tipo de ayuno que pondremos en práctica en este libro, en realidad, no tiene nada que ver con el recuento de calorías, la restricción crónica de alimentos ni la reducción general de la ingesta.

Entonces, ¿de dónde viene la confusión entre el ayuno y la restricción calórica crónica? Probablemente porque uno de los efectos secundarios del ayuno intermitente es la pérdida saludable de peso. Aunque tanto el ayuno como la restricción calórica tienen en común la pérdida de peso, eso no significa que sean lo mismo. De hecho, irónicamente, algunos estudios han demostrado que, para perder peso, el ayuno puede ser incluso más eficaz que la reducción crónica de calorías. Por ejemplo, un estudio publicado en la reputada revista *Nature* demostró que, en 28 adultos obesos, el ayuno provocó una mayor pérdida de peso y de grasa que la restricción calórica.[1]

Si esto te resulta sorprendente, debes saber que no eres el único. Mucha gente sigue operando bajo la vieja lógica según la cual la pérdida de peso consiste en «introducir y eliminar calorías», cuando lo cierto es que la pérdida de peso es un proceso mucho más complicado de lo que parece indicar esta ecuación excesivamente simplista. El cuerpo no es una calculadora de calorías, sino un laboratorio químico, y el ayuno intermitente nos ayuda reiniciar el hermoso laboratorio bioquímico que es nuestro metabolismo.

El ayuno intermitente desencadena cambios fundamentales en la fisiología del cuerpo que ayudan a quemar más grasa, a sentirte me-

---

1. Byrne, N.M., Sainsbury, A., King, N.A., *et al.*: «Intermittent energy restriction improves weight loss efficiency in obese men; the matador study», *International Journal of Obesity*, Londres, vol. 42(2), pp. 129-138 (2018). doi:10 .1038/ ijo.2017.206.

nos hambriento y a recuperar la energía, cambios que abordaremos en profundidad a lo largo del libro. Por ahora, sin embargo, vamos a centrarnos en el hecho de que el ayuno intermitente, sencillamente, es mucho más fácil de mantener que la restricción calórica (la cual puede provocar estados continuos de mal humor, hambre e insatisfacción). Muchas dietas fracasan, y lo hacen por un motivo: la restricción calórica crónica ralentiza el metabolismo y pone al cuerpo en modo de inanición, lo que provoca que intente retener la grasa.[2] Un estudio comparativo de la eficacia del ayuno intermitente y la restricción calórica continua descubrió que el ayuno intermitente es una gran alternativa para la pérdida de peso, especialmente para aquellas personas que les cuesta mantener una dieta basada en la restricción calórica crónica.[3]

Un momento, ¿no se supone que debemos comer con más frecuencia y en pequeñas cantidades para mantener activo el metabolismo? ¿No es esa la forma más saludable de vivir y mantener nuestro peso ideal?

Aunque, a primera vista, esta idea pueda parecer lógica, lo cierto es que la teoría no supera las pruebas empíricas. Un ensayo aleatorio utilizó dos grupos de pacientes diabéticos: un grupo hizo de cinco a seis comidas pequeñas al día y, el segundo, solo dos comidas pero más cuantiosas.[4] El número de calorías que consumían los dos grupos era el mismo, pero los resultados mostraron que dos comidas

---

2. Baker, D.B. y Keramidas, N.: «The psychology of hunger», *Monitor on Psychology*, vol. 44(9) (octubre de 2013). www.apa.org/monitor/2013/10/hunger

3. Carter, S., Clifton, P.M., Keogh, J.B.: «The effects of intermittent compared to continuous energy restriction on glycaemic control in type 2 diabetes: a pragmatic pilot trial», *Diabetes Research and Clinical Practice, vol.* 122, pp. 106-112 (2016). doi:10.1016/j.diabres.2016.10.010.

4. Kahleova, H., Belinova, L., Malinska, H., *et al.*: «Eating two larger meals a day (breakfast and lunch) is more effective than six smaller meals in a reduced-energy regimen for patients with type 2 diabetes: a randomised crossover study» (publicación corregida en *Diabetologia*, vol. 58[1], pp. 205 [2015], *Diabetologia*, vol. 57(8), pp. 1552-1560 (2014). doi:10.1007/s00125-014-3253-5.

más cuantiosas al día provocaban una mayor pérdida de peso, un menor contenido de grasa hepática, una mayor sensibilidad a la insulina de la glucosa oral, etc. En otras palabras, es mejor para el metabolismo, la pérdida de peso y el equilibrio del azúcar en sangre optar por hacer dos comidas más copiosas al día. Nuestro cuerpo digiere y utiliza mejor los alimentos que ingerimos para obtener energía utilizable cuando comemos menos veces al día pero de forma más abundante.

Otras investigaciones han demostrado que, a pesar de que los tentempiés están pensados para evitar comer en exceso –y pueden ayudar a sentirnos saciados temporalmente–, no hacen que se coma menos durante las comidas, lo que significa que en general se acaben consumiendo más alimentos y calorías.[5] Los resultados de otro estudios en pacientes que se habían sometido hacía poco a una cirugía bariátrica mostraron la relación existente entre una mayor frecuencia en las comidas y la disminución de la pérdida de peso.[6]

Tenemos integradas en el cerebro ideas como el «control de las porciones» y «comer pequeñas cantidades a lo largo del día». Sin embargo, según datos del Reino Unido, publicados en el *American Journal of Public Health*, estos consejos habituales sólo ayudan a perder peso a uno de cada 210 hombres obesos y a una de cada 124 mujeres obesas.[7] Esas cifras son escandalosa y vergonzosamente malas: se trata de una tasa de fracaso del 99,5 %, y las cifras son aún más preocupantes en el caso de la obesidad mórbida. Es evidente

5. Chapelot, D.: «The role of snacking in energy balance: a biobehavioral approach», *The Journal of Nutrition,* vol. 141(1), pp. 158-162 (2011). doi:10.3945/jn.109.114330.

6. Ribeiro, A.G., Costa, M.J., Faintuch, J., Días, M.C.: «A higher meal frequency may be associated with diminished weight loss after bariatric surgery», *Clinics*, Sao Paulo, vol. 64(11), pp. 1053-1058 (2009). doi:10.1590/S1807-59322009001100004.

7. Fildes, A., Charlton, J., Rudisill, C., *et al.*: «Probability of an obese person attaining normal body weight: cohort study using electronic health records», *American Journal of Public Health,* vol. 105(9), pp. e54-e59 (2015). doi:10.2105/AJPH.2015.302773.

que las estrategias que utilizamos actualmente no nos funcionan. Al analizar estas cifras, nos vemos obligados a replantearnos todo aquello que nos han enseñado sobre el mejor modo de perder peso. La verdad es que comer durante todo el día, aunque sean pequeñas cantidades, resulta muy pernicioso. La digestión consume mucha energía y puede interferir en otros procesos físicos importantes. Sencillamente, no es natural picar antes de acostarse, despertarse o comer, y después pasarse el día comiendo barritas de cereales y palomitas (por muy saludables, en teoría, que sean estos alimentos).

Otra idea errónea muy común acerca del ayuno es que, dado que este puede provocar pérdida de peso, sus beneficios para la salud deben atribuirse a la propia pérdida de peso. En realidad, esta teoría ha sido estudiada y refutada.

Por ejemplo, un ensayo aleatorio con 100 mujeres, la mitad de las cuales siguió un régimen de ayuno intermitente y la otra mitad una dieta de reducción calórica del 25 %, demostró que las mujeres de ambos grupos perdieron aproximadamente la misma cantidad de peso tras seis meses, pero las mujeres que hicieron la dieta de ayuno tuvieron un mayor aumento de la sensibilidad a la insulina y una mayor reducción del perímetro abdominal, lo que, evidentemente, puede traducirse en un mayor control del peso a largo plazo.[8] Otros estudios, citados en un concienzudo artículo científico publicado en el *New England Journal of Medicine*, han demostrado específicamente que ciertos beneficios del ayuno intermitente (como la mejora en la regulación de la glucosa, la presión arterial y la frecuencia cardíaca, o la eficacia de la resistencia y la pérdida de grasa abdominal) son independientes de sus efectos

8. Harvie, M.N., Pegington, M., Mattson, M.P., *et al.*: «The effects of intermittent or continuous energy restriction on weight loss and metabolic disease risk markers: a randomized trial in young overweight women», *International Journal of Obesity*, Londres, vol. 35(5), pp. 714-727 (2011). doi:10.1038/ijo.2010.171.

sobre el peso.[9] Tal y como subrayan los autores del artículo, los estudios en humanos y animales han demostrado que los beneficios del ayuno no se reducen a la pérdida de peso provocada por el ayuno. Por el contrario, aseguran que el ayuno intermitente estimula poderosos mecanismos de curación que estaban latentes en el organismo. El ayuno mejora la salud y favorece la pérdida de peso de un modo que no está estrictamente relacionado con el déficit calórico. Por el contrario, el ayuno desencadena transformaciones en las secuencias metabólicas y hormonales que devuelven el equilibrio al cuerpo y le permiten mantener un peso saludable con mayor facilidad y de una forma más natural. En resumen, es mejor estar más sano para poder perder peso que intentar perder peso para estar más sano.

¿Lo ves? Ya te he dicho que te iba a pedir que cogieras todo lo que sabías sobre el ayuno y la alimentación y lo tiraras por la ventana.

El médico interior: Una historia del ayuno

El ayuno ha llegado al mundo de la pérdida de peso como la nueva gran tendencia del bienestar, provocando entre el público la idea errónea de que el ayuno es una moda más.

Cuando la verdad es que el ayuno no es algo precisamente nuevo.

Todas las grandes religiones o filosofías espirituales incorporan el ayuno de alguna manera. En el ámbito religioso, pasar períodos de tiempo sin comer a menudo sirve para obtener una mayor claridad, manifestar el sacrificio y ayudarnos a ser más receptivos ante los poderes superiores. En el judaísmo, Yom Kippur es un día de ayuno completo (¡ni siquiera puede beberse agua!) y se considera el día más sagrado del año. En el islam, el Ramadán es un ayuno de 28 a 30 días, en el cual no se permite comer ni beber durante el día. En

---

9. De Cabo, R. y Mattson, M. P.: «Effects of intermittent fasting on health, aging, and disease». *New England Journal of Medicine*, vol. 381(26), pp. 2541-2551 (2019). https://doi.org/10.1056/nejmra1905136

el cristianismo, la Cuaresma, los 40 días que preceden a la Pascua, y el Adviento, el tiempo que precede a la Navidad, empezaron siendo períodos de ayuno, introspección y oración.

Entre las tribus nativas americanas, el ayuno se practicaba antes y durante la búsqueda de una visión; los pueblo ayunaban antes de llevar a cabo las principales ceremonias realizadas durante el cambio de estación; los chamanes creían que el ayuno les permitía tener visiones más claras y controlar a los espíritus. En la antigua Grecia, se pensaba que ingerir alimentos aumentaba el riesgo de que las fuerzas demoníacas entraran en el cuerpo, por lo que los griegos ayunaban a menudo. En India, el jainismo tiene varias tradiciones de ayuno, entre ellas la de no comer hasta la saciedad en la vida cotidiana. La lista podría seguir *ad infinitum*.

Los seres humanos también han ayunado durante siglos por razones médicas, mucho antes de que tuviéramos estudios científicos revisados por expertos que respaldaran sus beneficios. Los primeros registros del ayuno con fines médicos se remontan al siglo V a. C. ¿Recuerdas a Hipócrates, el padre de la medicina occidental? Pues bien, Hipócrates recomendaba a sus pacientes que se abstuvieran de comer o beber durante determinados períodos de tiempo si se veían afectados por ciertas enfermedades o por dolencias que necesitaran tiempo y espacio para curarse por sí solas.[10] Paracelso, el famoso médico que ejerció hace más de quinientos años, también consideraba que el ayuno era un gran remedio, y llegó a denominarlo «el médico interior».

Con el paso de las décadas, médicos, científicos y profesionales de la salud continuaron sintiéndose intrigados por los beneficios del ayuno para la salud. A mediados del siglo XX, a la ciencia no le quedó más remedio que enfrentarse a la curiosidad que sentían muchos profesionales de la salud. Los investigadores comenzaron a observar a seres humanos y animales mientras ayunaban, registrando cómo el ayuno afectaba a su salud y bienestar. Algunos incluso experimenta-

10. Ayuno. (s.f.). Recuperado el 2 de septiembre de 2020 de la página web de la Enciclopedia Británica: www.britannica.com/topic/fasting

ron con ellos mismos. Un médico llamado F. Penny ayunó durante treinta días, durante los cuales tomó nota de sus indicadores físicos y metabólicos. En 1909, sus anotaciones se publicaron en el *British Medical Journal.*[11] Se recurrió al ayuno para combatir trastornos convulsivos (una serie de trastornos que implican la contracción y relajación rápida de los músculos, como en los ataques epilépticos) ya en la década de 1910.[12] En 1915 se recomendó el ayuno como tratamiento para la obesidad, cuando dos médicos, Folin y Denis, recomendaron episodios cortos de ayuno como estrategia segura y eficaz para la pérdida de peso.[13]

Desde entonces, la ciencia ha confirmado que los cuerpos cetónicos inducidos por el ayuno resultan útiles para combatir los trastornos convulsivos.[14] A finales del siglo XX, a medida que se hacían más descubrimientos sobre las numerosas maneras en que el ayuno podía afectar a nuestra salud, empezaron a surgir distintos métodos y filosofías de ayuno. En la actualidad, el ayuno se estudia como tratamiento potencial para una lista casi interminable de enfermedades y disfunciones: la diabetes, el asma, el dolor crónico, el síndrome metabólico (una serie de afecciones que aumentan el riesgo de sufrir una enfermedad cardiovascular), la obesidad, las enfermedades autoinmunes, como el lupus o la esclerosis múltiple (EM), e incluso las enfermedades cardiovasculares y el cáncer.

---

11. Penny, F.: «Notes on a thirty days' fast», *British Medical Journal.* Vol. 1(2528), pp. 1414-1416 (junio de 1909). doi:10.1136/bmj.1.2528.1414.
12. Kim, J.M.: «Ketogenic diet: Old treatment, new beginning». *Clinical Neurophysiology Practice,* vol. 2, pp. 161-162 (2017). Publicado el 24 de julio de 2017. doi:10.1016/j.cnp.2017.07.001; www.ncbi.nlm.nih.gov/pmc/articles/PMC6123870/
13. Gilliland, I.C.: «Total fasting in the treatment of obesity», *Postgraduate Medical Journal,* vol. 44(507), pp. 58-61 (1968). doi:10.1136/pgmj.44.507.58; https://pmj.bmj.com/content/postgradmedj/44/507/58.full.pdf
14. Hartman, A.L., Rubenstein, J.E., Kossoff, E.H.: «Intermittent fasting: a "new" historical strategy for controlling seizures?», *Epilepsy Research,* vol. 104(3), pp. 275-279 (2013). doi:10.1016/j.eplepsyres.2012.10.011.

La fisiología del ayuno

Hoy en día, la sensación es que cada día se publica un nuevo estudio de investigación sobre el ayuno. Aunque su éxito en la medicina moderna responde a diversos factores, casi todos sus beneficios pueden explicarse por su capacidad para conectar a los humanos con la información codificada en sus genes, lo que nos permite establecer una conexión más estrecha con la forma de vida de nuestros antepasados. Y esto es así porque, pese a haber ayunado por motivos religiosos y de salud a lo largo de la historia, también lo hemos hecho por necesidad.

Piénsalo de este modo: antes de que existieran los frigoríficos, los alimentos envasados y los restaurantes de comida rápida, la gente estaba acostumbrada a pasar largos períodos de tiempo sin comer, y el cuerpo humano lo ha ido codificando en nuestro ADN durante milenios. Es importante analizar los beneficios para la salud del ayuno desde una perspectiva hereditaria y genética porque, en la actualidad, seguimos trabajando con un ADN prácticamente idéntico, a pesar de que nuestro estilo de vida ha cambiado drásticamente, sobre todo en los últimos cien años. De hecho, los científicos estiman que el 99 % de nuestra información genética no ha cambiado en más de 10 000 años.[15]

Aunque nuestros genes prácticamente no han cambiado, nuestro estilo de vida sí: pasamos de vivir en sociedades cazadoras-recolectoras a hacerlo en culturas agrícolas, lo que dio lugar a una era en la que los alimentos estaban siempre disponibles. Desde la perspectiva de la totalidad de la existencia humana, se han producido cambios extraordinariamente drásticos en un período de tiempo muy corto y que afectan a cosas tan básicas como: el agua que bebemos, el aire que respiramos, el suelo en el que crecen nuestros alimentos, los

15. Cordain, L., Eaton, S.B., Sebastian, A., *et al.*: «Origins and evolution of the western diet: health implications for the 21st century». *The American Journal of Clinical Nutrition*, vol. 81(2), pp. 341354 (2005). doi:10.1093/ajcn.81.2.341.

alimentos que comemos y la frecuencia con la que lo hacemos. Esto se ha traducido en una especie de desajuste genético-epigenético: nuestro genoma se adaptó para permitirnos simultanear los períodos de alimentación con los de ayuno; el problema es que le hemos dado la espalda a este proceso adaptativo porque actualmente *no dejamos de comer en ningún momento.*

Y esto, ¿por qué es un problema? Porque, dado que el ayuno está literalmente codificado en nuestros genes, el cuerpo ha evolucionado para llevar a cabo ciertas funciones en los momentos de saciedad y otros en los de hambruna. Por ejemplo, la autofagia (cuando el cuerpo hace limpieza y recicla las células y proteínas muertas y dañadas) se desencadena durante los períodos en los que no comemos. Tras unas 8 o 10 horas sin comida, el cuerpo entra en un estado metabólico que recibe el nombre de cetosis, conocido por sus efectos beneficiosos tanto sobre el cerebro como el metabolismo. Ciertos mecanismos sólo se activan en períodos de ayuno pero, dado que casi todo el mundo come tres veces al día y pica entre las comidas, los mecanismos facilitados por el ayuno nunca se activan y permanecen en un estado de letargo perpetuo. Según algunos investigadores, este desajuste evolutivo es uno de los principales motivos que explican el incremento de problemas de salud crónicos hasta extremos nunca vistos antes en la historia de la humanidad, los mismos problemas de salud crónicos que muchos de nosotros sufrimos a diario. Sin embargo, los problemas no acaban ahí.

Como aseguran los autores de un estudio publicado en *Trends in Cognitive Sciences*, la disponibilidad y el consumo perpetuos de alimentos provocan cambios en el ADN molecular epigenético y en las proteínas que repercuten negativamente en la cognición, cambios que incluso pueden transmitirse a las generaciones futuras.[16] En otras palabras, la falta de períodos de ayuno ha acabado atrofiando los mecanismos de curación y saboteando nuestra salud; además, es

16. Mattson, M.P.: «An evolutionary perspective on why food overconsumption impairs cognition». *Trends in Cognitive Sciences*, vol. 23(3), pp. 200-212 (2019). doi:10.1016/j.tics.2019.01.003.

probable que estemos transmitiendo dicha confusión a nuestros hijos. Por eso es tan importante volver a conectar, a través del ayuno intuitivo, con el modo de vida de nuestros antepasados. Con el paso de las generaciones, nuestro cuerpo ha evolucionado para sobrellevar de forma natural los períodos de tiempo sin alimentarse; hemos dado la espalda a ese proceso de adaptación, y las consecuencias son graves. En el próximo capítulo exploraremos con más detalle las consecuencias actuales que dicho desajuste provoca sobre la salud de la humanidad y hasta qué punto la mayoría de la gente las padece sin tan siquiera saberlo.

Capítulo 2

Conociendo la flexibilidad metabólica: El secreto del ayuno intuitivo

Como hemos visto en el capítulo anterior, desde hace varios siglos nuestro cuerpo va por mal camino. No ha sido sometido a períodos de tiempo sin comida, hemos picoteado hasta la saciedad y los mecanismos que deben desencadenarse durante los períodos de ayuno se han quedado atrofiados.

Como resultado de todo lo anterior, nuestros cuerpos han sufrido, pero también lo ha hecho nuestra intuición. La falta de períodos de ayuno ha provocado que mucha gente haya perdido «flexibilidad metabólica», un concepto que aparecerá varias veces a lo largo del libro. La inflexibilidad metabólica es la sentencia de muerte de la alimentación intuitiva.

¿Qué significa realmente tener un metabolismo flexible?

La *flexibilidad metabólica* es la capacidad del cuerpo para adaptarse y utilizar cualquier tipo de combustible a su disposición. Si has comido recientemente, el combustible será la glucosa (el azúcar que hay en tu sangre). Si han pasado varias horas desde la última vez que comiste (o has consumido toda la glucosa en sangre), el combustible pasará a ser la grasa almacenada. Al hacer ejercicio físico, entramos en la fase de «quema de grasa» cuando hemos consumido toda la glucosa y nuestro cuerpo empieza a utilizar la grasa como combustible.

Es posible que creas que el azúcar es el principal recurso energético, pero, en realidad, la grasa es una fuente de combustible mucho más eficaz para el metabolismo. Dicho de otro modo: tu cuerpo es como el fuego de una chimenea y la yesca es el azúcar. Este tipo de combustible produce llamas cortas y potentes que permiten encender fácilmente un fuego, pero la yesca arde rápidamente, no dura mucho y debe reponerse continuamente para mantener el fuego encendido. Lo mismo ocurre con el azúcar: con él se obtiene un subidón de energía pasajero pero, poco después, se produce un colapso. Si alguna vez has comido un montón de dulces y has sufrido un fuerte bajón de energía al cabo de un rato, acompañado de la intensa necesidad de hacer una siesta pocas horas después, entonces es que has experimentado de primera mano este fenómeno.

Por el contrario, la grasa es como un tronco de leña. Si echamos un tronco a la chimenea, podemos estar seguros de que vamos a tener un fuego lento y constante durante horas. Con la grasa ocurre lo mismo: nos proporciona una energía estable y sostenida a largo plazo. Llamamos flexibilidad metabólica a la capacidad que tiene nuestro cuerpo de utilizar yesca (azúcar) o leña (grasa) para mantener encendido nuestro fuego interior.

Por desgracia, al vivir en una cultura caracterizada por un alto consumo de azúcar y carbohidratos y en la que nos pasamos el día picando, hace mucho tiempo que la mayoría de la gente no ha encendido el fuego con un tronco de leña. De hecho, en la actualidad dependemos casi exclusivamente de la yesca (azúcar) para alimentarnos y, como resultado de ello, nuestras células han perdido la capacidad de pasar rápida y eficazmente de utilizar el azúcar a utilizar la grasa como combustible. En otras palabras, hemos perdido nuestra flexibilidad metabólica y, por lo tanto, la capacidad de mantener unos niveles de energía, una capacidad mental y un apetito constantes.

Dado puede resultar un concepto un poco difícil de entender, es importante saber en qué parte del cuerpo ocurre todo esto. La respuesta es en la mitocondria. Para aquellos que no estén familiarizados con este término, diremos que las mitocondrias son pequeños centros de energía situados en el interior de las células. Aunque tienen diversas funciones, la más importante es la transformación del oxígeno y los nutrientes en trifosfato de adenosina (TFA), la principal moneda energética del cuerpo. Cuando se pierde flexibilidad metabólica, las mitocondrias pierden su capacidad innata de alternar eficazmente entre la quema de glucosa y la de grasa para mantener unos niveles de energía constantes, un fenómeno que recibe el nombre de «incertidumbre mitocondrial», una especie de purgatorio metabólico.

La pérdida de esta capacidad adaptativa puede provocar que tengamos temblores, nos sintamos hambrientos y de mal humor y, teniendo en cuenta el papel de las mitocondrias en la creación de la energía celular, extremadamente fatigados y atontados. Hará que estemos siempre esperando el próximo subidón de azúcar que nos saque temporalmente del estupor, el mal humor y el sopor en el que nos encontramos.

Como puedes suponer, tener trillones de células dentro de nosotros que se comportan como miniadictos al azúcar puede dificultar enormemente la capacidad para conectar con los patrones de alimentación intuitiva del orrganismo. Cuando tu cuerpo necesita desesperadamente azúcar porque no puede recurrir a la grasa para producir energía, cada pocas horas, e independientemente de lo mucho que comas, tendrás hambre y sentirás el antojo de comer algo dulce o algo con muchos carbohidratos (¡o ambas cosas a la vez!). Los antojos serán tan intensos que bloquearán tu intuición.

¿Por qué la flexibilidad metabólica es la clave de la alimentación intuitiva?

Muchos de los pacientes que acuden a mi consulta de medicina funcional tienen problemas para controlar las señales del hambre y para poner freno a los antojos. «Dr. Cole, ¿por qué soy incapaz de funcionar por las tardes sin un café con leche de Starbucks con un montón de azúcar?» o «¿Por qué nunca me siento satisfecha después de comer?» o «¿Por qué tengo unas náuseas increíbles y me pongo a temblar si no como cada tres horas?». Éstas son algunas de las preguntas que suelen hacerme mis pacientes. Por desgracia, tener la sensación de que nunca se está satisfecho del todo y esperar siempre el siguiente subidón de azúcar hace que sea muy complicado mantener un peso saludable, sin olvidar las consecuencias negativas que esto acarrea para el bienestar, la productividad y la calidad de vida. Puede llegar a dar la sensación de que nuestra vida gira en torno al combate contra el hambre, los bajones de azúcar en sangre y los colapsos de energía; efectivamente, vivir así es agotador.

Como regla general podemos decir que los antojos de dulces, carbohidratos y cafeína no son fruto de nuestra intuición. De hecho, deberíamos tomarnos dichos antojos como una indicación evidente de que algunos mecanismos de nuestro cuerpo han dejado de funcionar y que ahora éste nos envía mensajes erróneos.

Te lo diré sin rodeos: si a ti te ocurre lo mismo, no es culpa tuya. Como aprendimos en el capítulo anterior, no le hemos dado a nuestro cuerpo el descanso adecuado, mediante el ayuno, para que pueda entender lo que realmente quiere y necesita.

Entonces, ¿cuál es la clave para acceder a la alimentación intuitiva? Recuperar la flexibilidad metabólica, lo que conseguiremos volviéndole a dar a nuestro cuerpo períodos de ayuno. Restablecer la flexibilidad metabólica es uno de los principales objetivos del plan de ayuno flexible de 4 semanas.

A continuación tienes un adelanto de cómo será el plan:

- **Primera semana = Reinicio:** Para la primera semana, he diseñado un plan de ayuno básico para principiantes que te ayudará a reiniciar tu cuerpo para que éste empiece a utilizar la grasa como combustible y a sentar las bases de la flexibilidad metabólica.
- **Segunda semana = Recarga:** En la segunda semana, llevarás a cabo ayunos moderados con un enfoque en la recarga metabólica. El objetivo es empezar a recuperar la flexibilidad metabólica innata.
- **Tercera semana = Renovación:** Durante la tercera semana exploraremos los beneficios de los ayunos más prolongados, centrándonos en la renovación y reparación celular y en la activación de las células madre con el objetivo de combatir la inflamación crónica y favorecer la longevidad.

- **Cuarta semana = Reequilibrio:** En la cuarta semana, probarás nuestros períodos alternos de quema de grasas y nos centraremos en el equilibrio hormonal con el objetivo de mantener la flexibilidad metabólica a largo plazo.

Déjame advertirte algo: es posible que, al principio, el ayuno te parezca algo poco intuitivo; deberás combatir los antojos, el hambre y la fatiga. Además, tendrás que deshacerte de determinados hábitos, algo que puede resultar más difícil de lo que crees.

Sin embargo, una vez hayas logrado la flexibilidad metabólica necesaria siguiendo el plan de ayuno y comiendo los alimentos adecuados, el ayuno pasará a ser algo natural e intuitivo. A partir de ese momento, podrás estar seguro de que tu cuerpo funciona de un modo óptimo, por lo que no sentirás debilidad, náuseas ni malestar hayas comido hace 6 minutos, 6 horas o incluso 16.

Te parece genial, ¿verdad?

Pues lo es. No obstante, los beneficios del plan no se reducen sólo a la flexibilidad metabólica. De hecho, el plan de ayuno flexible de 4 semanas viene acompañado de un plan nutricional depurativo, rico en grasas y bajo en carbohidratos que te ayudará a afrontar otros desequilibrios de la salud muy comunes y que son el resultado directo de determinados hábitos modernos como la tendencia a picar entre las comidas o las dietas altas en azúcares y carbohidratos.

El problema es que este tipo de desequilibrios no son siempre evidentes ni diagnosticables, como sí lo es la diabetes o el síndrome metabólico. A veces son tan sutiles que muchos médicos de cabecera no los detectan. De hecho, es probable que nunca hayas oído hablar de ellos hasta ahora. Pero, aunque sean sutiles, siguen jugando un papel importante en la incapacidad de nuestros cuerpos para ser metabólicamente flexibles y en nuestra incapacidad para seguir los consejos de la intuición respecto a la comida.

La inflexibilidad metabólica genera problemas de desequilibrio inflamatorio. La *inflamación* puede ser un término algo nebuloso, así que ¿en qué consiste exactamente? Se trata de una manifestación esencial del sistema inmunológico. Al igual que los avances en la industria o en Internet, la inflamación no es intrínsecamente mala. Simplemente está sujeta al principio «Ricitos de Oro»: ni demasiado, ni demasiado poco, sino lo justo y necesario, y cuando lo necesitamos. Cuando estás equilibrado, la respuesta inflamatoria de tu cuerpo puede salvarte la vida. Las lesiones e infecciones se curan gracias al poder de la inflamación equilibrada. Por el contrario, cuando tu sistema inmunitario está desequilibrado, es como un incendio forestal que nunca se apaga, y que afecta a todas las células de tu cuerpo. Es lo que denominamos inflamación crónica.

El desequilibrio genera destrucción. Del mismo modo que el clima de la Tierra está en desequilibrio y la temperatura no deja de aumentar, un sistema inmunitario desequilibrado se vuelve contra sí mismo provocando problemas de salud crónicos. Algo así como un calentamiento global del cuerpo. Tal y como ocurre arriba, también ocurre abajo.

La buena noticia es que el plan de ayuno flexible de 4 semanas que he diseñado ayuda a corregir estos desequilibrios, independientemente de dónde te encuentres en el espectro inflamatorio. En las páginas siguientes te explicaré qué le ocurre al cuerpo cuando tiene que lidiar con estos desequilibrios y cómo puede ayudarte el plan a combatirlos para que puedas comer y ayunar de forma intuitiva y conseguir un estilo de vida más saludable.

Desequilibrios del azúcar en sangre

Es muy probable que tú mismo o un amigo cercano, un compañero de trabajo o un familiar tenga un problema de azúcar o glucosa; también es muy probable que no seas consciente de que tienes un problema. Según los Centros para el Control y la Prevención de Enfermedades, más de un tercio de los adultos estadounidenses tienen prediabetes, y más de la mitad de ellos ni siquiera lo saben.

Pero ¿qué es realmente un desequilibrio de la glucosa en sangre? En pocas palabras: al digerir la comida, los azúcares que contienen los alimentos se descomponen y entran en el flujo sanguíneo. A continuación, con la ayuda de una hormona llamada insulina, la glucosa de tu sangre es transportada a las células, donde colabora en la producción de energía. Se trata de un proceso complejo en el que muchas cosas pueden salir mal, sobre todo si no estás en ayunas y consumes demasiado azúcar muy a menudo.

Si entra demasiada glucosa en tu flujo sanguíneo con demasiada frecuencia –y no detienes el proceso de vez en cuando para que tu cuerpo recurra a la grasa como fuente de combustible–, los receptores de insulina se bloquean y la glucosa no puede entrar en las células. Como resultado, se produce un aumento de los niveles de glucosa en sangre (es decir, sufres un episodio de hiperglicemia), lo que puede traducirse en prediabetes y, finalmente, en diabetes.

Entonces, ¿a qué se debe este mal funcionamiento de la insulina? Principalmente, a lo que comemos y a la frecuencia con lo que lo hacemos. En realidad, se trata de una fórmula bastante simple: cuanto más azúcar ingieres, más glucosa dejas entrar. El aspecto más complicado es que, para tu cuerpo, «azúcar» no sólo es el azúcar de mesa. De hecho, el azúcar puede adoptar la forma de cualquier carbohidrato simple, por ejemplo, la pasta, el pan, los cereales, el zumo, los postres, los dulces o incluso los edulcorantes «naturales» como el sirope de agave o el zumo de frutas. Cada vez que ingieres este tipo de alimentos, tu cuerpo tiene que pasar por todo el proceso de liberar insulina para conducir el azúcar hasta las células. Es muy probable que la insulina tenga problemas para mantener el ritmo ante esta avalancha de azúcar, por lo que terminarás con un exceso de azúcar en sangre pero sin forma de metabolizarla. A esto se le llama *resistencia a la insulina*, un escenario incluso más peligroso que la inflexibilidad metabólica: no sólo eres incapaz de recurrir a la grasa como combustible, sino que la capacidad de tu organismo para utilizar el azúcar como combustible también se ve obstaculizada.

Si te preocupa este tema, a continuación, tienes algunos síntomas que ayudan a detectar posibles desequilibrios en el nivel de glucosa:

- Tienes antojos de dulces, pan y pasteles... muy a menudo.
- Después de comer dulces sigues teniendo antojo de comer azúcar o incluso el antojo es aún más intenso.

- Te irritas y enfadas si te saltas una comida.
- Sientes una gran necesidad de consumir cafeína para terminar de pasar el día.
- Si te saltas una comida, te entran mareos.
- Después de comer estás agotado y necesitas hacer una siesta.
- Te cuesta mucho perder peso.
- A menudo sientes debilidad, tienes temblores o estás nervioso.
- Orinas mucho.
- Te sientes agitado, te alteras con facilidad o te pones nervioso, de un modo desproporcionado a la razón que ha provocado dichos sentimientos.
- Notas que estás perdiendo memoria.
- Tienes visión borrosa.
- El diámetro de tu cintura es igual o superior al de tus caderas.
- Experimentas un deseo sexual atípicamente bajo.
- Siempre tienes sed.

La mala noticia es que, si padeces un desequilibrio de azúcar en sangre, pasar aunque sólo sean 8 horas sin comer puede parecer una hazaña imposible. La buena es que el plan de ayuno flexible de 4 semanas que he creado para este libro está diseñado para que te resulte más fácil ayunar al tiempo que corriges los desequilibrios de la glucosa. Al ayunar y seguir una dieta baja en carbohidratos y alta en grasas, les estarás dando un descanso a tus receptores de insulina, los cuales ya no tendrán que procesar grandes cantidades de azúcar. De este modo, podrás deshacerte de la resistencia a la insulina y volver a ser una persona metabólicamente flexible.

Problemas de salud intestinal

Cuando ayunamos durante la noche, nuestro cuerpo activa una serie de mecanismos altamente beneficiosos. Pero también es importante saber lo que no está haciendo: digerir. Y aunque pueda parecer algo obvio y poco importante, el hecho de no digerir resulta mucho más beneficioso para tu salud de lo que puedes llegar a imaginar.

Hipócrates, el padre de la medicina moderna, es conocido por la máxima: «Toda enfermedad comienza en el intestino». La medicina moderna le ha dado la razón y ha empezado a conectar la salud intestinal con otros problemas de salud generales. El sistema digestivo desempeña un papel fundamental en casi todo lo que ocurre en el interior de nuestro cuerpo; por ejemplo, está relacionado con el síndrome del intestino irritable (SII), el asma, el autismo, la resistencia a la pérdida de peso, los trastornos tiroideos, las afecciones autoinmunes y la diabetes. Ni siquiera son necesarios los síntomas digestivos clásicos como la hinchazón, el estreñimiento, la diarrea o el reflujo ácido para tener problemas intestinales que afectan a tu salud general y a tu flexibilidad metabólica.

Pero, un momento, ¿qué relación hay entre la salud intestinal y mi capacidad para utilizar la grasa como combustible? La respuesta reside en la enorme población de microbios (bacterias, hongos, protozoos y virus) que habitan en el sistema digestivo. Esta bulliciosa metrópolis microbiana, con sus diversos vecindarios de «bichos intestinales», se afana en realizar numerosas funciones básicas que benefician a nuestra salud y metabolismo. De hecho, un área de investigación muy en boga actualmente trata de establecer la conexión existente entre el microbioma y las decisiones alimentarias, las señales del hambre, el peso y los niveles de glucosa.

Según algunos estudios, los pacientes con sobrepeso o que sufren de resistencia a la pérdida de peso (un síntoma de problemas metabólicos subyacentes, como la flexibilidad metabólica) suelen tener una menor diversidad del microbioma, con un menor número de microbios beneficiosos y un mayor número de bacterias y hongos perjudiciales.[1] En un fascinante estudio, los científicos fueron capaces de trasplantar el microbioma de ratones diabéticos a

1. Kallus, S.J., Brandt, L.J.: «The intestinal microbiota and obesity», *Journal of Clinical Gastroenterology*, vol. 46(1), pp. 16-24 (2012). doi:10.1097/MCG.0b013e31823711fd.

ratones sanos para hacerlos también diabéticos, sin modificar en absoluto sus dietas.[2, 3] Sorprendentemente, los investigadores incluso plantean la hipótesis de que el éxito de la cirugía de bypass gástrico se debe a los cambios en los antojos provocados por las permutas masivas en la microbiota intestinal y no a la disminución del volumen del estómago.

Es posible que te preguntes en qué te afecta a ti todo esto. Pues en que la composición de tu sistema digestivo tiene una enorme influencia sobre lo que quieres comer y cuándo quieres hacerlo. Los microbios que se alimentan de azúcares simples incluso pueden producir toxinas y hacer que nos sintamos de mal humor y cansados si no comemos suficiente azúcar, lo que explica por qué es tan difícil eliminarlo de la dieta.[4] Los microbios también pueden hacer que sintamos más deseo de comer lo que les gusta a ellos modificando nuestras papilas gustativas, influyendo en los receptores opioides y cannabinoides y produciendo neurotransmisores como la dopamina y la serotonina, encargados en gran medida de controlar nuestro estado de ánimo.[5] Da miedo, ¿verdad? En realidad no hay que tenerle miedo a los bichos que habitan en nuestro intestino, pero sí debemos aprender a respetar el poder que tienen sobre nosotros. A fin de cuentas, saben muy bien cómo hacernos felices pero también cómo hacernos desgraciados. Y, además, estamos a su merced. La salud

---

2. Suez, J., Korem, T., Zeevi, D., *et al.*: «Artificial sweeteners induce glucose intolerance by altering the gut microbiota», *Nature*, vol. 514(7521), pp. 181-186 (2014). doi:10.1038/nature13793.

3. Wang, H., Lu, Y., Yan, Y., *et al.*: «Promising treatment for type 2 diabetes: fecal microbiota transplantation reverses insulin resistance and impaired islets», *Frontiers in Cellular and Infection Microbiology*, vol. 9, pp. 455 (2020). Publicado el 17 de enero de 2020. doi:10.3389/fcimb.2019.00455.

4. Alcock, J., Maley, C.C., Aktipis, C.A.: «Is eating behavior manipulated by the gastrointestinal microbiota? Evolutionary pressures and potential mechanisms», *Bioessays*, vol. 36(10), pp. 940-949 (2014). doi:10.1002/bies.201400071.

5. Rousseaux, C., Thuru, X., Gelot, A., *et al.*: «Lactobacillus acidophilus modulates intestinal pain and induces opioid and cannabinoid receptors», *Nature Medicine*, vol. 13(1), pp. 35-37 (2007). doi:10.1038/nm1521.

intestinal afecta al nivel de azúcar en sangre, a la flexibilidad metabólica, a las decisiones que tomamos respecto a la comida y a los antojos que tenemos.

Si queremos ser metabólicamente flexibles, nuestro primer objetivo debe ser cuidar la salud intestinal. La buena noticia es que el plan de ayuno flexible de 4 semanas incluye alimentos que favorecen las bacterias intestinales beneficiosas y mantienen a raya a las que se alimentan de azúcar. Además de los productos deliciosos y sanos que contiene el plan, se ha demostrado que el ayuno intermitente ayuda a equilibrar el microbioma. Gracias a él, lograrás renovar completamente tu microbioma intestinal, lo que te ayudará a desear los alimentos adecuados en lugar de aquellos que te hacen daño. ¡Bienvenida, alimentación intuitiva!

Resistencia a la leptina

Para entender bien qué es la inflexibilidad metabólica, debemos hablar de la resistencia a la leptina. La leptina es una hormona que se produce en el interior de las células de grasa, las cuales no forman únicamente un tejido inactivo sino que son una parte activa de nuestros sistemas hormonales. Una de las principales funciones de la leptina es indicarle al cerebro que recurra a las reservas de grasa del cuerpo para obtener energía, una de las claves de la flexibilidad metabólica. La resistencia a la leptina se produce cuando las células hipotalámicas del cerebro dejan de reconocer las señales de la leptina. Como resultado, el cerebro es incapaz de percibir que el cuerpo ha recibido suficiente comida y lo interpreta como una señal de inanición.

Si sufres de resistencia a la leptina, tu cerebro activará todas las señales de que dispone para compensar el déficit de comida que percibe, por muy falsa que sea dicha percepción. Todo lo que comes se almacena directamente en forma de grasa y no se utiliza como combustible, lo que agrava aún más el problema. Tu cerebro se dedica a acumular para la hambruna que se avecina, a pesar de que no vaya a producirse ninguna hambruna. Esto puede poner tu metabolismo patas arriba y hacer que evitar los antojos y comer intuitivamente se convierta en una tarea casi imposible.

Este patrón de resistencia hormonal es uno de los motivos ocultos más comunes del aumento de peso entre mis pacientes. Y es prácticamente imposible revertir la situación uno mismo. Cuando una persona sufre de resistencia a la leptina, por mucho que vaya al gimnasio y coma como un pajarito, seguirá teniendo problemas para perder peso. Corregir un problema de leptina es vital para instaurar la flexibilidad metabólica y utilizar la grasa como combustible. De hecho, según algunos estudios, para que se quemen grasas durante el ayuno los niveles de leptina también *deben* ser bajos.[6]

Entonces, ¿cuál es la causa principal de la resistencia a la leptina? A estas alturas, es posible que ya seas capaz de adivinar la respuesta: la inflamación crónica. La inflamación adormece los núcleos receptores de la leptina ubicados en el cerebro, y esta señalización dañada desencadena el problema.[7] El cuerpo no percibe la leptina que ya está presente, de modo que sigue produciendo más en un intento por hacer llegar el mensaje al cerebro. Los niveles altos de leptina también están asociados con la fatiga, lo que dificulta que la persona haga ejercicio, provocando más inflamación.

Ves cómo se forma la bola de nieve, ¿no?

Si sospechas que puedes tener un problema de resistencia a la leptina, te alegrará saber que el ayuno intermitente es un poderoso instrumento para disminuir tanto la inflamación como la resistencia a la leptina.

---

6. Perry, R.J., Wang, Y., Cline, G.W., *et al.*: «Leptin mediates a glucose–fatty acid cycle to maintain glucose homeostasis in starvation», *Cell*, vol. 172(1-2), pp. 234-248.e17 (2018). doi:10.1016/j.cell.2017.12.001.

7. Zhou, Y., Rui, L.: «Leptin signaling and leptin resistance», *Frontiers in Medicine*, vol. 7(2), pp. 207-222 (2013). doi:10.1007/s11684-013-0263-5.

El estrés crónico y la disfunción hipotalámico-suprarrenal

Si hay algo en lo que prácticamente todos estamos de acuerdo es que un gran número de personas sufre de estrés crónico. Y, por desgracia, el estrés crónico hace mella tanto en la mente como en el cuerpo. De hecho, se calcula que un 75-90 % de las consultas médicas están relacionadas con dolencias y problemas vinculadas al estrés. El estrés es una cuestión muy seria: un estudio publicado en la revista médica *Molecular Psychiatry* señala que el estrés crónico provoca alteraciones a largo plazo en la estructura y la función neurológica que pueden derivar en problemas de salud mental.[8] Una investigación de la Behavioral Science and Policy Association (Asociación de Ciencia y Política del Comportamiento] descubrió que el estrés en el ámbito del trabajo es tan perjudicial para la salud como el humo pasivo.[9] Otras investigaciones han demostrado el vínculo que existe entre el estrés crónico y un mayor riesgo de sufrir insomnio e, incluso, demencia.[10, 11]

Entonces, ¿qué ocurre exactamente cuando padecemos estrés crónico y qué relación tiene con la flexibilidad metabólica? Un

---

8. Chetty, S., Friedman, A.R., Taravosh-Lahn, K., *et al.*: «Stress and glucocorticoids promote oligodendrogenesis in the adult hippocampus», *Molecular Psychiatry*, vol. 19(12), pp. 1275-1283 (2014). doi:10.1038/mp.2013.190.
9. Workplace stressors & health outcomes: Health policy for the workplace | Behavioral Science & Policy Association (Estresores en el ámbito laboral y resultados de salud: política de salud para el ámbito laboral | Asociación de Ciencias y Políticas del Comportamiento). Acceso el 2 de septiembre de 2020. https://behavioralpolicy.org/articles/workplace-stressors-health-outcomes-health-policy-for-the-workplace/
10. Pillai, V., Roth, T., Mullins, H.M., Drake, C.L.: «Moderators and mediators of the relationship between stress and insomnia: stressor chronicity, cognitive intrusion, and coping», *Sleep*, vol. 37(7), pp. 1199-1208 (2014). Publicado el 1 de julio de 2014. doi:10.5665/sleep.3838.
11. Wang, H.X., Wahlberg, M., Karp, A., *et al.*: «Psychosocial stress at work is associated with increased dementia risk in late life», *Alzheimer's & Dementia*, vol. 8(2), pp. 114-120 (2012). doi:10.1016/j.jalz.2011.03.001.

ejemplo: según un estudio publicado en *Biological Psychiatry*, el estrés crónico por sí solo puede ralentizar el metabolismo y provocar que tengamos más antojos, lo que podría traducirse en un aumento de unos 5 kilos por año.[12] Es decir, el estrés crónico desencadena una reacción en cadena en el hipotálamo de tu cerebro, el cual después envía un mensaje a las glándulas suprarrenales (dos pequeñas glándulas situadas encima de los riñones) para que liberen cortisol y adrenalina (hormonas del estrés).

Por desgracia para nosotros, la producción de cortisol también provoca un aumento del azúcar en sangre, lo que significa que puede favorecer la resistencia a la insulina y entorpecer nuestra flexibilidad metabólica. El estrés crónico también está vinculado a la inflamación crónica y los problemas de salud intestinal. De hecho, un estudio publicado en el *Journal of Physiology and Pharmacology* sugiere que el estrés está relacionado con afecciones gastrointestinales como el síndrome del intestino irritable (SII), la enfermedad de reflujo gastroesofágico (ERGE) y las úlceras; y otro estudio concluyó que el estrés psicológico crónico puede estar relacionado con la pérdida de la capacidad del organismo para regular la respuesta inflamatoria.[13, 14]

Uno de los principales responsables de la inflamación es el estrés, el cual tiene una relación con la inflamación parecido a un bucle de retroalimentación: cuanto más estresados estemos, peor será la inflamación, y cuanto peor sea la inflamación, más estresados estaremos.

---

12. Sinha, R., Jastreboff, A.M.: «Stress as a common risk factor for obesity and addiction», *Biological Psychiatry*, vol. 73(9), pp. 827-835 (2013). doi:10.1016/j.biopsych.2013.01.032.
13. Konturek, P.C., Brzozowski, T., Konturek, S.J.: «Stress and the gut: pathophysiology, clinical consequences, diagnostic approach and treatment options», *Journal of Physiology and Pharmacology*, vol. 62(6), pp. 591-599 (2011).
14. Cohen, S., Janicki-Deverts, D., Doyle, W.J., *et al.*: «Chronic stress, glucocorticoid receptor resistance, inflammation, and disease risk», *Proceedings of the National Academy of Sciences of the United States of America*, vol. 109(16), pp. 5995-5999 (2012). doi:10.1073/pnas.1118355109.

La importancia de la gestión del estrés para el restablecimiento de la flexibilidad metabólica aparecerá de forma recurrente a lo largo del libro. Aunque sólo comas alimentos adecuados y ayunes 16 horas todas las noches, si estás sometido a diario a un estrés psicológico extremo, tu cuerpo no se curará ni recuperará la flexibilidad metabólica. Tienes que tratarte con un poco más de amor, convertirte en una prioridad para ti mismo y desconectar más a menudo.

La buena noticia es que no tienes por qué hacerlo solo. En este libro encontrarás la ayuda que necesitas para romper el ciclo vicioso del estrés mediante técnicas como la meditación, la conciencia plena y la respiración profunda, las cuales te ayudarán en tu camino hacia la flexibilidad metabólica. Cuando la hayas establecido, podrás volver a conectar con tu intuición y tanto el comer por estrés o por aburrimiento como el hambre emocional se convertirán sólo en un recuerdo del pasado.

Inflamación crónica

Al retirar el velo que oculta los problemas vistos con anterioridad, nos damos cuenta de que todos tienen en común la inflamación crónica. En mi anterior libro (*El espectro de la inflamación*), explico que, aunque la respuesta inflamatoria es algo en teoría positivo, cuando la inflamación se torna crónica y sostenida (debido a factores como un estilo de vida sedentario, el consumo de alimentos que favorecen la inflamación, la exposición a sustancias químicas y, sí, la falta de ayuno y un consumo excesivo de azúcar) puede provocar síntomas que van desde un ligero aumento de peso y fatiga hasta dolor crónico y enfermedades autoinmunes. Por tanto, no te sorprenderá saber que identificar y corregir la inflamación crónica es otra pieza clave del rompecabezas de la flexibilidad metabólica.

Si tienes la sospecha de estar padeciendo inflamación crónica, a continuación se refieren algunas señales y síntomas clásicos a los que debes prestar atención:

- Afecciones autoinmunes
- Depresión o ansiedad
- Dolor o malestar corporal
- Exceso de mucosidad
- Fatiga o disminución de la energía
- Misteriosas erupciones cutáneas
- Niebla cerebral
- Problemas digestivos

Así pues, ¿cuál es la relación exacta entre la inflamación y la flexibilidad metabólica? La inflamación intestinal determina la forma en que digerimos, absorbemos y utilizamos los alimentos que ingerimos para obtener energía. Ya he mencionado anteriormente que los microbios de las personas con sobrepeso u obesidad son diferentes a los de las personas con un peso saludable. Pues bien, se cree que estas alteraciones provocan cambios en el sistema inmunitario que favorecen la inflamación leve y desencadenan cambios metabólicos; los mismos cambios metabólicos que se producen con la obesidad y la diabetes.[15]

La inflamación crónica también está estrechamente relacionada con los niveles de azúcar en sangre. De hecho, la inflamación crónica es una de las causas de la resistencia a la insulina. A su vez, la resistencia a la insulina puede provocar aún más inflamación crónica, creando un círculo vicioso en el que siempre sientes deseos de consumir azúcar, a pesar de que el exceso de azúcar es el origen del deseo de azúcar que sientes. Además, la grasa visceral (nombre que recibe la grasa especialmente dañina que se acumula en el abdomen) produce marcadores inflamatorios, lo que desencadena una infla-

15. Burcelin, R., Garidou, L., Pomié, C.: «Immuno-microbiota cross and talk: the new paradigm of metabolic diseases», *Seminars in Immunology*, vol. 24(1), pp. 67-74 (2012). doi:10.1016/j.smim.2011.11.011.

mación a largo plazo y aumenta el riesgo de que la persona sufra trastornos metabólicos, como la arteriosclerosis o la diabetes.[16, 17]

Como puedes ver, la inflamación y el metabolismo están conectados de innumerables formas. Y aunque pueda parecer una mala noticia, en realidad, es algo positivo. ¿Por qué? Porque en cuanto empieces a centrarte en tu estilo de vida y en tus hábitos alimentarios, como el ayuno, el cual ayuda a disminuir la inflamación, lograrás curar de forma natural, además de la inflamación, los desequilibrios de azúcar en sangre, los problemas de salud intestinal y los trastornos metabólicos.

Por eso es tan importante la sección de este libro dedicada a la comida. Contamos con pruebas concluyentes de que ciertos alimentos, que a mí me gusta denominar Núcleo4 (lácteos, azúcares, granos refinados y aceites industriales de semillas como el aceite de canola) aumentan la inflamación, por lo que el ayuno por sí solo no es suficiente. Debemos eliminar esos alimentos inflamatorios y centrarnos en llevar una dieta antiinflamatoria rica en grasas saludables, verduras y fibra para restablecer la flexibilidad metabólica.

Test de la flexibilidad metabólica: ¿Tienes un metabolismo flexible?

Debido al desajuste entre la forma en que nuestros cuerpos fueron diseñados para la vida y el tipo de sociedad en la que vivimos actualmente, desde un punto de vista de la salud es evidente que hay muchas cosas que pueden ir mal. El cuerpo humano está interconectado de un modo sublime; la inflexibilidad metabólica es tanto

---

16. Ohman, M.K., Wright, A.P., Wickenheiser, K.J., *et al.*: «Visceral adipose tissue and atherosclerosis», *Current Vascular Pharmacology*, vol. 7(2), pp. 169-179 (2009). doi:10.2174/157016109787455680.

17. Jung, S.H., Ha, K.H., Kim, D.J.: «Visceral fat mass has stronger associations with diabetes and prediabetes than other anthropometric obesity indicators among Korean adults», *Yonsei Medical Journal*, vol. 57(3), pp. 674-680 (2016). doi:10.3349/ymj.2016.57.3.674.

el motor subyacente de estos problemas de salud como una consecuencia de ellos. Como resultado, se produce un torbellino de desequilibrios subyacentes que hacen que te sientas permanentemente mal. La buena noticia es que, al restablecer la flexibilidad metabólica, ponemos freno a este círculo vicioso, convirtiéndolo en un bucle de retroalimentación positiva. Con el plan alimentario que presentamos en este libro, lograrás inaugurar un nuevo ciclo caracterizado por un aumento de la flexibilidad metabólica, y ésta te ayudará a disminuir la inflamación, mejorar la salud intestinal y equilibrar el azúcar en sangre y la leptina, todo lo cual dará como resultado una mayor flexibilidad metabólica. ¿Ves lo que acaba de pasar? Un círculo completo, interconectado y basado en las causas del bienestar.

Aunque es posible que a estas alturas ya sepas si tienes problemas de inflexibilidad metabólica, siempre me gusta establecer una serie de criterios para ayudarte a visualizar los progresos con el plan que he diseñado en este libro. Para que puedas encontrar tu punto de partida, he creado el siguiente test de flexibilidad metabólica. Puntúa con 1, 2 o 3 puntos cada una de las aseveraciones según se adecúe a tu propia experiencia:

1 = no me identifico en absoluto
2 = me identifico en parte
3 = me identifico totalmente

1. Me paso el día picando y siempre tengo un tentempié a mano.
2. Me cuesta mucho saltarme una comida.
3. Tengo antojos frecuentes o constantes de azúcar o carbohidratos.
4. Todos los días desayuno inmediatamente después de levantarme.
5. Casi siempre tengo hambre después de cenar y de comer antes de acostarme.
6. La idea de ayunar durante 18 horas seguidas me parece inconcebible.
7. Mis niveles de energía a lo largo del día son muy irregulares.

8. Tengo un fuerte bajón a las 3 de la tarde y a menudo me despierto aturdido.
9. El cerebro no me funciona bien si no he comido hace poco; cuando tengo hambre no puedo pensar.
10. Recurro más de lo que debería a la cafeína y al azúcar para obtener energía.
11. Planeo el ejercicio físico en torno a las comidas y tengo que calcular muy bien lo que como para no sentirme demasiado lleno o hambriento.
12. Suelo estar enojado o tener temblores si no como cada pocas horas.
13. No puedo hacer ejercicio físico a primera hora de la mañana si antes no como algo.
14. Dedico más tiempo del que debería a pensar lo que voy a comer y cuándo voy a hacerlo.
15. A menudo tengo hambre justo después de comer.
16. Cuando como azúcar, no me siento satisfecho; todo lo contrario, tengo ganas de comer más.
17. Si tengo que saltarme o retrasar una comida, me siento ansioso.
18. Recurro a los carbohidratos o a las bebidas azucaradas para obtener chutes de energía o capacidad mental.
19. Me siento a merced del hambre y de mis hábitos alimentarios; no tengo el control.
20. Sé que muchas de mis decisiones alimentarias tienen una raíz emocional.
21. A veces decido comer algo pese a tener hambre.
22. Suelo recurrir a la comida como un medio para aliviar el estrés.
23. Mis intentos anteriores de reducir el consumo de azúcar no han funcionado.
24. Una vida sin azúcar o pan me resulta aterradora y deprimente.
25. A menudo sufro de niebla cerebral o tengo dificultades para concentrarme.

Ahora suma todos los puntos. Si tu puntuación suma:

Más de 40 puntos: No eres muy flexible

Si éste es tu caso, significa que tu flexibilidad metabólica está comprometida. Es probable que seas víctima de tus antojos, señales del hambre, cambios de humor y altibajos de energía. Seguramente recurres demasiado a la cafeína o el azúcar y a los carbohidratos para regular tanto las emociones como la energía. Si éste es tu caso, debes saber que no estás solo. La buena noticia es que tienes mucho margen de mejora y que la flexibilidad metabólica puede convertirse en una gran fuente de alivio para tu vida. ¡Con el plan de ayuno flexible de 4 semanas lograrás resultados perceptibles que te permitirán dar un giro radical a tu vida! Debes tener en cuenta que durante la primera semana tu cuerpo puede sufrir una pequeña conmoción, por tanto, no dudes en repetir la rutina de la primera semana antes de pasar a la segunda, tercera o cuarta si crees que es lo que necesita tu cuerpo.

Entre 30 y 40 puntos: Eres bastante flexible

Si has obtenido entre 30 y 40 puntos, significa que sufres cierta inflexibilidad metabólica pero no estás sometido a los caprichos del hambre y los antojos. La razón es que, probablemente, ya debes de estar tomando algunas medidas para reforzar tu metabolismo y prevenir los desequilibrios subyacentes que contribuyen a la flexibilidad metabólica. No obstante, lo más probable es que tus esfuerzos no sean suficientes. La buena noticia es que el plan de ayuno flexible de 4 semanas, al abordar la salud metabólica desde un punto de vista holístico, está diseñado para eliminar todos aquellos factores que te impiden alcanzar una flexibilidad metabólica plena. Si éste es tu caso, asegúrate de incorporar a tu rutina los días de dieta alta en carbohidratos, lo que te permitirá llevar la flexibilidad metabólica al siguiente nivel.

30 puntos o menos: Eres totalmente flexible

Si has obtenido 30 puntos o menos, ya has dado grandes pasos hacia la flexibilidad metabólica, y lo más probable es que tus hábitos ya estén en sintonía con tu metabolismo. Sin embargo, la flexibilidad metabólica es como un músculo, si no la ejercitas continuamente, puedes volver a perderla. Además, si hay algo que he aprendido durante mis años de trabajo con pacientes de todo el mundo, es que incluso las personas que no tienen ningún síntoma siempre deben optimizar determinados aspectos o puede que tengan problemas subyacentes de los que no son conscientes. Por lo tanto, si formas parte de este grupo, tómate el plan de ayuno flexible de 4 semanas como una puesta a punto, una medida preventiva o el modo de llevar tu bienestar a otro nivel. Te aconsejo que te centres en las herramientas del ayuno intuitivo que describo en el capítulo 10, así como en los hábitos de gestión del estrés, el sueño, el ejercicio físico y los horarios de ayuno.

Si has obtenido un resultado alto y tienes alguno de los problemas de salud mencionados anteriormente, tranquilo, no estás solo. Aunque pueda parecer que debes recorrer un largo camino para alcanzar la flexibilidad metabólica, lo cierto es que no es tan difícil como cabría esperar, especialmente con la ayuda de este libro.

Y esto es así porque el plan de ayuno flexible de 4 semanas no es sólo un plan de ayuno. También está diseñado para combatir y corregir la inflexibilidad metabólica, la inflamación crónica, los problemas de salud intestinal, el estrés crónico y la resistencia a la insulina, todo al mismo tiempo. El plan que te ofrezco va mucho más allá del ayuno. Incluye información sobre lo que debes comer, cómo y cuándo hacer ejercicio físico y cómo gestionar el estrés de forma eficaz.

Cuando hayas completado el plan, podrás volver a estar seguro de que tu cuerpo sólo tendrá hambre cuando realmente necesite combustible y de que los alimentos que le apetecen son los más adecuados para ti. Al ganar flexibilidad metabólica, por fin podrás deshacerte de la sensación de hambre permanente que te saca de quicio, los antojos insaciables, las bacterias intestinales hambrientas de azúcar, los desequilibrios hormonales y la inflamación. Serás capaz de escuchar lo que tu cuerpo necesita realmente, lo que te permitirá mejorar no sólo tu bienestar físico, sino también tu bienestar mental.

Sé lo que debes de estar pensando. ¿De verdad puede el ayuno intermitente hacer todo eso por mí? ¿Qué hace que esos mecanismos que se ponen en marcha durante los períodos de ayuno sean tan geniales? En el siguiente capítulo responderé a todas las preguntas relacionadas con los beneficios del ayuno. Una vez resueltas todas las dudas o vacilaciones que puedas sentir, te embarcarás en el plan de ayuno flexible de 4 semanas con pasión y entusiasmo.

Capítulo 3

Los cinco beneficios principales del ayuno intuitivo

Antes de adentrarnos en el plan de ayuno flexible de 4 semanas, es importante comprender exactamente cuáles son nuestros objetivos y por qué el ayuno es tan saludable para nuestro organismo. Además de detallar los beneficios de los cuatro tipos distintos de ayuno intermitente que realizarás durante el plan, también repasaré algunos de los principales beneficios para la salud general del ayuno intermitente.

1. La cetosis: El cuarto macronutriente

Uno de los principales objetivos del plan de ayuno flexible de 4 semanas consiste en poner al cuerpo en distintos niveles saludables de *cetosis* nutricional, un estado metabólico natural que se desencadena cuando no hay suficiente glucosa (la yesca a la que me he referido anteriormente) en la sangre para utilizarla como combustible. Cuando no disponemos de azúcar para producir energía, el cuerpo recurre almacenado en el hígado (glucógeno) y empieza a redirigirlo hacia el torrente sanguíneo para utilizarlo como combustible. Una vez éste se ha agotado, el organismo comienza a utilizar la grasa almacenada (la leña que arde de un modo más sostenible) para seguir produciendo energía. Este proceso genera cetonas, un compuesto que se fabrica en el hígado. Cuando disponemos de cetonas circulando por nuestro organismo, el cerebro puede recurrir a ellas como fuente alternativa de combustible, convirtiéndolas en energía a través de un proceso denominado betaoxidación.

Bueno, ¿y cómo se consigue entrar en estado de cetosis?

Se puede lograr de varias maneras. La primera consiste en disminuir el consumo de carbohidratos y azúcares para reducir el nivel de glucosa en sangre y para que, de ese modo, el cuerpo recurra a la grasa almacenada (esta forma de alimentación se conoce con el nombre de dieta cetogénica). La segunda consiste en limitar la ingesta de alimentos de forma drástica durante un período prolongado de tiempo (es decir, el ayuno). Por desgracia, con una dieta moderna estándar rica en carbohidratos y azúcares y la extendida cultura del picoteo, hace mucho tiempo que nuestro organismo no está en estado de cetosis. La buena noticia es que, gracias al ayuno intuitivo, vamos a hacer un uso estratégico de la nutrición y el ayuno para que nuestro cuerpo entre en cetosis de tal modo que nos permita minimizar la sensación de restricción y maximizar los beneficios de los alimentos que comemos.

La dieta cetogénica es una dieta baja en carbohidratos, alta en grasas y con un consumo moderado de proteínas. Fue el tema principal de mi primer libro, *Mi plan Ketotariano*. En una dieta cetogénica, se reduce el consumo de carbohidratos por debajo del 5 al 15 % del consumo diario total de calorías (55 g o menos de carbohidratos netos) al tiempo que aumentamos el consumo de grasas hasta el 70-90 % del total de calorías. Esto suele equivaler a unos 155 o 200 g de grasa diaria para las dietas de unas 2 000 calorías. La ingesta de proteínas en la dieta cetogénica se considera moderada, constituyendo alrededor del 20 % del total calórico (unos 100 g diarios).

Con la dieta cetogénica se consigue reducir la glucosa en sangre, lo que obliga al cuerpo a recurrir a la grasa para producir energía sin tener que ayunar. Menos azúcar en sangre significa menos insulina y, a medida que los niveles de insulina descienden y el cuerpo requiere energía, éste libera ácidos grasos almacenados en las células de grasa en el torrente sanguíneo. Los cuerpos cetónicos formados a partir de estos ácidos grasos pueden utilizarse como combustible, de un modo similar al azúcar, pero de una forma más estable y eficaz, lo que nos permite consumir muchos menos carbohidratos al tiempo que aumentamos nuestra energía.

En estado cetogénico, las cetonas en el torrente sanguíneo pueden oscilar entre 0,5 y 5 mmol (concentración milimolar), dependiendo de la cantidad de proteínas y carbohidratos que se consuman. Puedes medir el nivel de cuerpos cetónicos en tu organismo con un glucómetro o medidor del aliento o con una prueba rápida de orina, aunque el análisis de cetonas no es necesario para el plan alimentario que te sugerimos en este libro.

Los beneficios para la salud del estado de cetosis son numerosos:

- Pérdida de peso
- Aumento de la energía
- Mejora de la claridad mental
- Mejora de la presión arterial
- Mejora de los problemas de acné y cutáneos
- Menor inflamación en todo el cuerpo
- Reducción de los antojos
- Reducción (si no eliminación) de las convulsiones en personas con epilepsia
- Disminución del riesgo de contraer determinados cánceres
- Supresión o mejora de los síntomas del síndrome de ovario poliquístico (SOP)
- Mejora (si no supresión) de la diabetes de tipo 2

¿Qué hace que la dieta cetogénica sea tan buena? Su acción combinada que permite la eliminación del azúcar, la moderación en el consumo de proteínas y la incorporación de grasas saludables. Todo lo anterior provoca que el cuerpo entre en estado de cetosis nutricional, un proceso que reproduce la mayor parte de los beneficios conocidos del ayuno.

Casi todo el mundo es consciente de que debe limitar el consumo de azúcar. Pero ¿sabías también que puede convertirse en la mayor amenaza para tu salud? Para muchas personas incluso puede llegar a ser lo que les impide sentirse en plenitud. Los estadounidenses consumen una media de 765 g de azúcar cada 5 días.[1] Y hoy en día el estadounidense medio come y bebe alrededor de 59 kg de azúcar añadidos cada año, lo que representa la asombrosa cifra de 1 610 kg durante toda su vida, el equivalente de un contenedor industrial lleno de azúcar.

Eso es *mucho* azúcar. A estas alturas, los peligros de una dieta alta en azúcar son incontrovertibles. Sabemos que el azúcar es un factor que contribuye al aumento de peso, las enfermedades cardiovasculares, la diabetes de tipo 2, el acné, el cáncer, la depresión, la ansiedad, el envejecimiento acelerado, la fatiga, las enfermedades ocasionadas por el hígado graso, las enfermedades renales, la caries y el deterioro cognitivo, sólo por nombrar algunos ejemplos.

Incluso si decides reducir la cantidad de azúcar en tu dieta, lograrlo no es tan sencillo como parece. Gran parte del azúcar que consumimos está oculto, añadido donde menos te lo esperas o disfrazado con otro nombre en la lista de ingredientes de los alimentos y tentempiés que sueles consumir. De hecho, el azúcar tiene innumerables eufemismos, por lo que, para poder evitarlo, debemos conocerlos todos y ser capaces de reconocerlos a simple vista. Incluso alimentos aparentemente neutros como el yogur, el kétchup, los aderezos para las ensaladas y las salsas para la pasta pueden tener un alto contenido de azúcar. Para reducir su consumo, debemos comprobar los contenidos nutricionales de todos los alimentos que compramos y familiarizarnos con los diferentes nombres que puede adoptar.

---

1. «Mary Poppins was an Enabler», UC Health–UC San Diego. Publicado el 27 de octubre de 2017. Acceso el 4 de septiembre de 2020. https://health.ucsd.edu/news/features/pages/2017-10-27-listicle-mary-poppins-was-an-enabler.aspx#:~:text=Today%2C%20Americans%20consume%2C%20on%20average,mostly%20sugar%2Dfree%201822%20predecessors

La buena noticia es: prácticamente todos los expertos en salud y nutrición están de acuerdo en que el azúcar es malo para el organismo. En el mundo de la nutrición (donde abundan la diversidad de opiniones y las pruebas contradictorias), dicho consenso es digno de consideración.

El tema de la grasa, en cambio, genera mucho más debate entre los expertos en nutrición. Las grasas han sido un tema controvertido en el pasado. En los años ochenta y noventa, «bajo en grasas» era sinónimo de «saludable». En los últimos años, sin embargo, hemos descubierto que en realidad la grasa es esencial para nuestra salud, y no el villano que nos hicieron creer que favorece determinadas enfermedades y obstruye las arterias. Durante mucho tiempo, hubo un aluvión interminable de desinformación y propaganda contra el consumo de grasas, e innumerables expertos y canales de noticias se pasaban el día hablando de la relación existente entre el consumo de grasas y las enfermedades cardiovasculares. En la actualidad, sabemos que, en realidad, el colesterol y la grasa *no provocan* enfermedades cardiovasculares y que es un gran error incluir la grasa en una categoría excesivamente reductora.

La verdad es que comer grasas saludables como el aceite de oliva virgen extra, las aceitunas, el aceite de aguacate, los aguacates, el aceite de coco y el *ghee* acompañadas de verduras permite que nuestro cuerpo utilice mejor las vitaminas liposolubles, como las vitaminas A, D, E y K_2. Las grasas saludables también son esenciales para la salud celular. La base sobre la que se forma nuestro cuerpo necesita estas grasas para construir membranas celulares sanas. No te lo tomes como algo personal, pero tu cerebro es la parte más grasa de tu cuerpo, ya que está compuesto de aproximadamente un 60 % de grasa (tranquilo, al mío le ocurre lo mismo).

Las grasas saludables también ayudan al equilibrio hormonal. La comunicación celular es clave en la salud hormonal, y llevar una dieta rica en grasas saludables contribuye a la creación de vías de comunicación en todo el cuerpo, facilitando la conversión hormonal y que éstas lleguen donde más se las necesita. Esto nos permite alcanzar el equilibrio hormonal, algo imprescindible para nuestro estado de ánimo, metabolismo y peso. Dado que las células, hormonas y cerebro dependen de las grasas para un funcionamiento óptimo, al llevar una dieta baja en grasas durante mucho tiempo en realidad las estamos matando de hambre.

Dicho esto, una dieta cetogénica estricta a largo plazo no es adecuada para todo el mundo, y ésa es una de las razones que me llevaron a escribir mi primer libro. *Mi plan ketotariano* pretende combinar los beneficios de una dieta basada en plantas con los de una dieta cetogénica alta en grasas. Algunas personas, no obstante, prefieren alcanzar la cetosis absteniéndose de comer durante largos períodos de tiempo, lo que nos lleva a la segunda forma de alcanzar la cetosis: el ayuno intermitente.

Cuanto más tiempo pases sin comer, más glucosa almacenada en sangre quemará tu cuerpo de forma natural. A medida que la glucosa empiece a agotarse, el cuerpo recurrirá a la grasa como fuente de energía, lo que también se traducirá en la producción de cetonas, el objetivo de toda dieta cetogénica. Después de comer, los niveles de cuerpos cetónicos en sangre son bajos, pero empiezan a aumentar entre las 8 y las 12 horas después de empezar a ayunar.[2] El plan de ayuno flexible de 4 semanas utiliza tanto la dieta cetogénica como el ayuno intermitente para ayudar al cuerpo a producir cuerpos cetónicos de forma sinérgica.

Los beneficios de los cuerpos cetónicos

A medida que se prolonga el ayuno, se desarrolla una cetosis más profunda, se moviliza más grasa almacenada para su uso como combustible y las cetonas acaban sustituyendo a la glucosa como princi-

2. De Cabo, R., Mattson, M.P.: «Effects of intermittent fasting on health, aging, and disease» (publicación corregida en *The New England Journal of Medicine*, vol. 382[3], pp. 298 [16 de enero de 2020] (publicación corregida en *The New England Journal of Medicine,* vol. 382[10], pp. 978 [5 de marzo de 2020], *The New England Journal of Medicine,* vol. 381(26), pp. 2541-2551 (2019). doi:10.1056/NEJMra1905136.

pal fuente de energía para el sistema nervioso central. Cuando entramos en estado de cetosis, por nuestro torrente sanguíneo circulan tres tipos de cuerpos cetónicos:

1. El acetoacetato (AcAc) es el primero en crearse.
2. El ácido betahidroxibutírico (BHB) se crea a partir del acetoacetato.
3. La acetona del aliento (BrAce) también se crea a partir del acetoacetato.

Es importante conocer este tipo de cuerpos cetónicos porque son los responsables de algunos de los efectos específicos de la cetosis sobre la salud. Por ejemplo, en este libro, verás que se menciona mucho el BHB. Y esto es así porque, cuando se produce el BHB, es transportado directamente al cerebro, donde entra en la mitocondria de las células cerebrales para ser utilizado como fuente de energía. Se sospecha que la producción de BHB es la responsable del aumento de la atención y la concentración, así como de la ausencia de niebla cerebral, como aseguran muchas de las personas que llevan una dieta cetogénica.

El BHB también actúa como una molécula de señalización en las células cerebrales y puede inducir la expresión proteica. Se sabe que una de estas proteínas (el factor neurotrófico derivado del cerebro [BDNF]) favorece la resistencia celular y la plasticidad sináptica. Esto significa que el BDNF trabaja en favor de la supervivencia de las células cerebrales existentes y fomenta el crecimiento de otras nuevas y sanas. Se ha demostrado que la disminución de la plasticidad sináptica contribuye a una serie de trastornos neurológicos, psiquiátricos y neurodegenerativos, como el alzhéimer, el autismo, la esquizofrenia y las adicciones.[3] El BHB también activa la secuencia de la AMPK, la cual interviene en la regulación del equilibrio energético y la inflamación, además de inhibir el inflamasoma NLRP3 (una proteína inflamatoria que activa la respuesta inflamatoria y

3. Ibíd.

que se ha relacionado con diversas enfermedades inflamatorias y autoinmunes.[4] Por tanto, gran parte de las investigaciones sobre los beneficios para la salud de la cetosis se centran en el BHB, y cada una de las tres cetonas principales mencionadas anteriormente tiene propiedades curativas singulares.

En el plan de ayuno flexible de 4 semanas seguiremos una dieta cetogénica modificada para facilitar la tarea del ayuno, lo que nos ayudará a entrar en estado de cetosis con mayor facilidad (porque nuestro organismo no tendrá que quemar un montón de azúcar antes de recurrir a la grasa como fuente de combustible). En otras palabras, estaremos accediendo a la cetosis a través de una doble vía: de los alimentos que ingerimos y del ayuno; más concretamente, a través de un tipo de ayuno denominado alimentación de horario restringido. ¡Eso sí que es cumplir una doble función! La últimas investigaciones sobre las cetonas son más que convincentes. No es de extrañar que en la literatura científica se las denomine el «cuarto macronutriente»: proteínas, grasas, carbohidratos y cetonas. Estamos ante una especie de leña mágica que arde con mayor intensidad y durante más tiempo que la leña convencional de las grasas.

2. Hormesis: El secreto de la resistencia celular

La idea según la cual los períodos de inanición son saludables puede resultar sorprendente o incluso contraintuitiva. Es decir, ¿no es bueno que la gente tenga a su disposición alimentos y que no pase hambre? Sí y no. Evidentemente, es bueno que hayamos progresado a nivel mundial en el combate contra el hambre en el mundo y en la prevención de la inanición (eso no quiere decir que la inseguri-

---

4. Youm, Y.H., Nguyen, K.Y., Grant, R.W., *et al.*: «The ketone metabolite β-hydroxybutyrate blocks NLRP3 inflammasome-mediated inflammatory disease», *Nature Medicine*, vol. 21(3), pp. 263-269 (2015). doi:10.1038/nm.3804.

dad alimentaria no siga siendo un problema muy real en muchos países, incluido Estados Unidos). Sin embargo, para una gran parte de la población de los países desarrollados, donde los alimentos son fáciles de conseguir, y donde los alimentos procesados, la comida rápida y la comida basura son a menudo *más asequibles* que los alimentos saludables, este exceso de alimentos fáciles de conseguir ha sido contraproducente. Porque resulta que el ayuno intermitente somete al cuerpo a un tipo de estrés que puede ser extremadamente beneficioso.

Un momento... ¿otro «tipo» de estrés? Cuando hablo de *estrés*, no me refiero al estrés psicológico crónico que todos experimentamos cuando estamos en un atasco de tráfico, comprobando la interminable lista de tareas diarias o cuando recibimos una llamada de trabajo a las once de la noche. El tipo de estrés al que me refiero es el *estrés positivo*, el que se produce cuando hacemos cosas como un entrenamiento de intervalos de alta intensidad (HIIT), nos metemos en un baño de hielo o en la sauna, o nos esforzamos por aprender un nuevo idioma o tocar un instrumento. Todas estas situaciones técnicamente «estresan» nuestro cuerpo y cerebro, pero a largo plazo también nos ayudan a fortalecernos. De hecho, se ha demostrado que el estrés positivo es tan beneficioso que incluso existe un nombre científico para él: *hormesis*.

Los orígenes históricos de la hormesis son fascinantes. Mitrídates VI (135-63 a. C.), rey de Ponto, un reino situado en la actual Turquía, en la rivera oriental del mar Negro, sospechaba desde niño que su madre pretendía envenenarlo. En un intento por protegerse de su homicida progenitora, Mitrídates ingería regularmente pequeñas dosis de veneno, creyendo que de ese modo se inocularía de todos los tipos de veneno. Desde entonces, el procedimiento de administración de pequeñas dosis no letales de veneno para evitar futuros envenenamientos recibe el nombre de mitridatismo.[5] Según el médico suizo del siglo XVI Paracelso, conocido como «el padre de

5. Mayor, A.: *Mitrídates el Grande. Enemigo implacable de Roma,* Desperta Ferro Ediciones, Madrid, (2010).

la toxicología»: «Todas las sustancias son venenos; no existe ninguna que no lo sea. La dosis es lo que diferencia un veneno de un remedio», un proverbio que refleja perfectamente el concepto de hormesis. La literatura científica actual ha profundizado en este concepto.

Algo que posee un efecto hormético es capaz de desafiar al cuerpo, haciendo que pierda temporalmente el control. En respuesta, el cuerpo acelera los mecanismos de crecimiento y reparación. Por ejemplo, durante un entrenamiento HIIT, la hormesis se desarrolla en las mitocondrias (los centros de energía celulares) haciendo que se vuelvan más eficaces. A largo plazo, los entrenamientos HIIT acaban provocando un aumento en la capacidad celular para redoblar la producción energética. A medida que el cuerpo perfecciona dicha capacidad, la persona desarrolla una respuesta adaptativa al estrés mediante la cual aprende a beneficiarse cada vez más de las fuentes de estrés saludable.

Además del ejercicio físico y la exposición al frío y al calor, el ayuno es una de las principales formas de poner al cuerpo bajo los efectos de la hormesis. Sí, se trata de someter al cuerpo a una forma de estrés temporal pero, a largo plazo, nos ayuda a volvernos más adaptables y resistentes. Esta adaptación también se produce a nivel celular: cuando ayunas, tus células mejoran su capacidad para enfrentarse a condiciones de inanición, lo que las hace más sanas y resistentes a todo tipo de enfermedades. Siempre que no te excedas y le des tiempo a tu cuerpo para que se recupere, una cantidad controlada de estrés positivo, como el ayuno, te ayudará a fortalecerte físicamente.

Como puedes ver, es necesario un cambio de perspectiva. El ayuno no es sólo una tendencia moderna de bienestar, sino un método demostrado tanto para proteger nuestra salud y bienestar como para honrar el modo en que nuestros genes han evolucionado desde hace milenios.

Para entender qué es el ayuno intuitivo debemos descartar la idea según la cual el ayuno es sólo adecuado para aquellas personas que desean restringirse y llevar sus cuerpos al límite por motivos como el *fitness* o el *biohacking*, y empezar a verlo como una forma de reconectar con nuestra forma natural de comer (y de dejar de comer).

El ayuno es una forma de someter al cuerpo a dosis controladas de estrés positivo para que se vuelva más fuerte y flexible. Estamos redescubriendo lo valioso que puede llegar a ser el ayuno y lo mucho que dependen de él nuestra salud y bienestar.

3. La autofagia: El sistema de reciclaje celular

Otro de los principales beneficios del ayuno está relacionado con la autofagia, el ejemplo perfecto de un mecanismo celular que se beneficia de todos los tipos de ayuno intermitente. El término «autofagia» fue acuñado en 1963 por el bioquímico Christian de Duve, ganador del Premio Nobel, pero no ha sido hasta hace relativamente poco que hemos empezado a comprender hasta qué punto dicho proceso afecta a nuestra salud diaria. La autofagia (de *auto*, 'uno mismo' + fago, 'comer') es un mecanismo que se desencadena durante los períodos de ayuno cuando el cuerpo empieza a devorar, reciclar o destruir las células y proteínas dañadas. Al principio, esto puede parecer algo negativo, pero el objetivo final de la autofagia es dejar sitio para que las nuevas células sanas crezcan y tomen el relevo. Se ha descrito como «un proceso de limpieza celular» y es absolutamente básico para una salud óptima.[6]

Este proceso es especialmente necesario si tenemos en cuenta la gran cantidad de factores de estrés a los que están expuestas las células en la vida moderna. Se ha demostrado que el ayuno intermitente colabora en la mejora de la función celular, aumenta la cicatrización de las células madre y mejora la capacidad de recuperación

6. Glick, D., Barth, S., Macleod, K.F.: «Autophagy: cellular and molecular mechanisms», *The Journal of Pathology*, vol. 221(1), pp. 3-12 (2010). doi:10.1002/path.2697.

frente a una amplia gama de factores de estrés, incluidos los metabólicos, oxidativos, traumáticos y proteotóxicos (como las proteínas dañadas).[7, 8]

Aunque la autofagia es importante durante toda la vida, es especialmente crítica a medida que envejecemos, ya que el envejecimiento dificulta nuestra capacidad de deshacernos de las células y proteínas viejas y todos estos residuos pueden empezar a acumularse. La reducción de la autofagia se ha asociado a diversas enfermedades. Los autores de un estudio aseguraron que la tarea principal de la autofagia es protegernos de todo, desde las infecciones y el cáncer hasta la neurodegeneración, el envejecimiento acelerado y las enfermedades cardiovasculares.[9]

Siempre que digo que el ayuno nos ayuda a vivir más años, recibo como respuesta un montón de cejas enarcadas y miradas escépticas. Pero la verdad es que, hasta hace una década, casi todos los estudios sobre el ayuno intermitente estaban dedicados al envejecimiento y la longevidad, y la mayoría de ellos concluye que el ayuno, de hecho, mejora la expectativa de vida.

Te pondré un ejemplo: uno de los primeros estudios sobre el ayuno aseguraba que la expectativa de vida de las ratas aumentaba en un 80 % tras someterlas a un plan de ayuno en el que sólo se las alimentaba cada 2 días.[10] En un experimento con gusanos, una dieta de ayuno aumentó su expectativa de vida en un 40 %; en otro estudio con ratones macho sometidos a un programa de ayu-

---

7. Mattson, M.P., Arumugam, T.V.: «Hallmarks of brain aging: adaptive and pathological modification by metabolic states», *Cell Metabolism*, vol. 27(6), pp. 1176-1199 (2018). doi:10.1016/j.cmet.2018.05.011.

8. Xihang Chen, Yunfan He, Feng Lu: «Autophagy in stem cell biology: a perspective on stem cell self-renewal and differentiation», *Stem Cells International*, 2018: 9131397 (2018).

9. Levine, B., Kroemer, G.: «Autophagy in the pathogenesis of disease». *Cell*, vol. 132(1), pp. 27-42 (2008). doi:10.1016/j.cell.2007.12.018.

10. Goodrick, C.L., Ingram, D.K., Reynolds, M.A., *et al.*: «Effects of intermittent feeding upon growth and life span in rats», *Gerontology*, vol. 28(4), pp. 233-241 (1982). doi:10.1159/000212538.

no de días alternos, los científicos observaron un aumento de la longevidad.[11]

De acuerdo, pero las ratas y los gusanos no son humanos. Pues bien, existen pruebas sustanciales de que el ayuno aumenta la longevidad también en los humanos. Para empezar, se sabe que el ayuno previene muchas enfermedades relacionadas con la edad, incluidas las principales causas de muerte. Existen muchas teorías que tratan de explicar por qué el ayuno tiene un impacto tan positivo en la expectativa de vida. Una de las teorías surge de las investigaciones en las «zonas azules», como la de la isla de Okinawa. La población de esta isla japonesa vive aislada y suele mantener un régimen de ayuno intermitente, lo que se traduce en unos niveles extremadamente bajos de obesidad y diabetes, así como en una longevidad extrema. Como ya sabemos, el ayuno prolongado produce cetonas; pues bien, las cetonas también regulan la expresión de moléculas y proteínas específicas que desempeñan un papel crucial y bien conocido en el envejecimiento. Algunos ejemplos son el NAD+ (dinucleótido de nicotinamida y adenina, un cofactor fundamental para el metabolismo) y las sirtuinas (un tipo de proteína que interviene en la regulación de los procesos celulares, incluido el envejecimiento y la muerte de las células y su resistencia al estrés).[12] Es posible que hayas oído hablar del NAD+ porque se asegura que un número cada vez mayor de suplementos nutricionales promueven el NAD+ y, por consiguiente, un proceso de envejecimiento celular más saludable. También es posible que te preguntes cómo lo consigue. Pues los niveles de NAD+ disminuyen a medida que se envejece y, como se

---

11. Xie, K., Neff, F., Markert, A., *et al.*: «Every-other-day feeding extends lifespan but fails to delay many symptoms of aging in mice», *Nature Communications*, vol. 8(1), pp. 155. Publicado el 24 de julio de 2017 (2017). doi:10.1038/s41467-017-00178-3; www.ncbi.nlm.nih.gov/pmc/articles/PMC5537224/

12. Elamin, M., Ruskin, D.N., Masino, S.A., Sacchetti, P.: «Ketogenic diet modulates NAD+-dependent enzymes and reduces DNA damage in hippocampus», *Frontiers in Cellular Neuroscience*, vol. 12, pp. 263 (2018). Publicado el 30 de agosto de 2018. doi:10.3389/fncel.2018.00263.

explica en un artículo publicado en *Trends in Cell Biology*, eso «puede ser un talón de Aquiles que causa defectos en las funciones nucleares y mitocondriales y que da lugar a muchas patologías asociadas con la edad».[13]

Se cree que, restaurando los niveles de NAD+, especialmente cuando disminuyen con la edad, pueden mejorarse los problemas relacionados con el envejecimiento y contrarrestar las enfermedades asociadas a él. El NAD+ lo consigue reforzando la energía celular y ayudándote a mantener un ADN sano, pero también mediante la activación de las sirtuinas. Aun a riesgo de enfrascarme demasiado en la ciencia del envejecimiento, es importante señalar que las sirtuinas son un tipo de proteína que se dan en muchos tipos de organismos vivos, desde la levadura hasta las bacterias o los mamíferos. En los seres humanos, las sirtuinas desempeñan un papel fundamental en la respuesta celular del organismo a los factores de estrés, incluido el estrés oxidativo y los daños en el ADN. Algunos estudios aseguran que las sirtuinas podrían desempeñar un papel directo en la prolongación de la vida. La buena noticia es que los suplementos de NAD+ no son el único modo de aumentar el nivel de sirtuinas. De hecho, se ha demostrado que la actividad física y los cambios en la dieta (incluyendo el ayuno y las dietas cetogénicas) aumentan el nivel de sirtuinas. Incluso se están analizando determinados compuestos, como la curcumina, por su capacidad de aumentar dichos niveles.[14]

Otra secuencia que están explorando los investigadores es la mTOR (o diana de rapamicina en células de mamífero, un regulador central del metabolismo, el crecimiento, la proliferación y la supervivencia celular). El aumento de mTOR está asociado al envejecimiento acelerado y las enfermedades relacionadas con el enveje-

---

13. Imai, S., Guarente, L.: «NAD+ and sirtuins in aging and disease», *Trends in Cell Biology*, vol. 24(8), pp. 464-471 (2014). doi:10.1016/j.tcb.2014.04.002.

14. Grabowska, W., Sikora, E., Bielak-Zmijewska, A.: «Sirtuins, a promising target in slowing down the ageing process», *Biogerontology*, vol. 18(4), pp. 447-476 (2017). doi:10.1007/s10522-017-9685-9.

cimiento.[15] Uno de los estímulos principales de la secuencia mTOR es el consumo de proteínas. Tanto el ayuno como las dietas que imitan al ayuno (la dieta cetogénica) han demostrado ser beneficiosos para equilibrar la mTOR.[16]

Es importante destacar que también se ha demostrado que el ayuno intermitente estimula la mitofagia, que no es nada más que la autofagia de las mitocondrias, e inhibe las secuencias que crean proteínas, es decir, activa la pausa en la creación de nuevo material para que el cuerpo pueda conservar energía y recursos mientras hace limpieza. No es bueno que nuestras células estén siempre dividiéndose y replicándose, porque eso se ha relacionado con un aumento del estrés oxidativo. Algunas investigaciones también han confirmado que, cuando nos pasamos el día picando, comemos en exceso o llevamos un estilo de vida sedentario, estas secuencias beneficiosas quedan sin explorar o incluso se suprimen.[17] Por esta razón, pasar períodos de tiempo sin comer, independientemente del protocolo que se utilice, parece tener grandes beneficios para la salud.

4. Combatir la inflamación: La furtiva enfermedad subyacente

Con la cetosis, la autofagia y la hormesis de nuestro lado, los beneficios potenciales para la salud del ayuno intermitente son práctica-

---

15. Lee, J.Y., Kennedy, B.K., Liao, C.Y.: «Mechanistic target of rapamycin signaling in mouse models of accelerated aging», *The Journals of Gerontology Series A Biological Sciences and Medical Sciences*, vol. 75(1), pp. 64-72 (2020). doi:10.1093/gerona/glz059.
16. Roth, G.S., Ingram, D.K.: «Manipulation of health span and function by dietary caloric restriction mimetics», *Annals of the New York Academy of Sciences*, vol. 1363, pp. 5-10. doi:10.1111/nyas.12834.
17. Mattson, M.P., Arumugam, T.V.: «Hallmarks of brain aging: adaptive and pathological modification by metabolic states», *Cell Metabolism*, vol. 27(6), pp. 1176-1199 (2018). doi:10.1016/j.cmet.2018.05.011.

mente infinitos. Pero existe otro beneficio muy importante del ayuno: la capacidad de ayudar al cuerpo a combatir la inflamación crónica. Encontrarás muchas veces la expresión «inflamación crónica» en este libro y, en el campo de la medicina integral y funcional, una parte importante del proceso de curación reside en la disminución de la inflamación crónica y de las respuestas inflamatorias dañinas. Como ya hemos aprendido, la inflamación es el elemento común subyacente en casi todas las enfermedades y disfunciones importantes que existen. Es lógico, pues, que la disminución de la inflamación crónica figure en la lista de los beneficios más relecantes del ayuno intermitente.

Pero ¿hasta qué punto el ayuno intermitente ayuda de verdad a disminuir la inflamación? Para empezar, la combinación de cuerpos cetónicos, autofagia y hormesis colabora en la disminución de la inflamación crónica y en la recuperación del equilibrio del sistema inmunitario, por lo que el ayuno disminuye la inflamación a través de dichos mecanismos. Aclarado esto, el ayuno también puede hacer disminuir la inflamación de una forma más directa. Por ejemplo, se ha demostrado que el ayuno reduce la liberación de unas células proinflamatorias denominadas monocitos, las cuales, al circular en niveles elevados (como resultado de los hábitos alimentarios que el ser humano ha adquirido en los últimos siglos) pueden provocar graves daños en los tejidos.[18] Algunos estudios han demostrado que, durante los períodos de ayuno, estas células entran en una especie de «letargo» y se apagan. Esto significa que el ayuno funciona esencialmente como un antídoto contra la dieta americana estándar, rica en azúcar y repleta de alimentos procesados.

También es posible que la reducción de la inflamación gracias al ayuno se deba a los efectos antiinflamatorios de la adiponectina, una hormona proteica específicamente implicada en el control de

---

18. Jordan, S., Tung, N., Casanova-Acebes, M., *et al.*: «Dietary intake regulates the circulating inflammatory monocyte pool», *Cell*, vol. 178(5), pp. 1102-1114.e17 (2019). doi:10.1016/j.cell.2019.07.050.

los niveles de azúcar en sangre.[19] Aunque ya hemos hablado de los problemas de la glucosa, cabe añadir que aproximadamente la mitad de los estadounidenses sufren este tipo de afección, y los desequilibrios relacionados con el azúcar en sangre y la inflamación están estrechamente vinculados. La mejora de la sensibilidad a la insulina que se consigue con el ayuno puede tener efectos directos sobre los marcadores inflamatorios, ya que la resistencia a la insulina está tan íntimamente conectada con la inflamación a través de las citoquinas (células o sustancias como el interferón, la interleucina y los factores de crecimiento) que el sistema inmunitario las segrega para provocar la inflamación.

Todavía no conocemos todos los mecanismos mediante los que el ayuno mejora la enfermedad inflamatoria, pero lo que sí sabemos es que en el futuro esta conexión podría tener implicaciones prácticas en el tratamiento y la prevención de las enfermedades relacionadas con la inflamación. Por ejemplo, un estudio ha demostrado que seguir un plan de ayuno intermitente en días alternos durante un mes reduce los marcadores de estrés oxidativo y de inflamación en los adultos con asma.[20] Este estudio es un ejemplo práctico de cómo podría utilizarse en el futuro el ayuno como tratamiento terapéutico para los trastornos inflamatorios.

---

19. Chaix, A., Zarrinpar, A., Miu, P., Panda, S.: «Time-restricted feeding is a preventative and therapeutic intervention against diverse nutritional challenges», *Cell Metabolism*, vol. 20(6), pp. 991-1005 (2014). doi:10.1016/j.cmet.2014.11.001.

20. Johnson, J.B., Summer, W., Cutler, R.G., *et al.*: «Alternate day calorie restriction improves clinical findings and reduces markers of oxidative stress and inflammation in overweight adults with moderate asthma» (publicación corregida en *Free Radical Biology and Medicine*, vol. 43[9], pp. 1348 [1 de noviembre de 2007]). Tellejohan, Richard (corregido para Telljohann, Richard), *Free Radical Biology and Medicine, vol.* 42(5), pp. 665-674 (2007). doi:10.1016/j.freeradbiomed.2006.12.005.

5. Pérdida de grasa: La solución basada en la composición corporal

Si necesitas perder peso, es posible que lo pierdas durante la primera semana del plan de ayuno flexible. Aunque esta pérdida de peso inicial se debe en gran medida a la pérdida de agua y a la disminución de los niveles de inflamación a medida que el cuerpo se adapta para permitir una mayor flexibilidad metabólica, también se trata de un efecto dominó natural del ayuno.

Así que, aunque los beneficios del ayuno van mucho más allá de la pérdida de grasa, eso no significa que debamos ignorar por completo sus beneficios para la pérdida de peso. Al fin y al cabo, tener un peso saludable es un elemento crucial de la salud a largo plazo.

Un grupo de investigadores de la Universidad de Illinois hizo que 23 voluntarios obesos siguieran una dieta de restricción horaria durante 12 semanas.[21] Los participantes sólo comían entre las 10 de la mañana y las 6 de la tarde, sin ninguna restricción sobre el tipo o la cantidad de alimentos que consumían. Los resultados mostraron que, tras compararlo con los grupos de control históricos de un estudio anterior, en general, los participantes consumieron menos calorías y perdieron peso. De hecho, el estudio mostró que habían comido una media de 350 calorías menos al día, a pesar de que no se les exigía que contaran las calorías ni se preocuparan por la cantidad que comían. Como comentó uno de los investigadores del estudio: «Existen opciones para perder peso que no requieren del recuento calórico ni de la prohibición de determinados alimentos».

---

21. Gabel, K., Hoddy, K.K., Haggerty, N., *et al.*: «Effects of 8-hour time restricted feeding on body weight and metabolic disease risk factors in obese adults: A pilot study», *Nutrition and Healthy Aging*, vol. 4(4), pp. 345-353 (15 de junio de 2018). doi:10.3233/NHA-170036.

Así pues, ¿cuánto peso se puede perder, exactamente? Según un análisis sistemático de 40 estudios, el ayuno intermitente es eficaz para perder peso.[22] Los resultados de todos estos estudios mostraron que los participantes que empezaron a ayunar perdieron una media de 3-5 kg en un período de 10 semanas. Debe tenerse en cuenta que estos estudios variaban mucho en cuanto al número de participantes (algunos tenían tan sólo 4 y otros más de 300) y los métodos de ayuno (que incluían todos los tipos de ayuno intermitente) se extendieron durante períodos que van de las 2 a las 104 semanas, por lo que la cifra es tan sólo orientativa.

Otro estudio demostró que el simple hecho de limitar la ventana de ingesta diaria a 10 horas durante 3 meses puede traducirse en una significativa pérdida de peso.[23] Los participantes de dicho estudio sólo comieron entre las 8 de la mañana y las 6 de la tarde y perdieron el 3 % de su peso corporal, con una reducción del 4 % de la grasa abdominal. Aunque no se les pidió que cambiaran lo que comían, acabaron consumiendo de forma natural un 8,6 % menos de calorías.

Los efectos del ayuno sobre el aspecto físico van más allá de la pérdida de peso. El ayuno puede ser beneficioso para lograr una composición corporal más saludable y disminuir la grasa, factores mucho más importantes para la salud que el simple índice de masa corporal (IMC) o el número que aparece en la báscula. Un estudio que sometió a los participantes a un plan de alimentación de horario restringido se tradujo en el aumento de la oxidación de las gra-

---

22. Seimon, R.V., Roekenes, J.A., Zibellini, J., *et al.*: «Do intermittent diets provide physiological benefits over continuous diets for weight loss? A systematic review of clinical trials», *Molecular and Cellular Endocrinology*, vol. 418, pr. 2, pp. 153-172 (2015). doi:10.1016/j.mce.2015.09.014.

23. Wilkinson, M.J., Manoogian, E.N.C., Zadourian, A., *et al.*: «Ten-hour time-restricted eating reduces weight, blood pressure, and atherogenic lipids in patients with metabolic syndrome», *Cell Metabolism*, vol. 31(1), pp. 92-104. e5 (2020). doi:10.1016/j.cmet.2019.11.004.

sas y en la pérdida de peso, gracias, en parte, a la disminución de la grelina (la hormona del hambre) y a la reducción del apetito.[24]

El ayuno también provoca un aumento drástico de la hormona del crecimiento humano o HGH. La HGH es una proteína metabólica muy conocida y sabemos que promueve una composición corporal saludable, principalmente al aumentar la masa muscular y colaborar en la pérdida de grasa. Un estudio del Intermountain Medical Center (Utah) demostró que, durante los ayunos de 24 horas, los niveles de HGH aumentan de forma natural en un promedio del 1300 % en el caso de las mujeres y de casi el 2000 % para los hombres.[25]

Al contrario que la restricción crónica de la ingesta de calorías, que puede conducir a la descomposición tanto de la grasa como del músculo, se ha demostrado que el ayuno intermitente nos ayuda a conservar la masa muscular mientras quemamos grasa. Por ejemplo, una revisión sistemática demostró que el 90 % de la pérdida de peso de los participantes en una dieta de ayuno intermitente se debía a la pérdida de grasa, mientras que en una dieta de restricción calórica tan sólo era del 75 %.[26] Esto significa que las dietas de ayuno intermitente ayudan a retener el músculo magro.

El ayuno también podría ayudar a combatir la grasa corporal más peligrosa, la denominada *grasa visceral*, la cual se acumula en la zona abdominal en los espacios entre los órganos. La grasa visce-

---

24. Sutton, E.F., Beyl, R., Early, K.S., *et al.*: «Early time-restricted feeding improves insulin sensitivity, blood pressure, and oxidative stress even without weight loss in men with prediabetes», *Cell Metabolism*, vol. 27(6), pp. 1212-1221.e3 (2018). doi:10.1016/j.cmet.2018.04.010.

25. Intermountain Medical Center: «Routine periodic fasting is good for your health, and your heart, study suggests», *ScienceDaily* (20 de mayo de 2011). Recuperado el 1 de septiembre de 2020 de www.sciencedaily.com/releases/2011/04/110403090259.htm

26. Moro, T., Tinsley, G., Bianco, A., *et al.*: «Effects of eight weeks of time-restricted feeding (16/8) on basal metabolism, maximal strength, body composition, inflammation, and cardiovascular risk factors in resistance-trained males», *Journal of Translational Medicine*, vol. 14(1), pp. 290 (13 de octubre de 2016). doi:10.1186/s12967-016-1044-0.

ral es especialmente nociva porque es muy difícil de eliminar y hace que tengamos más riesgo de padecer diabetes tipo 2, enfermedades cardiovasculares e incluso ciertos tipos de cáncer. Aunque los científicos aún no saben muy bien por qué el ayuno combate la grasa abdominal, probablemente tenga algo que ver con la inflamación. Lo que sí sabemos es que las células de grasa visceral producen más marcadores inflamatorios que la grasa normal y que, con el tiempo, estos marcadores pueden favorecer la inflamación crónica y aumentar el riesgo de padecer una enfermedad. Uno de los objetivos del ayuno intermitente es la disminución de la inflamación crónica.

La cetosis, la hormesis, la autofagia, la lucha contra la inflamación crónica y la pérdida de peso son los cinco beneficios principales del ayuno intermitente. Es posible que no puedas verlos a simple vista, pero ten por seguro que, en cuanto te decidas a ayunar, empezarán a trabajar entre bastidores, provocando mejoras concretas en el funcionamiento de tu cuerpo y cerebro. Y lo que es aún más importante, su actividad también se traducirá en apreciables mejoras en tu bienestar general: en los niveles de energía, en la cognición, en el nivel de dolor, en el aspecto físico, en el estado de ánimo e incluso en el grado de las enfermedades que te afectan.

Capítulo 4

Ayuno y dieta alta en grasas: El dúo definitivo

A menudo creemos que el «ayuno» es un protocolo en sí mismo, pero la verdad es que hay más de una forma de ayunar. De hecho, existen bastantes métodos distintos, cada uno con su propio corpus de investigación que lo respalda.

En este libro, seguiremos diferentes planes de ayuno de horario restringido que fomentan el ayuno total (salvo por el agua y líquidos como el té) durante la «ventana de ayuno». También combinaremos el ayuno con una dieta alta en grasas y baja en carbohidratos, lo que significa que obtendremos los beneficios de la cetosis a través del ayuno pero también mediante una dieta limpia de tipo cetogénico, aprovechando la mayor parte de los beneficios para la salud del ayuno al tiempo que comemos alimentos deliciosos y saciantes. En este capítulo, te presentaré la alimentación de horario restringido y la filosofía alimentaria que seguiremos durante el plan de ayuno flexible de 4 semanas. De este modo, sabrás qué estás haciendo exactamente en todo momento y, lo que es aún más importante, por qué lo haces.

Una introducción a la alimentación de horario restringido

La alimentación de horario restringido es un tipo de ayuno intermitente que hace que debamos concentrarnos todos los días en cuándo empezamos y dejamos de comer. Lo habitual es que se lleve a cabo durante el día, lo que ayuda a evitar la ingesta nocturna y favorece un ciclo de sueño y vigilia saludable. Es el tipo de ayuno que adoptaremos en este libro. Para empezar con la alimentación de horario restringido, cada día debemos elegir una ventana de tiempo específica para comer (la «ventana de ingesta») y otra para dejar de comer (la «ventana de ayuno»). Esto hará que el ayuno sea algo muy sencillo: ¡no es necesario contar calorías! De verdad, de lo único que debes preocuparte es de la hora del día que es y si estás o no en tu ventana de ingesta.

Es importante tener en cuenta que, a lo largo del plan, cambiaremos muchas veces el protocolo de alimentación de horario restringido, y eso es tan sólo una pequeña muestra de todos los protocolos distintos que existen. Aunque en varias partes del libro hago mención a algunos estudios científicos que revelan los beneficios de la alimentación restringida, también hago referencia a otros que han reparado en los beneficios de otros tipos de protocolos de ayuno. ¿Por qué? Porque el plan de ayuno flexible de 4 semanas es justo lo que indica su nombre: un plan que sólo dura 4 semanas. Una vez finalizado, me gustaría que experimentaras con otros planes de ayuno y que fueras consciente de sus beneficios. Además, la mayoría de los ayunos intermitentes parecen fomentar mecanismos similares en el organismo, como la autofagia, la hormesis, la cetosis y la consiguiente disminución de la inflamación, por lo que existe un importante solapamiento en sus beneficios. Otros planes de ayuno son los que se revisan a continuación.

Dietas de ayuno modificadas

Estas dietas no requieren de un ayuno completo, sólo debe limitarse el consumo de calorías, por debajo de las 700 diarias durante ciertos días, por lo que puede considerarse como una imitación del ayuno, algo parecido a la dieta cetogénica. Con una dieta cetogénica como el *plan cetotariano*, no es necesario limitar las calorías y puedes comer hasta la saciedad, ya que su proporción de macronutrientes, el alto consumo de grasas, la ingesta moderada de proteínas y el bajo consumo de carbohidratos la convierte en algo muy parecido al ayuno. Los ayunos modificados que aparecen a continuación no se centran necesariamente en la calidad de los alimentos, sino en la reducción temporal de las calorías para lograr un resultado similar al del ayuno. Por lo tanto, pueden reproducirse algunos de sus beneficios.

- **Ayuno modificado de 2 días**: Con este plan, se sigue una dieta basada en alimentos frescos e integrales y se limitan los alimentos procesados y envasados 5 días a la semana (los días de tu elección), y en los 2 días restantes debe restringirse el consumo de calorías por debajo de las 700. En los días con restricción, puedes organizarte como mejor te convenga, ya sea con ingestas más pequeñas a lo largo del día o con 2 comidas de cantidad moderada. Evidentemente, se recomienda el consumo de grasas saludables, carne ecológica y verduras. Existen diversas aplicaciones como MyFitnessPal o Cronometer que permiten controlar lo que comemos y hacer un seguimiento de las calorías que consumimos para no sobrepasar las 700.

- **Plan de ayuno 5-2**: Como en el plan modificado de 2 días, con este plan comes alimentos limpios durante 5 días a la semana. Sin embargo, los otros 2 días no comes nada durante 24 horas, y estos días deben ser no consecutivos. Por ejemplo, podrías ayunar completamente el domingo y el miércoles.

He elegido un plan de alimentación de horario restringido para el plan de ayuno flexible de 4 semanas porque es el modo más sencillo, menos intimidante y más versátil de empezar a ayunar y porque es el tipo de ayuno que yo practico a diario. La alimentación de horario restringido también nos ayuda a eliminar el picoteo nocturno, un problema muy extendido.

PICOTEO NOCTURNO

La costumbre de picar por la noche después de cenar es un hábito muy extendido. Puede que hayamos cenado un montón de alimentos con grasas saludables y proteínas, pero cuando llegan las 21:30 h nos lanzamos sobre las galletas, los dulces o las palomitas. El ayuno intermitente es genial porque, en función de nuestro horario, podemos desplazar la ventana de ingesta para sentirnos más saciados y evitar el picoteo las horas previas a acostarnos.

Uno de los principales objetivos del plan de ayuno flexible de 4 semanas es reducir el picoteo nocturno. ¿Por qué? Nuestro cuerpo ha evolucionado para funcionar según un ciclo diario de sueño y vigilia, lo que también se conoce con el nombre de ritmo circadiano. Nuestro metabolismo funciona asimismo con el mismo horario; está adaptado para comer durante el día y para dormir por la noche, así que, de forma natural, el metabolismo se ralentiza por la noche justo antes de quedarnos dormidos. Si comemos cuando nuestro metabolismo se está ralentizando, podemos provocar que el cuerpo almacene esas calorías en forma de grasa en lugar de utilizarlas como combustible. Algunos estudios realizados con animales demuestran que, cuando se les alimenta sin tener en cuenta sus ritmos circadianos, comen más, ganan más peso y experimentan una mayor resistencia a la insulina.[1] Por tanto, no es de extrañar que picar a altas horas de la noche se haya relacionado con el síndrome metabólico y otros desequilibrios nocivos para la salud también en los seres humanos. Otro estudio ha demostrado la relación existente entre la ingesta de alimentos pasadas las 20 h y unos niveles más altos de leptina o un mayor aumento de peso.

1. Arble, D.M., Ramsey, K.M., Bass, J., Turek, F.W.: «Circadian disruption and metabolic disease: findings from animal models», *Best Practice & Research Clinical Endocrinology & Metabolism*, vol. 24(5), pp. 785-800 (2010). doi:10.1016/j.beem.2010.08.003.

El diámetro de la cintura y el metabolismo no son las únicas razones para evitar comer a altas horas de la noche. Durante la etapa de sueño profundo, nuestro cerebro trabaja para consolidar los recuerdos, un proceso que se ve perjudicado por el hecho de comer justo antes de acostarse, según un estudio de la Universidad de California.[2] No te digo todo esto para asustarte y para que no vuelvas a picar a última hora de la noche, sino para motivarte a dejar pasar al menos 2 horas entre la cena y el momento de acostarte. Es evidente que muchos de los beneficios del ayuno de 12 horas residen en la eliminación del picoteo nocturno.

También es sencillo combinar la alimentación de horario restringido con una dieta alta en grasas que te ayude a reforzar los beneficios del plan de ayuno, lo que me lleva a…

Empezar con una dieta (saludable) alta en grasas

El plan que presento en este libro está respaldado científicamente y te permitirá introducirte poco a poco en el ayuno empezando con un plan de alimentación de horario restringido para principiantes que cuenta con una ventana de ingesta de 12 horas diarias. Normalmente, la alimentación de horario restringido le da más importancia al *cuándo* comemos que al *qué* comemos.

Como ocurre con muchos otros planes de ayuno, no es necesario que cambies tu dieta. De hecho, los estudios demuestran que, para obtener muchos de los beneficios del ayuno, no se requiere cambiar de dieta. Dicho esto, como experto en medicina funcional, cometería una negligencia si al mismo tiempo no te ofreciera una orientación sobre lo que debes comer. Gracias a mi experiencia con nume-

2. Loh, D.H., Jami, S.A., Flores, R.E., *et al.*: «Misaligned feeding impairs memories», *Elife*, vol. 4, pp. e09460 (10 de diciembre de 2015). doi:10.7554/eLife.09460.

rosos pacientes de todo el mundo, sé que combinar el ayuno intermitente con una dieta limpia y rica en nutrientes predispondrá tu cuerpo de una forma natural a aprovechar mejor los ayunos y te ayudará a reequilibrarte con mayor rapidez y de un modo más eficaz. Si comes los alimentos que presentamos en este capítulo, también lograrás facilitar el ayuno, dado que favorecerán un mejor equilibrio del azúcar en sangre. Por si todo esto no fuera suficiente, recuerda que una dieta cetogénica limpia, en realidad, imita al ayuno, de modo que puedes aprovechar muchos de los beneficios de éste incluso cuando no estás ayunando. Lo que significa que, si en cualquier momento durante el plan tienes problemas para mantener la ventana de ayuno, no debes estresarte.

¿Sabías que cada día tomamos unas doscientas decisiones relacionadas con la comida? El problema es que la mayoría de estas decisiones alimentarias se toman con el piloto automático. Como experto en medicina funcional, sé que las decisiones alimentarias que tomamos a diario pueden significar la diferencia entre un cuerpo sano y lleno de energía y uno con tendencia a la pereza y lento. Todos y cada uno de los alimentos que consumimos o bien nos proporcionan los nutrientes que necesitamos para mantenernos más sanos o bien nos perjudican, provocando inflexibilidad metabólica, inflamación crónica, problemas de salud intestinal, desequilibrios de glucosa y otros problemas de salud. Los alimentos que comerás durante el plan de ayuno flexible de 4 semanas potenciarán los beneficios del ayuno, harán que te resulte más fácil mantenerlo y reforzarán la capacidad de tu cuerpo para reiniciarse, recargarse, renovarse y reequilibrarse.

¿Qué alimentos vas a comer? Seguiremos una dieta alta en grasas, baja en carbohidratos y moderada en proteínas; no es exactamente una dieta cetogénica tradicional, pero se le acerca bastante. Es posible que te preguntes por qué no seguimos una dieta cetogénica estricta. Conociendo los beneficios de las grasas y las cetonas y los peligros del azúcar, la dieta cetogénica parece la solución perfecta; además, es evidente que se trata de la nueva estrella del mundo del bienestar. La dieta cetogénica promete convertir el metabolismo en una central eléctrica donde la grasa es el combustible, lo que nos permite perder el peso obstinado que lleva años con nosotros. No sólo nos promete perder peso, sino que también es una forma de mejorar la función neurológica y disminuir la inflamación crónica, el factor clave de casi todos los problemas de salud crónicos a los que nos enfrentamos en la actualidad. Sin olvidar el azúcar y los carbohidratos refinados, los principales enemigos de nuestra flexibilidad metabólica.

El problema es que la persona que suele seguir una dieta cetogénica elimina el azúcar y los carbohidratos pero a menudo los reemplaza con montones de carne procesada, beicon, carne de ternera, queso y lácteos de animales criados en granjas industriales. Estos alimentos suelen estar cargados de antibióticos y hormonas, pero la mayoría de las personas que siguen una dieta cetogénica creen que no pasa nada porque comen productos «bajos en carbohidratos y altos en grasas». La dieta cetogénica estándar también permite el consumo de edulcorantes artificiales sin azúcar, como el aspartamo, la sucralosa y las bebidas dietéticas, porque son «bajos en carbohidratos». Sabemos que estos edulcorantes favorecen numerosos problemas de salud, pero mientras sean bajos en carbohidratos y se ajusten a la proporción correcta de macronutrientes, la persona prototipo que sigue una dieta cetogénica los consumirá. Debido a esta sobredimensión de los macronutrientes por encima de la calidad de los alimentos, muchas personas que siguen una dieta cetogénica temen y evitan las verduras debido a su contenido en carbohidratos. Éste es uno de los principales problemas que le veo al enfoque cetogénico convencional.

Si la dieta cetogénica tiene tantos inconvenientes, ¿por qué no me inclino en su lugar por una dieta estándar estricta basada en plantas? Normalmente, este tipo de dietas son la antítesis de la dieta cetogénica: bajas en grasas y altas en carbohidratos. Los defensores de esta forma de comer aseguran que evitar los productos animales como la carne y los lácteos no sólo revertirá y prevendrá enfermedades y protegerá nuestra salud cardiovascular, sino que también es bueno para el planeta. Es cierto que optar por comer más plantas en lugar de carne reduce la producción de carbono y ayuda a protegernos contra el cambio climático, y yo soy un gran defensor de eso, pero no sacrificando ciegamente nuestra salud en el proceso. Éste es un problema que suelo encontrarme con mis pacientes veganos y vegetarianos. Muchos de ellos son en realidad «carbotarianos», pues viven básicamente a base de pan, pasta, alubias y dulces veganos, todo en nombre de la ecología. Si no les gusta el pan, dependen demasiado de la soja como proteína, la cual suele estar genéticamente modificada y tener un mayor número de fitoestrógenos. Conozco a muchos veganos y vegetarianos con problemas de indigestión y con un estado de salud general en declive, aferrados a su celosa creencia de que ésta es la forma en que se debe comer y vivir.

Entonces, ¿cuál es la solución? La dieta cetotariana. El plan perfeccionado de este libro nos permite unir los beneficios de una dieta *keto* o cetogénica y los de una dieta fundamentalmente basada en plantas, y eliminar por completo las desventajas. El estilo de vida cetotariano surgió tanto de mi experiencia personal utilizando la comida como medicina, como de mi trabajo médico. La alimentación cetotariana combina las grasas saludables de origen vegetal, las proteínas limpias y las verduras ricas en nutrientes y de colores vivos y vibrantes. Aunque posteriormente te daré una lista completa de alimentos y un montón de recetas sencillas y deliciosas, aquí tienes un adelanto de algunos de los alimentos básicos cetotarianos. En primer lugar, la base del plato cetotariano es totalmente vegano-keto:

- Aguacates/aceite de aguacate
- Aceitunas/aceite de oliva virgen extra
- Crema, leche y aceite de coco
- Algas (hojas de nori, copos de dulse…)
- Verduras de hoja oscura (espinacas, col rizada…)
- Verduras ricas en azufre (coles de Bruselas, col y espárragos)
- Frutos secos y semillas (macadamias, almendras, nueces, semillas de sésamo, de lino y de chía)
- Frutas bajas en fructosa (bayas)

La dieta cetotariana tiene opciones vegetarianas-keto, por lo que puedes añadir:

- Huevos ecológicos
- *Ghee* (mantequilla clarificada) ecológico

La dieta cetotariana también tiene muchas opciones pescetarianas-keto. Aquí es donde puede incorporarse el pescado salvaje, como el salmón de Alaska, con sus beneficiosas grasas omega-3.

Cuando hablamos de macronutrientes, debes proponerte alcanzar las siguientes proporciones:

- El 60-75 % de las calorías deben proceder de la grasa (¡pero pueden ser más!).
- El 15-30 % de las calorías deben proceder de las proteínas.
- El 5-15 % de las calorías deben proceder de los carbohidratos. (La mayoría de la gente se pone como objetivo ingerir 20-55 g de carbohidratos netos al día).

Si te sientes bien con esta proporción de macronutrientes, no hay razón alguna para aumentar el consumo de carbohidratos. Pero, como no todo el mundo es igual, algunas personas (especialmente las mujeres), incluso después de haberse adaptado a la quema de grasa, se sienten mejor comiendo algunos carbohidratos saludables más de forma periódica o cíclica.

Ciclo de carbohidratos limpios

El ciclo de carbohidratos limpios es una herramienta excelente para averiguar cuál es tu punto óptimo de carbohidratos y qué te hace sentir mejor. Es importante porque comer demasiados carbohidratos puede interferir en la producción de cetonas y glucosa, aunque, por otro lado, comer muy pocos también puede ser contraproducente e interferir en la producción de hormonas sexuales, en la calidad del sueño y en la capacidad para perder peso. Para asegurarnos de que eso no ocurra, en la segunda y cuarta semana del plan de ayuno introduciremos un ciclo de carbohidratos. El elemento clave para una flexibilidad metabólica sostenible es la variedad de los macronutrientes. Aquí tienes un adelanto de lo que te espera: durante algunos días de la segunda y cuarta semana del plan de ayuno flexible puedes aumentar el consumo de carbohidratos netos de 75 a 150 g diarios y reducir el consumo de grasas saludables para compensar el aumento de carbohidratos limpios. Si es la primera vez que oyes el término «carbohidratos netos», a continuación te explico qué significa. Aunque vamos a ponernos súper científicos, básicamente los carbohidratos totales son todos los carbohidratos que se encuentran en la comida; los carbohidratos netos, en cambio, son los carbohidratos totales menos la fibra y los alcoholes del azúcar.

Por ejemplo:

	Carbohidratos totales (g)	Fibra (g)	Azúcar (g)	Carbohidratos netos (g)
1 aguacate	17,1	13,5	1,3	3,6

Para los alimentos enteros: carbohidratos netos = carbohidratos totales menos la fibra
Para los alimentos envasados: contar los carbohidratos totales, no los netos

Los carbohidratos de los alimentos reales, como las verduras y los aguacates, contienen tanto fibra insoluble como soluble. La fibra insoluble, como la celulosa y la lignina, no puede ser absorbida por el cuerpo y no tiene efecto alguno sobre el nivel de azúcar en la sangre ni la cetosis. Por otro lado, la fibra soluble como los galactooligosacáridos (GOS) y los fructooligosacáridos (FOS) son fermentados por el microbioma intestinal en productos finales beneficiosos de la fermentación bacteriana denominados ácidos grasos de cadena corta (AGCC): el acetato, el propionato y el butirato. Una de las preocupaciones de la escuela cetogénica dominante es que la fibra soluble tiene la propiedad de aumentar los niveles de glucosa, lo que afectaría negativamente a la cetosis.

Sin embargo, algunos estudios han demostrado que la fibra soluble, de hecho, puede reducir los niveles de azúcar en sangre. ¿Cómo? Bueno, el cuerpo usa el propionato AGCC para la gluconeogénesis intestinal (IGN), fabricando glucosa en los intestinos. A través de la secuencia de la IGN, los AGCC, de hecho, provocan una disminución neta del azúcar en sangre. De modo que, a diferencia de la gluconeogénesis hepática, la IGN parece tener un efecto moderador en los niveles de azúcar en sangre del organismo. Como recordarás, la beneficiosa cetona betahidroxibutirato tiene unas utilidades y una estructura similares a los del butirato AGCC producido a partir del resistente almidón de las plantas.

Más allá de todo este galimatías científico, la fibra puede ayudarnos a reducir los antojos: cetosis + fibra de los alimentos reales = magia para deshacernos de los antojos. Victoria aplastante. El cetotarianismo se basa en el consumo de alimentos reales ricos en nutrientes, como las verduras, los frutos secos y las semillas; todos estos alimentos contienen carbohidratos que están amortiguados y controlados por la fibra de los alimentos integrales.

En resumen: cuando comas verduras sin almidón, aguacates, frutas con un bajo contenido de fructosa, frutos secos y semillas en una dieta cetotariana, cuenta los carbohidratos netos. Si comes alimentos procesados y empaquetados (incluso los que son saludables) o cualquier otro alimento que no sea un auténtico alimento integral, cuenta los carbohidratos totales.

A veces «los carbohidratos netos» también reciben el nombre de «carbohidratos de impacto» o «carbohidratos activos». Básicamente, los «carbohidratos netos» son una forma más holística de analizar la ingesta de carbohidratos.

Al dar los primeros pasos en el mundo de la cetogénesis saludable, lo más recomendable para obtener unos buenos resultados es consumir diariamente 20-30 g de carbohidratos netos (con un máximo de 55 g), procedentes exclusivamente de las verduras sin almidón y los alimentos integrales como los frutos secos y las semillas.

Para mí, la dieta cetotariana va mucho más allá de la comida. Como ocurre con el ayuno intuitivo, la forma cetotariana de comer tiene más que ver con la paz alimentaria. Por tanto, aunque podrías saltarte el componente nutricional del plan y seguir obteniendo algunos de los beneficios del ayuno, la auténtica paz alimentaria es conocer qué alimentos son más saludables para tu cuerpo y cuáles te provocan enfermedades y desequilibrios. Y eso es lo que vamos a aprender en este libro.

Cómo empezar

Gracias a la combinación entre una dieta cetogénica limpia y rica en nutrientes y una forma progresiva de ayuno, obtendrás todos los beneficios de la cetosis (antiinflamatorios y de inducción de la autofagia) sin tener que pasar demasiado tiempo sin comer durante la primera semana. A partir de entonces, empezaremos a ampliar y reducir las ventanas de ingesta para que recuperes la flexibilidad metabólica a largo plazo. Cuando pasemos a ayunos más avanzados, como los de la tercera semana, limitaremos la ventana de ingesta de forma mucho más drástica. Luego, en la cuarta semana, dejaremos más margen de maniobra para el consumo de carbohidratos. Este enfoque adaptado utiliza tanto el ayuno como una dieta cetogénica cíclica y limpia como herramientas para alcanzar una flexibilidad metabólica resistente y, en consecuencia, un bienestar rebosante de salud.

Antes de lanzarnos a la piscina, una advertencia a las personas con enfermedades crónicas. Antes de comenzar cualquier plan de ayuno, es recomendable consultarlo primero con un médico si se padece algún desorden crónico como diabetes, enfermedades cardiovasculares o un trastorno autoinmune. Dicho esto, cabe decir que padecer una enfermedad crónica no significa que no puedas ayunar, o que al menos no puedas encontrar un tipo de ayuno adecuado para tu situación personal. De hecho, el ayuno ha demostrado ser muy útil en dolencias crónicas como la diabetes, el alzhéimer, el síndrome del intestino irritable o la obesidad (en la segunda parte del libro trataremos con mayor profundidad los beneficios para la vida cotidiana del ayuno intuitivo). Si padeces un problema de salud crónico, es posible que tan sólo tengas que hacer algunos ajustes en el programa de ayuno. Por ejemplo, empezar más lentamente o limitar los ayunos a un número concreto de horas.

Hay una excepción importante a esta regla que se aplica a aquellas personas con un historial de trastornos alimentarios, como la anorexia, la bulimia nerviosa o la ortorexia (una obsesión enfermiza por la alimentación saludable). Diversas investigaciones han demostrado que el ayuno puede provocar que se reactive la fijación excesiva por la comida. Restringir el consumo de alimentos –incluso cuando nuestra intención no es tanto perder peso como mejorar nuestra salud– podría ser un desencadenante para algunas personas. Cualquier trastorno alimentario es la antítesis del *ayuno intuitivo*. Mi plan no es una alimentación desordenada disfrazada de práctica de bienestar. Este libro está lleno de protocolos equilibrados de ayuno intermitente y de alimentos nutritivos y ricos en nutrientes, pero si en el pasado o en la actualidad te has enfrentado a uno de estos trastornos y crees que este plan de ayuno puede resultarte beneficioso, consúltalo con tu médico y con un especialista en trastornos de la conducta alimentaria para asegurarte de que te dan el visto bueno. Y mantenlos informados sobre cualquier cambio que percibas en tus hábitos. A veces la línea entre una vida sana y una vida obsesiva es muy delgada. Si muestras una excesiva preocupación por todo lo que comes o si crees que, dado que hacer un poco de ayuno es fantástico, hacer más tiene que ser aún mejor, probablemente hayas perdido de vista la belleza con la que está tejido el bienestar. No puedes curar tu cuerpo si lo odias. No puedes alcanzar el bienestar a través de la vergüenza o la obsesión.

¿Estás listo para sumergirte en el plan de ayuno flexible de 4 semanas?

Empecemos.

SEGUNDA PARTE

El plan de ayuno flexible de 4 semanas

Capítulo 5

Primera semana: Reinicio

Llegados a este punto, espero haberte convencido de que el ayuno no es sinónimo de pasar hambre ni una simple práctica de bienestar que se ha puesto de moda. Si deseas empezar a ayunar para ganar flexibilidad metabólica, entonces, ha llegado el momento de probar el plan de ayuno flexible de 4 semanas. A lo largo de las próximas 4 semanas, el plan que he diseñado hará que pases de depender de constantes chutes de azúcar y carbohidratos para obtener energía a utilizar la grasa de combustión lenta para conseguir niveles de energía sostenibles y constantes.

La primera semana incluye un programa encaminado a reiniciar el cuerpo, establecer las bases que permiten una mayor flexibilidad metabólica y educar al cuerpo para que acceda a la grasa como fuente de combustible, algo que probablemente no haya hecho en muchos años. Para lograr esto sin tener que ayunar durante demasiadas horas, vamos a combinar un método de ayuno para principiantes con una dieta baja en carbohidratos, moderada en proteínas y alta en grasas para sacar el máximo partido a la ventana de ayuno menos exigente. Esto hará que tu cuerpo entre en cetosis nutricional a través de un ayuno ligero y un plan de alimentación cetotariano, lo que significa que al principio te ahorrarás los ayunos más largos.

Ayuno de 12 horas para reiniciar el cuerpo

Una ventana de ingesta de horario restringido es el mejor método de ayuno para empezar porque permite obtener los beneficios del ayuno sin alterar del todo la rutina diaria. Siempre recomiendo a mis nuevos pacientes que empiecen con el plan de 12 horas, ya que es el ideal para preparar al cuerpo para el ayuno y para ayudarle a sentar las bases de la flexibilidad metabólica, lo que permite empezar a combatir los desequilibrios subyacentes. Gracias a esto, podrás enfrentarte a los ayunos más largos de un modo más fácil y natural.

Es muy sencillo: con este método, comerás de forma natural durante una ventana de 12 horas y ayunarás durante 12 horas diarias. Al principio, estar 12 horas sin comer puede parecer mucho, pero piensa que dicho período incluye las horas de sueño. Por tanto, en realidad, si duermes una media de 7-8 horas diarias, sólo tendrás que ayunar 3-4 horas del tiempo de vigilia. Puedes hacerlo por la mañana o por la noche (o, idealmente, ¡tanto por la mañana como por la noche!). Por ejemplo, puedes cenar antes de las siete de la tarde y desayunar al día siguiente a las siete de la mañana. Esto te dejaría un margen de 12 horas para comer durante el día y un margen de 12 horas de ayuno entre la cena y el desayuno de la mañana siguiente. Puedes adaptar el programa de la manera que mejor se adapte a tu horario personal, pero te recomiendo que empieces a ayunar al menos 2 horas antes de acostarte. Con este plan para principiantes, podrás obtener muchos de los beneficios del ayuno, sobre todo evitando comer a última hora de la noche y, si estás acostumbrado a desayunar, no tendrás que esperar demasiado para comer por la mañana.

Aunque en el capítulo 9 haré un repaso a la lista completa de alimentos y te explicaré el mejor modo de hacer un seguimiento de los macronutrientes (grasas saludables, proteínas limpias y carbohidratos), a continuación tienes un adelanto de cómo podría ser un día durante la primera semana de reinicio del cuerpo:

Desayuno: Pudín de chía con limón y frambuesa - 7:00 h

Almuerzo: Ensalada de col rizada, coles de Bruselas y arándanos - 12:00 h

Merienda: Crujientes de chocolate negro salado y almendra - 14:30 h

Cena: Brocheta de atún con salsa de aguacate - 18:00 h

Parece bastante factible, ¿no crees? Pues lo es. El mayor desafío para muchas personas durante esta semana es dejar de picar por la noche.

Los auténticos beneficios del ayuno de reinicio de 12 horas

Los dos objetivos principales de esta semana son eliminar las cenas demasiado tardías y lograr que el cuerpo entre en cetosis. Esto favorecerá la producción natural de cuerpos cetónicos que, como ya hemos visto, tiene beneficios protectores y curativos para el cerebro, la glucosa, el sistema cardiovascular, los niveles de inflamación y el metabolismo.

Durante esta semana sentaremos las bases para el aumento de la flexibilidad metabólica y comenzaremos a corregir los desequilibrios subyacentes equilibrando los niveles de azúcar en sangre, disminuyendo la inflamación y dándole un descanso de 12 horas por la noche al sistema digestivo. Esta semana puede que te sientas un poco extraño porque le estás pidiendo a tu cuerpo que realice importantes cambios metabólicos a los que no está acostumbrado. Sin embargo, también puede que experimentes algunos beneficios sorprendentes de una dieta baja en carbohidratos y un sencillo plan de alimentación de horario restringido, entre ellos, la reducción del apetito y de los antojos.

Menos apetito

Los primeros días del ayuno es posible que debas combatir contra el hambre y los antojos, pero también es muy probable que alcances un punto en el que tengas menos apetito y te sientas sorprendentemente saciado. ¿Por qué? Porque la grasa le proporciona al cuerpo una energía constante y es el macronutriente más saciante; además, eliminar los carbohidratos te ayudará a reducir los altibajos de azúcar en sangre que, probablemente, estabas sufriendo antes de comenzar el plan. Diversos estudios han demostrado que una dieta baja en carbohidratos puede ayudar a reducir la sensación de hambre.[1]

Quizás uno de los mecanismos que subyace tras los efectos de una dieta baja en carbohidratos esté relacionado con la grelina (la principal hormona del hambre). La grelina es segregada por el aparato digestivo, provocando la sensación física de hambre en el estómago. Cuando los niveles de grelina son altos, se come más, se almacena más grasa y se tiene más sensación de hambre. Por lo tanto, el objetivo es mantener unos niveles bajos de grelina durante todo el plan de ayuno, lo que nos ayudará a tener menos apetito y quemar más grasa. La buena noticia es que eliminar los carbohidratos de la dieta también es beneficioso para equilibrar los niveles de grelina; por el contrario, la grasa es el macronutriente que menos afecta a los niveles de grelina, y las proteínas son un nutriente muy saciante por su capacidad para reducirlos.[2]

Parece ser que la alimentación de horario restringido también es beneficiosa para el nivel de hambre. Por ejemplo, un estudio reali-

---

1. McClernon, F.J., Yancy, W.S. Jr, Eberstein, J.A., *et al.*: «The effects of a low-carbohydrate ketogenic diet and a low-fat diet on mood, hunger, and other self-reported symptoms», *Obesity* (Silver Spring), vol. 15(1), pp. 182-187 (2007). doi:10.1038/oby.2007.516.

2. Jakubowicz, D., Froy, O., Wainstein, J., Boaz, M.: «Meal timing and composition influence ghrelin levels, appetite scores and weight loss maintenance in overweight and obese adults» (publicación corregida en *Steroids*, vol. 77[8-9], pp. 887-889 [julio de 2012]), *Steroids,* vol. 77(4), pp. 323-331 (2012). doi:101016/j.steroids.2011.12.006.

zado por la Obesity Society demostró que cenar por la tarde mejoraba la capacidad de los participantes de alternar entre la quema de carbohidratos y la de grasas para obtener energía; es decir, aumentaba la flexibilidad metabólica.[3] Según los autores del estudio, coordinar las comidas con los ritmos circadianos puede ser una estrategia muy buena para reducir el apetito y mejorar la salud metabólica general. Los resultados apuntan a que cenar por la tarde y abstenerse de comer a última hora de la noche se traduce en una mayor quema de grasas, menos apetito y unos niveles inferiores de grelina. Ésta es una de las principales razones por las que he incluido en el plan algunos protocolos sostenibles de alimentación de horario restringido en lugar de otros métodos de ayuno más radicales. Si en algún momento de esta primera semana tienes hambre, asegúrate de que comes lo suficiente durante la ventana de ingesta de 12 horas. Come hasta estar saciado.

Menos antojos

Si tienes frecuentes antojos de azúcar o carbohidratos, no eres el único. Los carbohidratos son extremadamente adictivos; de hecho, los estudios demuestran que los carbohidratos de digestión rápida, como el pan, los refrescos y los dulces, pueden estimular regiones del cerebro, denominadas sistema opioide, implicadas en los antojos y la adicción.[4] Y, como ya hemos visto, consumir demasiados alimentos con un alto contenido de azúcar puede alterar la flora intestinal, permitiendo el crecimiento excesivo de las bacterias que se alimentan de azúcar, lo que, irónicamente, provoca que deseemos comer aún más. La buena noticia es que, con una dieta baja en carbohidratos y una ventana de ayuno de 12 horas, llevarás a

---

3. Ravussin, E., Beyl, R.A., Poggiogalle, E., Hsia, D.S., Peterson, C.M.: «Early time-restricted feeding reduces appetite and increases fat oxidation but does not affect energy expenditure in humans», *Obesity* (Silver Spring), vol. 27(8), pp. 1244-1254 (2019). doi:10.1002/oby.22518.
4. Mysels, D.J., Sullivan, M.A.: «The relationship between opioid and sugar intake: review of evidence and clinical applications», *Journal of Opioid Management*, vol. 6(6), pp. 445-452 (2010). doi:10.5055/jom.2010.0043.

cabo cambios beneficiosos para tu salud que te ayudarán a controlar los antojos.

Una advertencia: los primeros días pueden ser duros, especialmente si sueles comer muchos carbohidratos y azúcar. Varios estudios han demostrado que el azúcar desencadena la liberación de dopamina en la misma parte del cerebro que reacciona a drogas como la heroína y la cocaína.[5] Esto significa que puedes experimentar síntomas de abstinencia del azúcar tales como irritabilidad, fatiga, náuseas y mareos. Sobre todo durante los primeros días, tu cuerpo te pedirá desesperadamente azúcar y carbohidratos. Una de las razones que lo explican es que las bacterias intestinales que se alimentan de azúcar empiezan a morir cuando se las priva de él. Cuando empiezas a privarlas de comida, puede que se produzca una reacción por su parte, provocando esos incómodos síntomas en un intento por conseguir que sigas alimentándolas.

Dadas sus cualidades adictivas y su omnipresencia en la dieta moderna, no siempre es fácil eliminar el azúcar de nuestra alimentación, pero a lo largo del libro te daré herramientas para que puedas superar con éxito la adicción al azúcar. Además, el azúcar añadido se oculta detrás de un sinfín de eufemismos, así que asegúrate de leer bien el contenido nutricional de los alimentos que compras y de ser muy consciente del modo en que éstos te proporcionan energía. Una vez superado el período inicial de desintoxicación del azúcar, te sentirás mejor de lo que te has sentido en mucho tiempo. Es posible que los antojos desaparezcan por completo y que te sientas totalmente liberado del azúcar. Algunos estudios de alcance reducido han demostrado que el estado de cetosis reduce los antojos tanto de comida como de alcohol.[6] Al hacer la transición metabólica que

---

5. Bray, G.A.: «Is sugar addictive?», *Diabetes*, vol. 65(7), pp. 1797-1799 (2016). doi:10.2337/dbi16-0022.

6. Castro, A.I., Gomez-Arbelaez, D., Crujeiras, A.B., *et al.*: «Effect of a very low-calorie ketogenic diet on food and alcohol cravings, physical and sexual activity, sleep disturbances, and quality of life in obese patients», *Nutrients*, vol. 10(10), pp. 1348 (2018 Sep 21). doi:10.3390/nu10101348.

te permitirá pasar de quemar azúcar a quemar grasa, saldrás del círculo vicioso de los antojos y le darás a tu cuerpo lo que necesita en lugar de lo que quiere.

Como resultado de ello, son muchas las personas que notan una reducción de la alimentación emocional cuando empiezan a ayunar. Esto es algo que veo muy a menudo en mis pacientes de todo el mundo; uno de los objetivos del ayuno es cambiar nuestra perspectiva acerca de la comida. En lugar de sentirnos como víctimas de los antojos, empezamos a pensar en la comida simplemente como un combustible delicioso y una nutritiva medicina alimentaria. Comemos para nutrir y mejorar el cuerpo, por lo que, cuanto más sano comamos, mejor nos funcionará. En la semana de reinicio empezaremos a calmar el molesto desequilibrio interior y ganar flexibilidad metabólica: la fuente de la intuición orgánica.

Reinicio orgánico = Reinicio intestinal

La buena noticia es que el microbioma intestinal empieza a responder al ayuno y a los cambios alimentarios muy rápido. Se podría pensar que el microbioma tarda semanas o años en transformar su composición, pero investigaciones recientes demuestran que suele ocurrir en pocas horas y que pueden observarse cambios significativos en tan sólo unos días.[7] El ayuno de 12 horas de la primera semana no es sólo un reinicio del cuerpo; concretamente, es un reinicio intestinal.

Al ayunar, le estás dando a tu intestino un descanso muy necesario, una siesta gastrointestinal. Si antes de empezar el plan solías picar durante el día y cenar tarde por la noche, es muy probable que haga mucho tiempo que no le has dado un buen descanso a tu digestión. Esto es un problema porque, aunque no solemos darle mu-

---

7. David, L.A., Maurice, C.F., Carmody, R.N., *et al.*: «Diet rapidly and reproducibly alters the human gut microbiome», *Nature*, vol. 505(7484), pp. 559-563 (2014). doi:10.1038/nature12820.

cha importancia a la digestión, en realidad, el cuerpo debe dedicar un montón de energía a ella.

En otras palabras: para digerir los alimentos hace falta masticar, producir saliva y tragar. Luego, el cuerpo tiene que segregar ácido gástrico y el páncreas debe liberar enzimas que ayudan a descomponer en trozos más pequeños los carbohidratos, las grasas, las proteínas y los almidones que ingerimos. El páncreas también debe liberar hormonas en la sangre que ayudan a regular el ácido gástrico, las señales de hambre y otros procesos digestivos. El cuerpo produce agua, enzimas, sales biliares, mucosidad y bilis en una cantidad cercana a los 7 litros de líquido, que luego entran en el intestino grueso. Mientras ocurre todo esto, el tracto gastrointestinal tiene que agitar los alimentos y realizar contracciones musculares rítmicas para empujarlos a través de los intestinos, de modo que las partículas de comida, descompuestas en pequeños trozos de grasa, proteína y carbohidratos, puedan ser absorbidas por el torrente sanguíneo y distribuidas por todo el cuerpo.

Se trata de una actividad agotadora. De hecho, se calcula que utilizamos alrededor del 10 % de nuestra energía total en la digestión. Y eso sin tener en cuenta todas las otras funciones corporales, como el bombeo de la sangre, la contracción de los músculos, el filtrado de la sangre y la orina, la reparación del ADN y la creación de nuevas células que nuestro cuerpo debe realizar continuamente. La mayoría de la gente no sabe lo que le está pidiendo a su cuerpo cuando le obliga a hacer la digestión a todas horas del día y de la noche.

La buena noticia es que dejar una ventana de ayuno larga entre la cena y el desayuno le permite al sistema digestivo un descanso muy necesario. El microbioma tiene su propio ritmo circadiano y se pasa el día alternando entre diferentes colonias de bacterias. Cuando dormimos, ciertas poblaciones de bacterias aumentan. Cuando estamos despiertos y comemos, se desarrollan y florecen otras. Este ciclo circadiano del microbioma se repite cada día, pero puede verse alterado cuando comemos y picamos sin cesar, especialmente si la comida es poco saludable. La alimentación de horario restringido puede ayudarnos a restablecer el ritmo natural del microbioma. De hecho, diversos estudios han demostrado que el ayuno reduce la absorción de determinadas endotoxinas bacterianas, las cuales se han vinculado con un mayor riesgo de obesidad y resistencia a la insulina.[8] Esto es particularmente relevante si empieza el plan de ayuno con problemas de salud intestinal o digestivos. De hecho, se ha demostrado científicamente que el ayuno intermitente reduce la inflamación intestinal, lo que ayuda a mejorar los trastornos intestinales inflamatorios como la enfermedad de Crohn, la colitis ulcerosa y el síndrome del intestino irritable.[9] Otro estudio demostró que un ayuno de 12 horas diarias durante un mes mejora significativamente los marcadores de la inflamación, como la proteína C-reactiva y la interleucina-6 en suero.[10] Al establecer una ventana de ayuno de 12 horas, también le proporcionas a tu cuerpo 12 horas al día para que pueda tomarse un descanso de la digestión y centrarse en la reparación.

¿Qué esperar del ayuno de 12 horas para reiniciar el cuerpo?

Si eres totalmente nuevo en el mundo del ayuno, o tienes la costumbre de cenar tarde y despertarte con hambre a primera hora de la mañana, es posible que tengas problemas durante la primera semana. No voy a pintártelo de color rosa: puede que se produzca un

8. Cani, P.D., Amar, J., Iglesias, M.A., *et al.*: «Metabolic endotoxemia initiates obesity and insulin resistance», *Diabetes*, vol. 56(7), pp. 1761-1772 (2007). doi:10.2337/db06-1491.

9. Kanazawa, M., Fukudo, S.: «Effects of fasting therapy on irritable bowel syndrome», *International Journal of Behavioral Medicine*, vol. 13(3), pp. 214-220 (2006). doi:10.1207/s15327558ijbm1303_4.

10. Aksungar, F.B., Topkaya, A.E., Akyildiz, M.: «Interleukin-6, C-reactive protein and biochemical parameters during prolonged intermittent fasting», *Annals of Nutrition and Metabolism*, vol. 51(1), pp. 88-95 (2007). doi:10.1159/000100954.

incómodo período de ajuste al principio, mientras tu cuerpo aprende a recurrir a la grasa como combustible. Es muy probable que durante la mayor parte de tu vida no hayas pensado mucho en el número de horas que dedicas a comer. Por consiguiente, tanto tu cuerpo como tu cerebro están acostumbrados a que, cuando veas comida, puedas comerla. Esto puede provocar que te sientas restringido o incluso que notes cierta sensación de nerviosismo. Es normal y se te pasará.

Es probable que tampoco te hayas preocupado demasiado por la proporción exacta de macronutrientes de los alimentos que consumes, y que hayas adoptado por defecto la típica dieta moderna con un alto contenido en carbohidratos. Como resultado de ello, hace tanto tiempo que todas tus células, tejidos y órganos dependen de este macronutriente para la producción rápida de energía que, cuando pasas de quemar azúcar sucio como fuente de energía a quemar grasa limpia, tu cuerpo puede pasar por un período de desintoxicación metabólica conocido comúnmente como gripe keto o gripe cetogénica, la cual puede provocar estos síntomas:

- Fatiga
- Dolor de cabeza
- Náuseas
- Insomnio
- Irritabilidad
- Malestar estomacal

Estos síntomas se producen porque las células de grasa a menudo actúan como almacenes de toxinas, tales como metales pesados y disruptores endocrinos, que suelen estar presentes en determinados productos de limpieza y cosméticos. Como en esta primera semana estamos entrando en cetosis, ésta puede provocar la liberación de las toxinas almacenadas en las células de grasa. Y como las bacterias intestinales se alimentan de lo que comemos, el cambio en la dieta también puede significar un cambio en el microbioma intestinal: una persona con un desequilibrio bacteriano subyacente o un sobrecrecimiento de levadura puede experimentar síntomas de «desvanecimiento».

No todo el mundo experimentará los síntomas mencionados, e incluso si los sufres, es posible que varíen de una persona a otra. Puede que nunca te enfrentes a ninguno de estos problemas, o tal vez empieces muy bien y al cabo de un par de semanas experimentes síntomas leves. Si tienes los síntomas de la gripe cetogénica, te recomiendo lo siguiente:

Bebe más agua: Asegúrate de beber cada día el equivalente en litros al 2 % de tu peso corporal.

Prioriza al sueño: Puede que esta semana te sientas aturdido o fatigado; asegúrate de dormir al menos 7 horas por la noche. O, si tienes la suerte de tener un horario flexible, no pongas el despertador y duerme todo lo que tu cuerpo necesite.

No abuses de la cafeína: Es tentador recurrir al café cuando estás ayunando, pero te recomiendo que mantengas el consumo habitual de cafeína durante la primera semana del plan.

Sal a caminar: Si tienes hambre o sufres un antojo, pon el cuerpo en movimiento.

No reduzcas el número de calorías: Durante la ventana de ingesta come siempre hasta saciarte. ¡No cuentes las calorías! Si tienes síntomas, come más grasas y proteínas.

Si experimentas algo más que un malestar menor por los síntomas de la gripe cetogénica, reduce la ventana de ayuno y no la fuerces. Aquí es donde entra el concepto de ayuno intuitivo. Si te cuesta llegar a las 12 horas, empieza con 9 o 10 horas y, poco a poco, aumenta hasta las 12 horas a lo largo de una semana o incluso dos.

He mencionado anteriormente que el concepto de ayuno puede hacer que te sientas «restringido» e incluso que te provoque ansiedad. Esto es algo que debe monitorizarse adecuadamente, sobre todo si padeces una disfunción del eje hipotalámico-hipofisario-suprarrenal (HHS) o sufres de estrés crónico antes de iniciar el plan. He descubierto que las personas con disfunciones en los ritmos circadianos al principio pueden tener más dificultades para ayunar, de modo que si éste es tu caso, actúa con precaución y asegúrate de leer la sección dedicada al estrés en el apartado «Caja de herramientas del ayuno intuitivo» del capítulo 10. El ayuno de la primera semana está pensado para introducirte paulatinamente en una dieta de ayuno y baja en carbohidratos, pero si al final de la semana no te sientes preparado aún, ¡repítelo! No tienes por qué avergonzarte de ello. Ser flexible e intuitivo a veces significa adaptarse a nuestro propio ritmo.

Objetivos de la primera semana

El objetivo de la primera semana es ayunar durante 12 horas todas las noches durante 7 noches seguidas. Y aunque, al principio, 12 horas puede que no parezca mucho, la verdad es que los beneficios de este tipo de plan de ayuno –especialmente cuando se refuerza con una dieta limpia, basada principalmente en plantas y baja en carbohidratos– pueden ser muy significativos. De hecho, si lo único que te llevas de este libro es el ayuno de 12 horas entre la cena y el desayuno, ya le estarás haciendo un gran favor a tu cuerpo.

En esta semana llevarás a cabo la transición a la quema de grasa de una forma sencilla pero a la vez eficaz. Al principio, es importante que **sigas todas las indicaciones del plan tanto como puedas**, sobre todo por lo que respecta a la ingesta de azúcar y carbohidratos. Incluso un pequeño caramelo o un bocado a una magdalena pueden poner en peligro el progreso que te llevará a quemar grasa de un modo eficaz, por lo que ésta no es la semana para mostrarte permisivo con lo que comes. La buena noticia es que, si eres capaz de seguir el plan esta semana, las tres siguientes te resultarán mucho más fáciles. Esto se debe a que habrás sentado unas sólidas bases para la flexibilidad metabólica y reiniciado tanto la microbiota intestinal como las señales del hambre. Todo esto te ayudará a optimizar el organismo para probar métodos de ayuno más avanzados durante la segunda semana.

Capítulo 6

Segunda semana: Recarga

Bienvenido a la segunda semana, amigo. La semana anterior la dedicamos a encaminar lentamente el cuerpo hacia la cetosis y establecer unos firmes fundamentos para la flexibilidad metabólica. Esta semana la dedicaremos a recargar el metabolismo para que trabaje a tu favor y no en tu contra. Esta semana experimentarás cambios importantes en tu bienestar general como resultado de significativas mejoras metabólicas que provocarán transformaciones duraderas en el modo en que tu cuerpo utiliza la energía.

Lograremos dichos cambios aumentando la ventana de ayuno de 14 a 18 horas. De este modo, tu cuerpo entrará en un estado de cetosis más profundo y dispondrá de un mayor período de tiempo para recargar el metabolismo y activar los poderosos mecanismos de curación que tienen lugar durante el ayuno. Esto se traducirá en unos mayores beneficios consecuencia del ayuno de los experimentados en la primera semana, incluyendo la mejora de los marcadores metabólicos.

Esta semana también experimentaremos con el ciclo de carbohidratos limpios, lo que significa que algunos días podrás aumentar el consumo de carbohidratos si crees que te resulta beneficioso (estos ciclos los denomino días de dieta alta en carbohidratos limpios). No son obligatorios; si te sientes bien con el plan de alimentación cetotariano bajo en carbohidratos, sigue con él. Sin embargo, si lo deseas, esta semana tienes la opción de introducir una mayor flexibilidad de macronutrientes. La segunda semana consiste básicamente en profundizar en todos los niveles, tanto en lo ayunos como en el conocimiento de la nutrición y lo que tu cuerpo realmente requiere para sentirse mejor.

Ayuno de recarga metabólica de 14-18 horas

Esta semana seguiremos un plan de alimentación intermedio de horario restringido. Es idéntico al plan para principiantes, con la salvedad que ayunarás 14-18 horas en lugar de 12. No te doy un marco de tiempo exacto porque éste es un plan de ayuno *intuitivo*; quiero que aspires como mínimo a ayunar 14 horas, pero si te sientes bien, puedes alargarlo hasta las 18. A modo de ejemplo, puedes terminar de cenar a las 6 de la tarde y abstenerte de comer hasta las 8 de la mañana (un ayuno de 14 horas) o hasta el mediodía del día siguiente (un ayuno de 18 horas).

Éste es el tipo de plan que sigo yo durante la semana. Como me encanta la comodidad de levantarme por la mañana y no tener que preparar el desayuno, me gusta ir bebiendo té Earl Grey, verde o de hierbas a lo largo de la mañana mientras paso consulta a mis pacientes por Internet y rompo el ayuno a la hora del almuerzo. Con este plan, harás 14-18 horas completas de ayuno, lo que significa que tu ventana de ingesta se reducirá a sólo 6 o 10 horas.

No olvides que describiremos en detalle la lista completa de alimentos en el capítulo 9, pero aquí tienes un ejemplo de cómo podría ser un día normal durante la segunda semana de recarga metabólica:

Desayuno: Té o café y mucha agua

Almuerzo: Ensalada César de col rizada con huevos - 12:00 h

Merienda: Batido de coco y lima y unas cuantas nueces de macadamia - 14:30 h

Cena: Vieiras a la mantequilla sobre tirabeques al ajo y ensalada de jícama y menta fresca - 17:30 h

La primera comida del día es especialmente importante porque es el momento en que rompemos el ayuno. Como regla general, debe incluir algún tipo de grasa saludable, como las que se encuentran en el aceite de oliva, el aguacate, los frutos secos o las semillas. En el ejemplo anterior, la ensalada César de col rizada con huevos es muy rica en fibra, proteínas limpias, grasas saludables y verduras de hoja verde y, por tanto, es la elección perfecta para romper el ayuno. Si no te motiva mucho el plan de comidas que acabamos de mencionar (no pasa nada, no me lo tomaré como algo personal), no te preocupes, más adelante en el libro encontrarás muchas otras sugerencias y deliciosas recetas. Por ejemplo, hemos incluido una sección entera a tratar el tema de las comidas perfectas para romper el ayuno.

Ciclo cetotariano: Los días de dieta alta en carbohidratos limpios

La semana anterior redujiste el consumo de carbohidratos. Los carbohidratos que comiste provenían principalmente de verduras sin almidón y frutas con un bajo contenido en fructosa, lo que le dio a tu cuerpo más tiempo para pasar de quemar azúcar a quemar grasa como fuente de combustible. Esta semana, experimentaremos con el ciclo de carbohidratos limpios del que hablamos en el capítulo 4. Durante los días opcionales de dieta alta en carbohidratos limpios, cuando aumentarás la ingesta de carbohidratos netos de 75 a 150 g diarios y reducirás la ingesta de grasas saludables, intenta añadir más opciones de carbohidratos limpios, como, por ejemplo, fruta con bajo contenido en fructosa, arroz o verduras con fécula. Ten en cuenta que un día de dieta alta en carbohidratos no es una excusa para consumir alegremente bollería, pasta o pan blanco. Otras opciones son:

- Arándanos (18 g de carbohidratos netos por taza)
- Piña (20 g de carbohidratos netos por taza)

- Batata al horno (23 gramos de carbohidratos netos por pieza)
- Boniato al horno (33 g de carbohidratos netos por pieza)
- Arroz blanco (70 g de carbohidratos netos por ½ taza de arroz cocido)

No pasa nada si necesitas comer un poco más de estos carbohidratos saludables para sentirte mejor. En el capítulo 8 explicaré por qué algunas personas obtienen más beneficios de los carbohidratos y qué mecanismos subyacentes están implicados. Si aumentas los carbohidratos a estos niveles, te sugiero que los tomes en la cena para evitar que tu metabolismo se descontrole durante el día. Al tomar los carbohidratos por la noche, también puedes aprovechar su efecto de fatiga para relajarte antes de ir a la cama. A algunas personas les va bien aumentar la ingesta de los carbohidratos antes o después de hacer ejercicio físico intenso.

El resto de los días, continúa con la dieta normal alta en grasas y baja en carbohidratos (menos de 55 g netos diarios) 5-6 días a la semana. Los días de dieta alta en carbohidratos limpios son especialmente adecuados para las mujeres que les cuesta perder peso o para las personas con problemas suprarrenales o de tiroides. Hablaremos más sobre el ciclo de carbohidratos limpios durante la semana de reequilibrio (cuarta semana), pero, por lo general, no recomiendo aumentar en exceso la ingesta de carbohidratos tan pronto a las personas que suelen tener sensibilidad a los carbohidratos, como aquellas con resistencia a la insulina, diabetes o problemas inflamatorios o quienes deben perder más de 5 kg. Si tú eres una de estas personas, es que eres más sensible a los carbohidratos, por lo que darle a tu cuerpo más tiempo en estado de cetosis puede ayudarte a ganar flexibilidad metabólica más rápido. Repito: *nadie tiene que* aumentar el consumo de carbohidratos si se siente bien. Si lo haces, asegúrate de monitorizar tu nivel de energía, la función neurológica, el peso, el estado de ánimo, el sueño y la digestión. ¿Qué días te sientes mejor?

No es necesario que controles todo esto tú solo. Las aplicaciones de seguimiento nutricional hacen que sea muy sencillo calcular los carbohidratos netos, las grasas y las proteínas. Pero, sobre todo, no te obsesiones. No te compliques la vida. En cuanto entiendas el modo en que tu cuerpo obtiene la energía a partir de los alimentos, mejorará tu intuición y dejarás de necesitar las aplicaciones de seguimiento nutricional. Recuerda: elegancia y agilidad. Usa la tecnología para educarte y guiarte, y después déjala de lado y concéntrate en disfrutar de los alimentos. Experimenta esta semana con un enfoque cetotariano cíclico.

Qué esperar durante la segunda semana

Al empezar con los ayunos diarios de 14-18 horas, es posible que experimentes cierta fatiga inicial a medida que ganas más flexibilidad metabólica. Debes tener en cuenta que no todos los días te sentirás igual. Algunos puedes tener mucha energía y sentirte entusiasmado con el ayuno y, al día siguiente, de mal humor, cansado y querrás abandonar. Algunos días puedes llegar a las 17 horas de ayuno y con ganas de seguir y, otros días, llegarás sólo a las 14 horas. Si tienes problemas, experimenta con los días de dieta alta en carbohidratos limpios y recuerda que, sea cual sea tu ritmo, lo estás haciendo bien. En ningún momento te pediré que lleves el cuerpo más allá de sus límites. Trátate bien a ti mismo. Antes de pasar a la tercera semana, sin embargo, asegúrate de haber hecho al menos un ayuno de 18 horas esta semana; los otros días deberías hacer ayunos de al menos 14 horas.

Esta semana, el nuevo plan de ayuno puede provocar desequilibrios en el estado de ánimo o el comportamiento. Aunque dichos efectos no son comunes (según los estudios realizados, afectan a menos del 15 % de las personas), es posible que experimentes irritabilidad, un bajón de energía, hambre o sensación de frío.[1] No obstante, otros estudios han obtenido mejores cifras en las mediciones

1. Patterson, R.E., Sears, D.D.: «Metabolic effects of intermittent fasting», *Annual Review of Nutrition*, vol. 37, pp- 371-393 (2017). doi:10.1146/annurev-nutr-071816-064634.

del estado de ánimo y la concentración, como por ejemplo, un aumento en la autoconfianza y el estado de ánimo y una reducción en la tensión, la ira y la fatiga.[2] También puedes notar una ligera pérdida de peso, así como un aumento de la sensibilidad a la insulina y una mejora en el funcionamiento metabólico. Incluso aquellas personas que en el pasado han tenido problemas para adelgazar pueden finalmente empezar a superar esta dificultad. Cuanto más estrictamente hayas seguido el plan durante la primera semana, más probabilidades tienes de experimentar los beneficios positivos... y menos probabilidades de sufrir los efectos secundarios negativos durante la segunda semana.

Completar un ayuno de 18 horas puede ser un reto para muchas personas; no sólo requiere que pasemos toda la noche sin comer, sino que retrasemos la primera comida hasta bien entrado el día siguiente. A continuación, encontrarás algunos de mis mejores consejos para hacer que estos ayunos más largos te resulten un poco más llevaderos:

Bebe té: El té orgánico resulta de gran ayuda cuando ayunamos. Es más agradable que el agua para tus papilas gustativas y, además, contiene un compuesto llamado catequina que se ha relacionado con la disminución de la hormona del hambre, la grelina, lo que significa que facilita mucho el ayuno. En el capítulo 10 trataré con mayor profundidad los distintos beneficios del té.[3]

Asegúrate de comer lo suficiente durante las comidas: Sé que parezco un disco rayado, pero al añadir 4 horas adicionales de ayuno al día, debes asegurarte de que comes lo suficiente para obtener la energía que necesitas. En las ventanas de ingesta, asegúrate de comer hasta sentirte saciado.

---

2. Patterson, R.E., Laughlin, G.A., LaCroix, A.Z., *et al.*: «Intermittent fasting and human metabolic health», *Journal of the Academy of Nutrition and Dietetics*, vol. 115(8), pp. 1203-1212 (2015). doi:10.1016/j.jand.2015.02.018.
3. Chen, I.J., Liu, C.Y., Chiu, J.P., Hsu, C.H.: «Therapeutic effect of high-dose green tea extract on weight reduction: a randomized, double-blind, placebo-controlled clinical trial», *Clinical Nutrition*, vol. 35(3), pp. 592-599 (2016). doi:10.1016/j.clnu.2015.05.003.

Prioriza las grasas saludables y las proteínas: Dado que esta semana comerás con menos frecuencia, lo mejor es basar la alimentación en grasas y proteínas. Estos macronutrientes tardan más en digerirse y proporcionan una fuente de energía mucho más estable. Esta semana, asegúrate de incorporar algún tipo de grasa saludable y proteína limpia en cada comida, incluso en los tentempiés. Los frutos secos y las semillas tienen un alto contenido en grasa y son un alimento excelente para picar entre la primera y la última comida del día. Para la cena, te recomiendo que combines cualquier tipo de proteína limpia con verduras.

Haz un poco de ejercicio físico ligero: El ejercicio físico puede ayudarte a combatir los antojos e incluso a disminuir el hambre; además, te ayudará a distraer la mente y no pensar en la comida. Pero no te pases. Un poco de *ejercicio* aeróbico ligero, yoga o un paseo al aire libre son las opciones perfectas para la segunda semana.

Relájate: En algunas personas, el ayuno puede provocar ansiedad o estrés. Es posible que te preocupe marearte o no completar el ayuno. Es normal. Si estás nervioso, prueba la respiración 4-7-8 descrita en el capítulo 10 para reequilibrar tu sistema nervioso. Puede que notes que también te ayuda a dejar de pensar tanto en la comida.

Los beneficios de estos ayunos moderados van más allá de las señales del hambre, la pérdida de peso o los antojos. Durante esta semana, el ayuno creará cambios a largo plazo en tu metabolismo, entre ellos, la reducción del riesgo a sufrir resistencia a la insulina y diabetes, enfermedades cardiovasculares, colesterol alto y niveles de lípidos en la sangre poco saludables, por mencionar unos cuantos.

Beneficios del ayuno de recarga

Mejora de la salud cardiovascular

Las enfermedades cardiovasculares son la primera causa de muerte en todo el mundo, pues provocan la muerte de más de 600 000 estadounidenses cada año (o una de cada cuatro muertes). Las enfermedades cardiovasculares significan un gasto de cientos de miles de millones de dólares cada año, y se espera que esta cifra siga aumentando, a causa del estilo de vida moderno sedentario, las dietas bajas en nutrientes y un ritmo de vida estresante.

La buena noticia es que se ha demostrado que el ayuno intermitente es beneficioso para la salud cardiovascular, especialmente para combatir factores de riesgo como los niveles de colesterol o triglicéridos poco saludables y la hipertensión. Por ejemplo, diversos estudios han demostrado que la alimentación con restricción horaria regula diversos factores de riesgo de sufrir enfermedades metabólicas; los mismos estudios mostraron que el ayuno también se tradujo en niveles más altos de colesterol «bueno» (llamado colesterol de lipoproteínas de alta densidad, o HDL) y niveles más bajos de partículas inflamatorias de colesterol «malo» (denominadas pequeñas partículas densas de colesterol de lipoproteínas de baja densidad, o sdLDL-c).[4]

El colesterol es una sustancia cerosa parecida a la grasa. Su función principal en el organismo es ayudar a construir células y producir hormonas y vitamina D. Entonces, ¿cómo consigue el ayuno equilibrar el colesterol? Según un estudio realizado por investigadores del Intermountain Medical Center (Utah), después de 10-12 horas de ayuno, el cuerpo empieza a buscar otras fuentes de energía en el organismo para seguir funcionando. Como resultado de ello, el cuerpo extrae colesterol (malo) de las células grasas y lo utiliza como energía. Al principio, los investigadores se sorprendieron al comprobar que en los días de ayuno los niveles de colesterol aumentaban. Pero, una vez finalizado el período de estudio de 6 semanas, observaron que los niveles de colesterol habían disminuido alrededor de un 12 %.[5] Esencialmente, el ayuno movilizó el colesterol almacenado y después permitió que se quemara para obtener energía.

---

4. Rothschild, J., Hoddy, K.K., Jambazian, P., Varady, K.A.: «Time-restricted feeding and risk of metabolic disease: a review of human and animal studies», *Nutrition Reviews*, vol. 72(5), pp. 308-318 (2014). doi:10.1111/nure.12104.

5. «Fasting reduces cholesterol levels in prediabetic people over extended period of time, new research finds», *ScienceDaily*. www.sciencedaily.com/releases/2014/06/140614150142.htm (Acceso el 3 de septiembre de 2020)

También se ha demostrado que el ayuno reduce los niveles de triglicéridos. Los triglicéridos son un tipo de grasa (lípidos) que se encuentran en la sangre. Cuando comemos, nuestro organismo convierte la glucosa que no utilizamos en triglicéridos, que luego se almacenan en las células grasas. Básicamente, los triglicéridos son energía almacenada que el cuerpo no utiliza. Si ingieres con regularidad más calorías de las que quemas (especialmente si comes demasiados cereales refinados o azúcares simples, fumas o bebes alcohol), es probable que tus niveles de triglicéridos sean altos. Eso hace que tengas un mayor riesgo de padecer arteriosclerosis, una condición caracterizada por el estrechamiento de las arterias debido a la acumulación de placas de grasa que puede llegar a provocar ataques cardíacos, apoplejías, enfermedad arterial periférica e incluso enfermedad del hígado graso y pancreatitis. Cuando ayunas el tiempo suficiente, el cuerpo recurre a los triglicéridos almacenados para obtener energía entre las comidas. Cuando esto sucede, el cuerpo descompone los triglicéridos en ácidos grasos libres y glicerol, que puede utilizar como energía, lo que conduce a la reducción de los niveles de triglicéridos en la sangre.[6] De hecho, un pequeño estudio realizado en Liverpool demostró que el ayuno intermitente –en este caso, una dieta que imitaba el ayuno de 2 días a la semana– redujo los niveles de triglicéridos en un 40 % después de las comidas en comparación con una dieta convencional de restricción calórica.[7]

Emocionante, ¿verdad? Es bueno saber que podemos obtener beneficios inmediatos del ayuno, como la disminución de los antojos y la pérdida de peso, pero también a largo plazo para la salud cardiovascular. Creo que, con el tiempo, el ayuno se prescribirá como tratamiento para prevenir y, tal vez incluso, para combatir las enfermedades coronarias y otras afecciones cardiovasculares inflamatorias.

---

6. Collier, R.: «Intermittent fasting: the next big weight loss fad». *CMAJ*, vol. 185(8), pp. E321-E322 (2013). doi:10.1503/cmaj.109-4437.
7. «Diabetes UK Professional Conference (DUPC) 2019: Talk entitled Intermittent fasting: weight loss and beyond», presentada el 7 de marzo de 2019.

Ayuno, azúcar en sangre y diabetes

Antes hemos aprendido que un alto nivel de azúcar en sangre es uno de los principales responsables de la inflexibilidad metabólica, así como de la sensación de hambre, los antojos, la fatiga y otros síntomas. En esta sección, sin embargo, iremos un poco más allá y descubriremos que el ayuno intermitente puede convertirse en un tratamiento para la prediabetes e incluso para la diabetes tipo 2.

Antes que nada, repasemos qué es exactamente la diabetes. A menudo oímos cómo la gente se refiere a ella, pero ¿sabes qué pasa en tu cuerpo cuando tienes diabetes? Básicamente, la diabetes es una enfermedad que se produce cuando el nivel de glucosa en sangre (azúcar en sangre) es demasiado alto. Esto ocurre cuando el cuerpo no puede obtener suficiente insulina (una hormona cuya función es transportar la glucosa de la sangre a las células de todo el cuerpo) para que éstas utilicen el azúcar y obtengan la energía en forma de trifosfato de adenosina (TFA), la principal fuente energética del cuerpo. El páncreas libera insulina después de comer alimentos que contienen azúcar e hidratos de carbono.

A diferencia de la diabetes tipo 1, una enfermedad autoinmune en la que el páncreas no produce insulina, la diabetes tipo 2 se produce cuando hay resistencia a la insulina en el organismo, lo que hace que el páncreas produzca un exceso de insulina. Los hábitos de estilo de vida que suelen provocar una resistencia a la insulina son una dieta alta en azúcares y carbohidratos, la falta de actividad física y el estrés crónico.

Las personas que sufren de resistencia a la insulina tienen un nivel de azúcar en sangre crónicamente alto y pueden experimentar síntomas como fatiga crónica, sed excesiva, aumento del hambre y cicatrización lenta. Los problemas de azúcar en sangre son muy comunes. Según los Centers for Disease Control and Prevention (Centros para el Control y la Prevención de Enfermedades [CDC]), aproximadamente la mitad de la población estadounidense es prediabética o diabética. No, no es una errata. El 50 % de los estadounidenses tiene un problema importante de glucosa en sangre, y una de cada cuatro de estas personas no sabe que tiene diabetes, lo que significa que todos los días le está haciendo daño a su cuerpo sin ser consciente de ello. El 90-95 % de los casos de diabetes en la edad adulta son de tipo 2, lo que significa que casi todos ellos están relacionados con el estilo de vida. Y lo que es aún más preocupante: el número de niños y jóvenes estadounidenses a los que se les diagnostica diabetes tipo 2 es mayor que nunca.

Es evidente que necesitamos cambiar nuestros hábitos cotidianos, y estos cambios deben ser permanentes si queremos mejorar de forma eficaz nuestros niveles de glucosa en sangre. El ayuno intermitente es una herramienta fantástica para el control de la glucemia y puede llevarse a cabo fácilmente. A mis pacientes con problemas de hiperglucemia suelo recomendarles el ayuno intermitente por su capacidad demostrada para reducir la resistencia a la insulina.[8]

Un ejemplo ilustrativo de dicha capacidad: los investigadores de la Universidad de Alabama llevaron a cabo un pequeño estudio con un grupo de hombres obesos con prediabetes.[9] Compararon los efectos de restringir la alimentación a un período de 8 horas al día (desde las 7 h a las 15 h) con los de una ventana de ingesta de 12 horas (entre las 7 h y las 19 h). Los resultados mostraron que, aunque ambos grupos habían mantenido el mismo peso tras 5 semanas, el grupo que comía en un período de 8 horas tenía unos niveles de insulina mucho más bajos y una significativamente mejor sensibilidad a la insulina. En otro pequeño estudio realizado con 16 personas, el ayuno en días alternos durante 22 días se tradujo en una

---

8. Harvie, M., Wright, C., Pegington, M., *et al.*: «The effect of intermittent energy and carbohydrate restriction v. daily energy restriction on weight loss and metabolic disease risk markers in overweight women», *British Journal of Nutrition*, vol. 110(8), pp. 1534-1547 (2013). doi:10.1017/S000711451 3000792.

9. Sutton, E.F., Beyl, R., Early, K.S., *et al.*: «Early time-restricted feeding improves insulin sensitivity, blood pressure, and oxidative stress even without weight loss in men with prediabetes», *Cell Metabolism*, vol. 27(6), pp. 1212-1221.e3 (2018). doi:10.1016/j.cmet.2018.04.010.

impresionante disminución media del 57 % en los niveles de insulina en ayunas.[10]

¿Por qué pasa esto? Los estudios han demostrado que la cetosis reduce el nivel de insulina en la sangre, lo que podría proteger contra la diabetes de tipo 2.[11] También parece ser que el ayuno mejora la forma en que el cuerpo metaboliza el azúcar. Cuando paramos de picar entre horas y dejamos una amplia ventana de ayuno entre la cena y el desayuno, los niveles de insulina se reducen y las células grasas pueden liberar el azúcar almacenado para utilizarlo como energía.

El ayuno es un remedio tan interesante para la hiperglucemia y la resistencia a la insulina que, si lo combinamos con cambios en la dieta, es posible que el médico reduzca la medicación o que la elimine por completo. Por ejemplo, en un estudio se probaron protocolos de ayuno intermitente con 3 pacientes a los que se les había diagnosticado diabetes de tipo 2.[12] Los pacientes, que llevaban más de 10 años medicándose por su dolencia, tuvieron que seguir una dieta baja en carbohidratos junto con 3 ayunos de 24 horas a la semana. Al final del ensayo clínico, los participantes en el estudio no sólo perdieron peso, sino que pudieron dejar de tomar insulina.

Ese protocolo de ayuno es bastante avanzado, pero los estudios también han demostrado que una simple alimentación con restricción horaria, como la que seguiremos esta semana, puede mejorar los niveles de azúcar en sangre. Un estudio publicado en la revista

---

10. Heilbronn, L.K., Smith, S.R., Martin, C.K., *et al.*: «Alternate-day fasting in nonobese subjects: effects on body weight, body composition, and energy metabolism», *The American Journal of Clinical Nutrition*, vol. 81(1), pp. 69-73 (2005). doi:10.1093/ajcn/81.1.69.

11. Gershuni, V.M., Yan, S.L., Medici, V.: «Nutritional ketosis for weight management and reversal of metabolic syndrome», *Current Nutrition Reports*, vol. 7(3), pp. 97-106 (2018). doi:10.1007/s13668-018-0235-0.

12. Furmli, S., Elmasry, R., Ramos, M., Fung, J.: «Therapeutic use of intermittent fasting for people with type 2 diabetes as an alternative to insulin», *BMJ Case Reports*, vol. 2018, bcr2017221854 (9 de octubre de 2018). doi:10.1136/bcr-2017-221854.

científica *Nutrients* ha demostrado que comer sólo entre las 8 de la mañana y las 14 de la tarde mejora el control glucémico al disminuir los niveles de glucosa en 24 horas, reducir los picos de azúcar en sangre e incluso mejorar la actividad de la insulina.[13]

Si tienes diabetes, consulta con tu médico antes de empezar un plan de ayuno, especialmente los más exigentes. Además, debes saber que el ayuno puede ser más difícil al principio si tienes resistencia a la insulina, y los beneficios pueden tardar más tiempo en aparecer. ¿Por qué? Como ya sabemos, el ayuno provoca un cambio metabólico en el organismo cuando las reservas de glucógeno se agotan y debe recurrir a la grasa como combustible. Este cambio se produce muchas horas después de dejar de comer y está controlado por una proteína receptora denominada receptor alfa activado por proliferador de peroxisomas (PPAR-α).[14] Curiosamente, un desequilibrio del azúcar en sangre puede prolongar el tiempo que el cuerpo necesita para realizar el cambio de pasar a quemar combustible para obtener energía. Por lo tanto, aunque el ayuno puede ser ciertamente útil para los diabéticos, al principio también puede ser más difícil de sobrellevar.

Ayuno, nivel de energía y estado de ánimo

Algunos de los principales síntomas de la inflexibilidad metabólica son la fatiga y los niveles de energía irregulares. Y, como ya hemos visto, los niveles de energía tienen mucho que ver con las mitocondrias, las centrales energéticas de las células que se dedican a obtener nutrientes clave, como la glucosa, y descomponerlos para convertirlos en TFA. La buena noticia es que, tras eliminar los carbohidratos y aumentar el consumo de grasas, la fatiga puede resolverse increí-

13. Jamshed, H., Beyl, R.A., Della Manna, D.L., *et al.*: «Early time-restricted feeding improves 24-hour glucose levels and affects markers of the circadian clock, aging, and autophagy in humans», *Nutrients, vol.* 11(6), pp. 1234 (2019). Publicado el 30 de mayo de 2019. doi:10.3390/nu11061234.

14. Anton, S.D., Moehl, K., Donahoo, W.T., *et al.*: «Flipping the metabolic switch: understanding and applying the health benefits of fasting», *Obesity* (Silver Spring), vol. 26(2), pp. 254-268 (2018). doi:10.1002/oby.22065.

blemente rápido, ya que la grasa contiene más energía que el azúcar. De hecho, una unidad de azúcar produce 36 moléculas de TFA, mientras que una unidad de grasa produce 48 moléculas de TFA. Piensa en esto detenidamente: la grasa nos proporciona bastante más energía que el azúcar. Además, se ha demostrado que la cetosis nutricional aumenta la biogénesis de las mitocondrias, es decir, la fabricación de nuevas mitocondrias.[15] Si retiramos las diversas capas que conforman el metabolismo, lo que nos queda debajo son las mitocondrias. Éstas son las que deberían permitirnos cambiar entre distintas fuentes de combustible. Cuando nos pasamos el día comiendo alimentos con un alto contenido en azúcar, las mitocondrias no realizan esta transición con tanta facilidad. De hecho, según un artículo publicado en la revista *Cell*, la inflexibilidad metabólica puede causar indecisión mitocondrial, alteración en la permuta de la fuente de combustible y trastorno energético.[16]

Además, se cree que el exceso de inflamación y el estrés oxidativo –dos afecciones que el ayuno ayuda a mejorar– son causas subyacentes de la fatiga crónica.[17] Por lo tanto, no te sorprendas si esta semana te sientes más estable y lleno de energía. Es posible que te levantes de la cama sin sentirte aturdido o rígido y que pases toda la tarde sin dar un solo bostezo. Tanto en mi propia vida como en la de mis pacientes, éste es uno de los beneficios más prácticos y reales del ayuno. Menos fatiga significa más energía para hacer ejercicio físico, pasar tiempo con los amigos o trabajar en los proyectos que

---

15. Hasan-Olive, M.M., Lauritzen, K.H., Ali, M., Rasmussen, L.J., *et al.*: «A ketogenic diet improves mitochondrial biogenesis and bioenergetics via the PGC1a-SIRT3-UCP2axis», *Neurochemical Research*, vol. 44(1), pp. 22-37 (2019). doi:10.1007/s11064-018-2588-6.

16. Muoio, D.M.: «Metabolic inflexibility: when mitochondrial indecision leads to metabolic gridlock», *Cell*, vol. 159(6), pp. 1253-1262 (2014). doi:10.1016/j.cell.2014.11.034.

17. Morris, G., Maes, M.: «Increased nuclear factor-KB and loss of p53 are key mechanisms in myalgic encephalomyelitis/chronic fatigue syndrome (ME/CFS)», *Medical Hypotheses*, vol. 79(5), pp. 607-613 (2012). doi:10.1016/j.mehy.2012.07.034.

te apasionan. La lista es interminable. El aumento de los niveles de energía suele ir acompañado de una mejora del estado de ánimo. Aparentemente, el ayuno también puede influir de forma positiva en él. De hecho, algunos estudios han demostrado que el ayuno puede tener efectos antidepresivos, lo que podría explicarse por un aumento radical de la autofagia neuronal (que no es más que la autofagia de las células cerebrales) y un incremento de la serotonina, las endorfinas y el factor neurotrófico derivado del cerebro (BDNF), algunos de los principales elementos que contribuyen a la regulación del estado de ánimo.[18, 19, 20]

Objetivos de la segunda semana

Esta semana el objetivo es profundizar en el ayuno, lo que significa que nos adentraremos más profundamente en la cetosis nutricional, produciendo más cuerpos cetónicos curativos y provocando importantes cambios metabólicos. Por suerte, el trabajo que has realizado durante la primera semana ha servido para preparar a tu cuerpo para que queme grasa y se adapte a ventanas sin alimentos más prolongadas. Esta semana aspiramos a lograr un equilibrio entre la ampliación de la ventana de ayuno, la cual debería acercarse lo más posible a las 18 horas sin comer, sin forzar el cuerpo más allá de su límite para evitar provocar un estrés innecesario. La mejor forma de con-

---

18. Li, B., Zhao, J., Lv, J., *et al.*: «Additive antidepressant-like effects of fasting with imipramine via modulation of 5-HT2 receptors in the mice», *Progress in Neuro-Psychopharmacology & Biological Psychiatry*, vol. 48, pp. 199-206 (2014). doi:10.1016/j.pnpbp.2013.08.015.
19. Alirezaei M, Kemball CC, FlynnCT, *et al.*: «Short-term fasting induces profound neuronal autophagy», *Autophagy*, vol. 6(6), pp. 702-710 (2010). doi: 10.4161/auto.6.6.1237.
20. Fond, G., Macgregor, A., Leboyer, M., Michalsen, A.: «Fasting in mood disorders: neurobiology and effectiveness: a review of the literature», *Psychiatry Research*, vol. 209(3), pp. 253-258 (2013). doi:10.1016/j.psychres.2012.12.018.

seguirlo es priorizar la ingesta de grasa, hidratarse mucho y hacer un poco de ejercicio ligero.

Una vez hecho esto, puedes sentarte y dejar que tu cuerpo realice importantes cambios metabólicos que se traducirán en beneficios duraderos para tu salud, como, por ejemplo, revertir la resistencia a la insulina subyacente y los factores de riesgo cardiometabólico como la dislipidemia (una alteración de las concentraciones plasmáticas de los lípidos). Si esta semana te sientes bien, ¡disfrútalo! Si aún te sientes un poco incómodo con esta nueva forma limpia de comer y ayunar, no te preocupes demasiado. Esta semana se producirán importantes cambios metabólicos en tu organismo. Es probable que estés acostumbrado a comer 3 veces al día y a picar entre horas; ahora tu ventana de ingesta se ha reducido 6-10 horas al día. Sea como sea, haz caso a lo que te dice tu cuerpo. Si necesitas dormir más, beber más agua y un día de dieta alta en carbohidratos, adelante. Si te apetece un entrenamiento de intervalos de alta intensidad (HIIT), un ayuno de 18 horas y salir a bailar toda la noche con amigos, ¡no te lo pienses dos veces! La próxima semana seguiremos trabajando para que puedas conectar de un modo más profundo con la intuición de tu propio cuerpo, el cual cada día que pasa está más fuerte porque cada vez dispone de mayor flexibilidad metabólica.

Capítulo 7

Tercera semana: Renovación

Ya estamos en la tercera semana. Ya eres toda una estrella del rock. Durante los próximos 7 días realizaremos los ayunos más prolongados, concretamente, ayunos de 20-22 horas diarias en días alternos. El objetivo de esta semana es la renovación celular, y los ayunos más largos permitirán que los mecanismos como la autofagia y la cetosis tengan mucho tiempo para ponerse en funcionamiento y empezar a trabajar.

A medida que hacemos ayunos más largos, aumentamos el alcance positivo de sus beneficios. Los estudios han demostrado que los ayunos más prolongados fomentan mejor el cambio a la cetosis nutricional que las ventanas de ayuno más cortas.[1] Esto significa que cada semana del plan de ayuno flexible de 4 semanas hemos ido aumentando el tiempo en cetosis y ahondando en sus beneficios. Los ayunos cortos, como los que hicimos durante la primera semana, siguen siendo muy positivos, pero los de la segunda y tercera semanas llevan las cosas a un nivel completamente nuevo. Durante esta fase del plan también empezaremos a extender y comprimir las ventanas de ayuno para lograr beneficios aún mayores. Como si se tratara de una sesión de yoga para tu metabolismo que te permite ganar fuerza y flexibilidad. Ésta es también la semana en la que las ventajas del ayuno se vuelven más serias, por lo que empezaremos a tratar temas como la prevención de enfermedades, la

1. Collier, R.: «Intermittent fasting: the science of going without», *CMAJ*, vol. 185(9), pp. E363-E364 (2013). doi:10.1503/cmaj.109-4451.

longevidad, el aumento de las células madre y la disminución del envejecimiento celular.

Antes de entrar en materia con en el protocolo de ayuno, haz un balance de la semana anterior. ¿Hiciste al menos un ayuno de 18 horas? Si no es así, plantéate la posibilidad de repetir el plan de la segunda semana antes de pasar al de la tercera. No es un requisito, pero creo que te ayudará a estar mejor preparado para afrontar la tercera semana del plan.

Ayuno de renovación celular de 20-22 horas

Ayunar 20-22 horas diarias significa que sólo tendrás tiempo para una comida de transición más pequeña (lo que denomino una comida para romper el ayuno; para más información, consulta «Caja de herramientas del ayuno intuitivo» del capítulo 10), una comida principal y, tal vez, un tentempié. En cualquier caso, puedes elegir cualquier momento del día para situar la ventana de ingesta, siempre y cuando no supere el período de 2-4 horas diarias que tienes estipulado para hacerlo.

Esta semana exploraremos un tipo de ayuno denominado «una comida al día» u OMAD (el acrónimo de su denominación en inglés «One Meal A Day»), con un enfoque «casi OMAD». La razón por la que abogo por un enfoque casi OMAD, lo que permite alargar la ventana de ingesta 2-4 horas, frente al enfoque más tradicional del OMAD, que consiste en un ayuno de 24:1, es disponer de más tiempo para comer, lo que permite hacerlo de un modo más relajado y llevadero para nuestro cuerpo. Al hacer una comida para romper el ayuno más ligera y fácil de digerir y, aproximadamente una hora más tarde, la comida principal, podemos aprovechar al máximo tanto los beneficios de un ayuno más largo como de los alimentos que ingerimos. Obtener toda la nutrición que necesitamos de una sola vez en un corto período de tiempo puede ser difícil para la digestión; algunos estudios han demostrado que incluso puede aumentar la proteína quinasa R, lo que puede traducirse en una metaflamación o inflamación sistémica.[2] Incluso con el enfoque casi OMAD, es posible que este tipo de ayuno te parezca un poco radical. Sin embargo, después del trabajo que has hecho las últimas dos semanas para aumentar la flexibilidad metabólica, te sorprenderá la facilidad con la que llevas a cabo estos ayunos más prolongados. También es posible que te sorprenda la simplicidad y los beneficios de hacer sólo una comida principal al día. Esta semana se reduce mucho el tiempo de preparación y planificación de las comidas, un gran descanso después de las desintoxicaciones y limpiezas intensivas de las semanas anteriores.

La única pregunta importante que debes resolver esta semana es cuándo quieres romper el ayuno y cómo vas a encajar suficientes calorías y nutrientes para todo el día en una sola comida. Para ello, tendrás que calcular la cantidad de calorías y nutrientes que necesitas según tu edad, peso y nivel de actividad, y luego asegurarte de que la única comida principal del día esté llena de alimentos auténticamente ricos en nutrientes. Por suerte, en la sección de recetas hay un montón de platos que contienen suficientes calorías y nutrientes para mantenerte hasta la próxima ventana de ingesta.

Ten en cuenta que no tendrás que ayunar durante tantas horas todos los días, sólo en días alternos, por lo que esta semana completarás 3-4 ayunos casi OMAD no consecutivos. En los días sin ayuno, seguirás manteniendo una ventana de ingesta de 12 horas como en la primera semana y podrás disfrutar de las deliciosas y sanas recetas típicas del ayuno cetotariano, aunque esta semana no habrá ningún día de dieta alta en carbohidratos limpios.

Aunque en el capítulo 9 encontrarás la lista completa de los alimentos, aquí tienes un ejemplo de cómo podría ser un día de ayuno de 20-22 horas del plan de renovación celular en días alternos:

2. Nakamura, T., Furuhashi, M., Li, P., *et al.*: «Double-stranded RNA-dependent protein kinase links pathogen sensing with stress and metabolic homeostasis», *Cell*, vol. 140(3), pp. 338-348 (2010). doi:10.1016/j.cell.2010.01.001.

Desayuno: Té o café y mucha agua

Almuerzo: Té y mucha agua con un poco de sal marina por los electrolitos - 12:00 h

Romper el ayuno (comida más ligera y fácil de digerir): Sopa de tomate y rúcula - 16:00 h

Comida principal: Dos huevos escalfados servidos sobre brócoli y champiñones asados con semillas de sésamo, aguacate y anacardos tostados - 17:00 h

Merienda: Batido de fresa y espirulina - 17:30 h

Qué esperar de la tercera semana

Ésta es la semana en la que nos adentramos de lleno en un ayuno más profundo. Es posible que te hayas sentido muy bien la semana anterior y que ésta continúes sintiéndote bien, a pesar de que sólo hagas una comida y media diaria en días alternos. Mis pacientes suelen decirme que en esta etapa se sienten con mucha energía y lucidez. El motivo principal que lo explica son las tres semanas de disminución constante de los niveles de inflamación, un mayor equilibrio de los niveles de glucosa en sangre, un nivel más saludable de leptina y los cambios positivos en el microbioma intestinal. En este punto, el cuerpo recurre sin problemas a la grasa para obtener combustible y entra en cetosis fácilmente.

Aquí tienes algunos consejos para que esta semana te resulte más llevadera:

Bebe mucha agua: Sé que lo digo cada semana, pero es que realmente *es muy importante*. Cuando estás en cetosis, puedes perder mucho peso en forma de agua, lo que puede ocasionar deshidratación y estreñimiento. Asegúrate de beber mucha agua esta semana, por lo menos 8 vasos de 225 ml de agua pura y filtrada al día... y todas las semanas.

No te olvides de los electrolitos: Esta semana no será suficiente con beber agua. Al profundizar en la cetosis, como harás esta semana, puedes correr el riesgo de sufrir algún tipo de deficiencia en los electrolitos, como el sodio, el magnesio o el potasio. La buena noticia es que esto tiene una fácil solución: puedes tomar suplementos de electrolitos o añadir un poco de sal marina al agua. ¿No sabes qué electrolitos comprar? Trataré con mayor detalle el tema de los suplementos de electrolitos en la sección «Caja de herramientas del ayuno intuitivo» del capítulo 10.

Haz ejercicio físico los días sin ayuno: Independientemente del tipo de ejercicio físico que hagas, desde entrenar para un triatlón hasta dar un paseo de 20 minutos por el barrio, los días sin ayuno hazlo antes de la primera comida. De esta manera no le exigiremos demasiado a nuestro cuerpo después de haber estado en ayunas 20-22 horas. Además, si el ejercicio físico te despierta el hambre, no quedará mucho para la próxima ventana de ingesta.

Plantéate la posibilidad de incorporar aceite TCM a tu rutina: El aceite TCM (triglicéridos de cadena media) es una grasa de alta calidad que se obtiene del coco. Este aceite puede ayudarte a profundizar en la cetosis porque el organismo convierte rápidamente los triglicéridos de cadena media, las grasas que componen el aceite TCM, en energía utilizable por las células. Los aceites TCM son especialmente útiles cuando se toman antes del ejercicio físico, y mejoran aún más sus propiedades cuando se mezclan con café o té.[3] Aunque es opcional, puedes empezar con 1 cucharadita al día e ir aumentando la dosis hasta las 4 cucharaditas diarias.

---

3. Nosaka, N., Suzuki, Y., Nagatoishi, A., *et al.*: «Effect of ingestion of medium-chain triacylglycerols on moderate-and high-intensity exercise in recreational athletes», *Journal of Nutritional Science and Vitaminology*, Tokio, vol. 55(2), pp. 120-125 (2009). doi:10.3177/jnsv.55.120.

Beneficios del ayuno casi OMAD

Cuanto más tiempo ayunamos, más sometemos a nuestro cuerpo a cantidades más elevadas de estrés positivo del que hablamos en el capítulo 3. Como resultado de ello, los mecanismos ocultos en lo más profundo del cuerpo empiezan a ponerse en funcionamiento. Más concretamente, las células lanzan una respuesta adaptativa al estrés (¿recuerdas a nuestra amiga, la hormesis?), entre estas, y sólo por nombrar unas cuantas, el aumento de la expresión de las defensas antioxidantes, el control de la calidad de las proteínas, la reparación del ADN, el aumento de las células madre, la biogénesis mitocondrial, la regulación a la baja de la inflamación y la autofagia.[4] En resumen, considera esta semana como un tratamiento personal acelerado contra el envejecimiento.

A diferencia de la disminución del hambre, el reequilibrio del nivel de azúcar en sangre y el aumento de la energía, no sentirás necesariamente todos estos cambios positivos en tu cuerpo a medida que se producen; la buena noticia es que seguirán teniendo un enorme impacto en tu salud a largo plazo e incluso en tu capacidad para prevenir enfermedades. Esta semana nos centraremos en los beneficios ocultos del ayuno, los que no puedes ver o sentir ahora mismo, pero que sin duda mejorarán drásticamente tu salud y calidad de vida a largo plazo. De modo que, aunque algunas noticias que aparecen en Internet según las cuales el ayuno puede «hacerte vivir más tiempo» o «prevenir enfermedades» puedan parecer poco fiables, en este capítulo descubrirás la ciencia que se oculta tras ellas y comprenderás que, en realidad, no son tan descabelladas como imaginas.

---

4. De Cabo, R., Mattson, M.P.: «Effects of intermittent fasting on health, aging, and disease» (publicación corregida en *The New England Journal of Medicine*, vol. 382[3], pp. 298 [16 de enero de 2020]) (publicación corregida en *The New England Journal of Medicine*, vol. 382[10], pp. 978 [5 de marzo de 2020]), *The New England Journal of Medicine*, vol. 381(26), pp. 2541-2551 (2019). doi:10.1056/NEJMra1905136.

Prevención de enfermedades

Es evidente que el ayuno resulta muy beneficioso para la prevención de enfermedades relacionadas con el envejecimiento. Pero ¿qué ocurre con las enfermedades que nos afectan independientemente de nuestra edad? La investigación en este campo también ha aumentado exponencialmente en los últimos años, así que prepárate, porque hay muchos temas que tratar.

Los estudios tanto en animales como en humanos han demostrado que el ayuno intermitente puede mejorar los factores de riesgo de una amplia gama de enfermedades crónicas, incluidas las enfermedades autoinmunes e inflamatorias, las neurodegenerativas, el dolor crónico e incluso el cáncer.

Los estudios sobre el ayuno intermitente han mostrado la capacidad de éste para mejorar una amplia gama de enfermedades relacionadas con la inflamación, incluidas las enfermedades autoinmunes como la esclerosis múltiple (EM), la fibromialgia y la artritis reumatoide. Un estudio ha demostrado que el ayuno reduce los síntomas de la EM al alterar la composición del microbioma intestinal, y otro que una dieta que imitaba el ayuno administrada a ratones reducía la gravedad clínica de la EM en todos los sujetos estudiados y, de hecho, revertía completamente los síntomas de la EM en un 20 % de los casos.[5, 6]

Ya hemos visto antes que el ayuno ayuda a combatir la inflamación crónica, lo que significa que puede protegernos contra las enfermedades relacionadas con la inflamación, como la psoriasis, el asma y el síndrome del intestino irritable (SII). Este tipo de enfermedades se producen cuando el sistema inmunitario sufre un exceso de celo y desencadena una respuesta inmunitaria inflamatoria en el

---

5. Choi, I.Y., Piccio, L., Childress, P., *et al.*: «A diet mimicking fasting promotes regeneration and reduces autoimmunity and multiple sclerosis symptoms», *Cell Reports*, vol. 15(10), pp. 2136-2146 (2016). doi:10.1016/j.celrep.2016.05.009.

6. Cignarella, F., Cantoni, C., Ghezzi, L., *et al.*: «Intermittent fasting confers protection in CNS autoimmunity by altering the gut microbiota», *Cell Metabolism*, vol. 27(6), pp. 1222-1235.e6 (2018). doi:10.1016/j.cmet.2018.05.006.

organismo. El ayuno intermitente es capaz de sofocar un sistema inmunitario hiperactivo sin afectar a la capacidad de éste para responder a amenazas reales, tales como bacterias o virus. De hecho, en un estudio publicado en la revista *Cell*, los investigadores descubrieron que el ayuno reduce la inflamación y mejora las enfermedades inflamatorias crónicas sin afectar a la respuesta del sistema inmunitario a las infecciones graves.[7]

Otro campo de investigación sumamente interesante tiene que ver con el papel potencial del ayuno en la reducción del riesgo de desarrollar cáncer. Por ejemplo, el ayuno de más de 13 horas por noche se ha vinculado a una disminución del riesgo de recurrencia del cáncer de mama.[8] Los autores del estudio concluyeron que el ayuno puede representar una estrategia no farmacológica sencilla para dicha reducción y sospechan que la conexión se debe a la capacidad del ayuno para mejorar la regulación de la glucosa en sangre y la calidad del sueño. Otra posible explicación podría ser que el ayuno nos ayuda a eliminar las toxinas y las células dañadas.[9]

Los investigadores también han estudiado el ayuno como posible tratamiento complementario para aumentar la eficacia de la quimioterapia y reducir sus numerosos efectos secundarios.[10] Por ejem-

---

7. Jordan, S., Tung, N., Casanova-Acebes, M., *et al.*: «Dietary intake regulates the circulating inflammatory monocyte pool», *Cell*, vol. 178(5), pp. 1102-1114.e17 (2019). doi:10.1016/j.cell.2019.07.050.
8. Marinac, C.R., Nelson, S.H., Breen, C.I., *et al.*: «Prolonged nightly fasting and breast cancer prognosis», *JAMA Oncology*, vol. 2(8), pp. 1049-1055 (2016). doi:10.1001/jamaoncol.2016.0164.
9. De Cabo, R., Mattson, M.P.: «Effects of intermittent fasting on health, aging, and disease» (publicación corregida en *The New England Journal of Medicine*, vol. 382[3], pp. 298 [16 de enero de 2020]) (publicación corregida en *The New England Journal of Medicine,* vol. 382[10], pp. 978 [5 de marzo de 2020]), *The New England Journal of Medicine,* vol. 381(26), pp. 2541-2551 (2019). doi:10.1056/NEJMra1905136.
10. De Groot, S., Pijl, H., van der Hoeven, J.J.M., Kroep, J.R.: «Effects of short-term fasting on cancer treatment», *Journal of Experimental and Clinical Cancer Research*, vol. 38(1), pp. 209 (22 de mayo de 2019). doi:10.1186/s13046-019-1189-9.

plo, en palabras de los autores de un pequeño pero significativo estudio: «10 pacientes que ayunaron durante la quimioterapia informaron de que el ayuno no sólo era viable y seguro, sino que provocaba una reducción de una amplia gama de efectos secundarios, además de una eficacia de la quimioterapia aparentemente normal y posiblemente aumentada».[11] Esto es algo muy significativo, sobre todo teniendo en cuenta que los efectos secundarios de la quimioterapia pueden ser extremadamente severos.

El conocimiento científico sobre las células cancerosas y el ayuno es fascinante. Sabemos que muchos tipos de células cancerosas tienen una gran dependencia del azúcar y son extremadamente vulnerables a la privación de nutrientes. Por lo tanto, cuando el cuerpo empieza a quemar grasa como combustible, las células cancerosas sufren porque no pueden nutrirse de un modo eficaz. Esencialmente, ayunar antes o durante la quimioterapia ayuda a que los fármacos ataquen más eficazmente a las células cancerosas al tiempo que protegen a las otras células.

Al hablar de la prevención y el tratamiento de las enfermedades, sería negligente por mi parte no referirme a la salud neurológica. ¿Por qué? Porque muchos de nosotros sufrimos no sólo problemas de salud mental, como la ansiedad, la depresión, el trastorno obsesivo-compulsivo (TOC) y el trastorno de estrés postraumático (TEPT), sino también enfermedades neurológicas autoinmunes como el alzhéimer y la EM. Sin olvidar los problemas cotidianos de muchas personas que se sienten lentos, con la cabeza embotada o con problemas de concentración. Los problemas neurológicos son una epidemia. La depresión es la principal causa de discapacidad en todo el mundo, y los trastornos de ansiedad afectan a más de 40 millones de estadounidenses. ¿Por qué este aumento exponencial de los problemas neurológicos? En los últimos años, parece ser que la ciencia ha descubierto una respuesta que podría explicar

---

11. Raffaghello, L., Safdie, F., Bianchi, G., *et al.*: «Fasting and differential chemotherapy protection in patients», *Cell Cycle*, vol. 9(22), pp. 4474-4476 (2010). doi:10.4161/cc.9.22.13954.

el único factor común entre muchos de estos casos, por lo demás bastante diferenciados: una respuesta inmunitaria inflamatoria en el cerebro.

Las enfermedades autoinmunes también han alcanzado proporciones epidémicas en los últimos años, pues afectan a unos 50 millones de estadounidenses. Las enfermedades autoinmunes atacan a los tejidos del propio organismo en un celoso intento por combatir invasores externos como virus o bacterias y, a menudo, se centran en zonas específicas del cuerpo, incluido el cerebro.

El sistema inmunitario de millones de personas está en guerra con su propio cerebro y tejido nervioso y, además, se trata de un problema especialmente mal diagnosticado. Actualmente, las enfermedades autoinmunes inflamatorias del cerebro, como la esclerosis múltiple, el párkinson, el alzhéimer y el autismo, nos están afectando más que en ningún otro momento de la historia de la humanidad.

¿Qué está pasando? Bueno, al igual que ocurre con la diabetes o las enfermedades cardiovasculares, todas las enfermedades que acabo de mencionar están estrechamente relacionadas con nuestro estilo de vida y con el efecto negativo que éste tiene en los niveles de inflamación.

Investigaciones recientes tratan de descubrir el mecanismo por el cual la inflamación daña la barrera hematoencefálica (BHE) que protege el cerebro.[12] La barrera hematoencefálica es un muro que impide que las sustancias (muchas de ellas perjudiciales, como las toxinas y las señales inflamatorias) pasen del torrente sanguíneo al cerebro. La barrera hematoencefálica no se conoce muy bien, pero lo que sí sabemos es que problemas como el estrés crónico y la depresión están asociados a una pérdida de la integridad de la barrera hematoencefálica, lo que significa que ésta se vuelve permeable y per-

12. Wolburg, H., Lippoldt, A.: «Tight junctions of the blood-brain barrier: development, composition and regulation», *Vascul Pharmacol*, vol. 38(6), pp. 323-337 (2002). doi:10.1016/s1537-1891(02)00200-8.

mite el paso de sustancias.[13] Es posible que esto provoque problemas neurológicos como los que actualmente suelen designarse con el nombre de autoinmunidad neurológica. Esta pérdida de la integridad de la barrera hematoencefálica puede provocar un exceso de activación de las células inmunitarias de la microglía del cerebro, las cuales pueden actuar como servicio de limpieza del sistema nervioso central y desencadenar una respuesta inflamatoria autoinmune. En otras palabras, el sistema inmunitario puede atacar el cerebro y el tejido nervioso en respuesta a una inflamación que podría haberse iniciado en otro lugar, como, pongamos, el intestino. Cuando están equilibradas, las células microglías actúan como el equipo de limpieza del cerebro, poniendo orden y asegurándose de que el sistema nervioso funciona de forma óptima. Cuando se activan en exceso por algo como el «síndrome del cerebro permeable» o una pérdida de la integridad de la BHE, el equipo de limpieza entra en modo de ataque inflamatorio.

Existen sólidas evidencias preclínicas de que el ayuno puede prevenir y ralentizar la progresión de enfermedades muy frecuentes, como el alzhéimer y el párkinson. Y lo hace, según un estudio publicado en el *New England Journal of Medicine*, aumentando la capacidad de las células cerebrales para resistir el estrés y estimulando la autofagia, potenciando la función mitocondrial, las defensas antioxidantes, aumentando las células madre y la reparación del ADN. Algunos investigadores creen que, dado que las cetonas son una fuente de energía más eficaz que la glucosa, pueden proteger mejor contra el deterioro del sistema nervioso central relacionado con el envejecimiento, lo que podría causar demencia y otras enfermedades neurológicas. Además, como he mencionado anteriormente, el ayuno aumenta los niveles del factor neurotrófico derivado del cerebro (FNDC) y favorece la neuroplasticidad, es decir, la capacidad

13. Dudek, K.A., Dion-Albert, L., Lebel, M., *et al.*: «Molecular adaptations of the blood-brain barrier promote stress resilience vs. depression», *Proceedings of the National Academy of Sciences of the United States of America*, vol. 117(6), pp. 3326-3336 (2020). doi:10.1073/pnas.1914655117.

del cerebro para crear nuevas neuronas. Aunque el FNDC desempeña un papel fundamental en la prevención de las enfermedades neurodegenerativas, los investigadores también lo están estudiando por la función que puede desempeñar para combatir el dolor crónico. Esto es algo que no debería sorprendernos si tenemos en cuenta que la inflamación es un factor tanto de las enfermedades neurológicas como del dolor crónico.

Mucha gente suele separar la salud mental de la salud física. En realidad, la salud mental *es* la salud física. El cerebro es parte de nuestro cuerpo, y existen consecuencias fisiológicas mensurables que pueden provocar problemas neurológicos. A menudo creemos que las afecciones mentales se producen como consecuencia de un «desequilibrio químico», pero, de hecho, la inflamación puede ser la causa subyacente de cualquier desequilibrio posterior. La inflamación tiene el potencial de desencadenar la depresión, exacerbarla e incluso ser su causa principal. Como demostraron los autores de un estudio, aunque hay muchos factores que afectan a la salud mental, uno de los más conocidos es el aumento de la activación inflamatoria en el sistema nervioso.[14] ¿Quieres saber algo aún más impactante? Está demostrado que los antidepresivos reducen la inflamación, por lo que podría tratarse de un mecanismo desconocido mediante el cual se logra mejorar el estado de ánimo.

La depresión fue el primer trastorno que se relacionó con la inflamación y la autoinmunidad, pero pronto le siguieron la ansiedad, el TEPT y los trastornos de pánico. Por ejemplo, un estudio ha demostrado que las personas con lupus tienen un mayor nivel de ansiedad debido a la inflamación en el cerebro.[15] Las investigaciones han demostrado que los síntomas de ansiedad están relacionados

---

14. Lee, C.H., Giuliani, F.: «The role of inflammation in depression and fatigue», *Frontiers in Immunology*, vol. 10, pp. 1696 (19 de julio de 2019). doi:10.3389/fimmu.2019.01696.

15. Schrott, L.M., Crnic, L.S.: «Increased anxiety behaviors in autoimmune mice», *Behavioral Neuroscience*, vol. 110(3), pp.492-502 (1996). doi:10.1037//0735-7044.110.3.492.

con el aumento de los niveles de citoquinas inflamatorias, que son sustancias inflamatorias segregadas por las células inmunitarias.

Las citoquinas inflamatorias aparecen de forma recurrente en la investigación sobre las afecciones de la salud mental y la inflamación. De hecho, existe incluso un concepto llamado modelo de citoquinas de la función cognitiva según el cual las citoquinas desempeñan un papel importante en los procesos cognitivos a nivel molecular, y que el aprendizaje, la memoria, el estado de ánimo y la atención pueden verse alterados por procesos mediados por citoquinas. Dicho de otro modo, el estado de las citoquinas tiene el potencial de deteriorar la salud neurológica, la salud mental y mucho más. Esto es importante en el contexto de este libro porque diversos estudios han demostrado que el ayuno disminuye los niveles de citoquinas proinflamatorias, como la IL-1β, la IL-6 y el factor de necrosis tumoral α.[16]

Existe otra teoría que tiene que ver con las mitocondrias, de las que ya hemos hablado bastante al tratar el tema de la producción de energía y la fatiga. Pues bien, algunos estudios también sugieren la intrigante relación que parece existir entre la depresión y las enfermedades mitocondriales. Las mitocondrias son las centrales eléctricas de las células, pero también ayudan a regular la función neurológica. Los científicos creen que la alteración de la función mitocondrial puede aumentar el estrés oxidativo y la apoptosis (muerte celular) y, en última instancia, causar síntomas depresivos. Esto es importante en el contexto que nos ocupa porque una parte importante del proceso que permite volvernos metabólicamente flexibles consiste en reeducar a las mitocondrias para que recurran tanto a la grasa como al azúcar como fuente de combustible, lo que nos ayuda a crear mitocondrias más saludables y productivas. En teoría, esto también podría ayudar a revertir las causas subyacentes de la depresión.

16. Faris, M.A., Kacimi, S., Al-Kurd, R.A., *et al.*: «Intermittent fasting during Ramadan attenuates proinflammatory cytokines and immune cells in healthy subjects», *Nutrition Research,* vol. 32(12), pp. 947-955 (2012). doi:10.1016/j.nutres.2012.06.021.

Objetivos de la tercera semana

El objetivo principal de esta semana es completar al menos tres ayunos de 20-22 horas y alcanzar un estado de cetosis, hormesis y autofagia lo más profundo posible. Si lo consigues, le estarás dando a tu cuerpo el espacio y el tiempo que necesita para repararse a sí mismo a nivel celular, algo que sólo puede suceder durante los períodos de ayuno prolongado. En la primera y segunda semanas establecimos las bases de la flexibilidad metabólica; en la tercera la pondremos a prueba.

Para poder completar estos ayunos más largos, asegúrate de tomar electrolitos adicionales (por ejemplo, un poco de sal del Himalaya disuelta en el agua) y, en general, beber mucha agua para reforzar la nueva flexibilidad metabólica de tu cuerpo. Si tienes algún problema para completar los ayunos más largos de esta semana, no dudes en poner en práctica la técnica de *mindfulness* para la reducción del estrés que encontrarás en la sección «Caja de herramientas del ayuno intuitivo» del capítulo 10. Mantener la mente en calma esta semana es fundamental; completar un ayuno de 22 horas con un alto nivel de estrés no ayudará en nada a tu salud. Disponer de un período tan corto para comer también puede provocar ansiedad. No te preocupes, es normal. ¿Recuerdas cuando te pedí que te comprometieras a dejar de lado las reglas alimentarias y a salir de tu zona de confort? Pues ha llegado el momento de ponerse manos a la obra. Esta semana vas a descartar para siempre lo que creías saber sobre el horario de las comidas y la alimentación, y en su lugar vas a volver a los fundamentos de lo que tu cuerpo necesita realmente y de lo que puede llegar a hacer.

Te lo diré sin rodeos: al principio no será fácil. Puede que, al empezar, te sientas aislado o te preguntes: «¿Por qué demonios estoy haciendo esto otra vez?». Si te asaltan las dudas, recuérdate a ti mismo que lo estás haciendo para obtener beneficios reales y respaldados por la ciencia, beneficios tales como una mayor resistencia contra las enfermedades, una mayor longevidad o la renovación celular. Los ayunos más largos favorecen los beneficios a largo plazo y la mejora de la salud de tu futuro yo, de la persona que desea evitar las enfermedades y el declive relacionados con el envejecimiento. Este plan de ayuno flexible de 4 semanas sólo incluye algunos ayunos largos durante la tercera semana, algo que, obviamente, no será suficiente para prevenir del todo las enfermedades que podrías padecer en el futuro o prolongar la longevidad. El objetivo de la tercera semana es preparar a tu cuerpo mediante estos ayunos curativos para que en el futuro seas capaz de convertir los ayunos intermitentes de más de 20 horas en una parte esencial de tu estilo de vida.

Capítulo 8

Cuarta semana: Reequilibrio

¡Enhorabuena! Has llegado a la última semana del plan de ayuno flexible de 4 semanas. La semana pasada completaste algunos ayunos bastante largos y ahora tu cuerpo está listo para quemar tanto azúcar como grasa para obtener la energía que necesita. Hasta este momento, has puesto a prueba a tu cuerpo y le has pedido que se adapte a ciertos cambios en la ingesta de macronutrientes y en las ventanas de ayuno. Como respuesta, tu cuerpo ha hecho exactamente aquello para lo que está diseñado: estar a la altura del desafío. Es posible que incluso estés sorprendido e impresionado al comprobar que tu cuerpo es mucho más fuerte y flexible de lo que creías.

Esta última semana vamos a centrar nuestra atención en las hormonas. ¿Por qué? Porque una de las cosas más importantes que debes saber acerca de tu cuerpo es que todo está conectado, y tus hormonas son las responsables de conectar todos los sistemas. Las hormonas son como mensajeros que envían instrucciones a diferentes partes del cuerpo y lo regulan todo, desde el estado de ánimo hasta la digestión o el metabolismo, como una hermosa danza en la que participan todos los sistemas del cuerpo. Te interesa que tus hormonas sean felices porque, a fin de cuentas, a menudo ellas son las responsables de que tú seas feliz o no lo seas. Las hormonas también desempeñan un papel fundamental en la capacidad de acceder a la intuición acerca de la comida, el otro tema en el que nos centraremos esta semana.

Ayuno de reequilibrio hormonal de 12 horas

Para este tramo final del plan de ayuno flexible de 4 semanas, volveremos a la ventana de ingesta original de 12 horas de la primera semana. Pero ahora, en la cuarta semana, experimentaremos con más días de dieta baja en carbohidratos limpios que en la segunda semana. Aunque en la segunda semana estos días eran opcionales, esta semana me gustaría que experimentaras con la moderación en la ingesta de carbohidratos limpios 2-4 días. El objetivo consiste en establecer la proporción de macronutrientes más sostenible para tu cuerpo a largo plazo descubriendo qué cantidad de carbohidratos es la óptima para ti. En otras palabras, estamos experimentando con diferentes ingestas de carbohidratos para encontrar la cantidad ideal que puedes seguir consumiendo una vez hayas finalizado el plan de ayuno flexible de 4 semanas.

Es posible que te preguntes por qué harás ayunos más cortos durante la última semana del plan. ¿No tendríamos que ampliar aún más los períodos de ayuno en relación con los de la semana anterior para aumentar los beneficios?

En realidad, no. He diseñado este plan para que puedas ampliar y reducir las ventanas de ingesta diarias y así ayudarte a alcanzar la flexibilidad metabólica de una manera más *sostenible*. Si la variabilidad alimentaria es como una clase de yoga para tu metabolismo, entonces la semana de reequilibrio es como Savasana. Este enfoque adaptado te permite utilizar tanto las herramientas del ayuno como una dieta baja en carbohidratos para ayudarte a reconectar con la forma en que tu cuerpo debería sentirse. Los ayunos de renovación celular de la tercera semana te permitieron incorporar la leña al fuego de una forma sostenible. En la cuarta semana el objetivo es añadir un poco de yesca limpia sobre la leña para descubrir cuál es la combinación perfecta. La flexibilidad metabólica tiene que ver con el equilibrio y la capacidad de quemar tanto glucosa como grasa cuando lo desees.

Para encontrar la cantidad correcta de carbohidratos, deberás recurrir a las señales que te envía tu cuerpo y a la famosa intuición que he mencionado tantas veces a lo largo del libro. Muchas personas se sentirán llenas de energía y en armonía con su cuerpo mientras siguen una dieta baja en carbohidratos y alta en grasas. Después de un período de ajuste inicial, son muchas los que se sienten muy bien comiendo menos carbohidratos y permaneciendo en cetosis durante largos períodos de tiempo. No obstante, también es verdad que se pueden obtener beneficios si de vez en cuando se realiza un ciclo limitado de carbohidratos.

Por el contrario, a otras personas les va mejor el enfoque cetotariano cíclico con el que experimentamos durante la segunda semana, así que ésta seguiremos aprendiendo más cosas acerca del ciclo de carbohidratos limpios y experimentando con él. Por tanto, durante la semana de reequilibrio, entre 3 y 5 días dispondrás de una ventana de ayuno-ingesta de 12:12 horas, aprovechando los beneficios similares a los del ayuno de la dieta cetotariana que probaste en la primera semana. Por ejemplo:

Desayuno: Guiso de calabacín y espárragos - 8:00 h

Almuerzo: Rollitos de lechuga y atún al curry - 12:00 h

Tentempié: Aperitivo cremoso con hierbas y vegetales y pimiento rojo en juliana - 14:30 h

Cena: Champiñones portobello con nueces y mantequilla de salvia - 19:00 h

La diferencia de esta semana es que los 2 o 4 días restantes pueden ser días de dieta alta en carbohidratos limpios, lo que significa que puedes aumentar el consumo de *carbohidratos netos* de 55 g o menos a una cantidad de 75-150 g.

Dieta cetotariana cíclica: Días altos en carbohidratos limpios

Todos somos distintos. Mientras algunas personas no tienen ningún problema con la cetosis nutricional a largo plazo, otras obtienen mayores beneficios (y alcanzan la flexibilidad metabólica) entrando y saliendo de los ciclos de cetosis de vez en cuando mediante el aumento del consumo de carbohidratos saludables. Si durante la segunda semana te sentiste mucho mejor los días de dieta alta en carbohidratos limpios, es posible que necesites más carbohidratos para regular mejor tu organismo.

Te lo diré sin rodeos: necesitar más carbohidratos limpios no es algo malo. Aunque a estas alturas ya debes de estar familiarizado con los días de dieta alta en carbohidratos, en este capítulo nos centraremos específicamente en sus beneficios. ¡Increíble! Sí, has leído bien. Voy a hablar de los beneficios de los carbohidratos. Contrariamente a la creencia popular, y a la tendencia de la industria del bienestar por convertir a determinados nutrientes en villanos (¿recordáis la moda de las dietas bajas en grasas o sin grasas de los años ochenta?), no hay ningún macronutriente que sea fundamentalmente malo en todos los casos. Los carbohidratos pueden ser macronutrientes muy útiles. Siempre y cuando se ingieran de forma saludable y sean apropiados para nuestra bioquímica, nos proporcionan una gran cantidad de combustible y nos ayudan a que las hormonas y los neurotransmisores funcionen a pleno rendimiento.

De hecho, el cuerpo produce azúcar a través de un proceso denominado gluconeogénesis incluso cuando no ingerimos ningún tipo de carbohidrato (como durante la primera y tercera semana). Sin embargo, a veces la ingesta de carbohidratos limpios adicionales puede darle a nuestro cuerpo un impulso extra muy necesario. Incluso cuando hemos conseguido una hermosa fogata de leña (grasa) para obtener la energía que necesitamos, de vez en cuando no viene mal una pequeña cantidad de yesca.

Así pues, ¿cómo sé si necesito incorporar más carbohidratos a mi dieta a largo plazo? Si durante las tres semanas anteriores has experimentado alguno de los siguientes síntomas, deberías plantearte la posibilidad de recurrir a los días altos en carbohidratos:

- Te sientes más excitado, tenso o ansioso de lo habitual.
- Has experimentado cambios en la duración de tu ciclo menstrual o síntomas del síndrome premenstrual.
- Tienes problemas para dormir o relajarte por la noche.
- Estás de mal humor, irritable y te sientes más frustrado de lo habitual.
- Tienes palpitaciones o se te acelera el corazón.
- Aún notas un desequilibrio en las señales del hambre: estás constantemente insatisfecho y hambriento.
- Tienes síntomas exacerbados de la tiroides, como caída del cabello o fatiga.

Si durante estas tres primeras semanas has notado inquietud, insomnio, ansiedad, cambios en el ciclo menstrual o hambre, no te preocupes. Es algo bastante habitual durante el proceso de transición metabólico: tu cuerpo deja de quemar azúcar y se hace más keto, recurriendo a la grasa como fuente de combustible. Pero como todos somos diferentes, no dudes en recurrir a los días de dieta alta en carbohidratos tanto esta semana como más adelante. De este modo podrás tener lo mejor de ambos mundos: al aumentar el consumo de carbohidratos cuando lo consideres necesario, podrás disfrutar de los beneficios del ayuno y la cetosis sin sacrificar el equilibrio hormonal.

Entonces, ¿en qué consiste la dieta cetotariana cíclica de esta semana? Hasta ahora, la dieta cetotariana que has seguido contenía menos de 55 g de carbohidratos netos diarios. Esta semana puedes añadir algunos carbohidratos adicionales, lo que significa que puedes aumentar 75-150 g de carbohidratos netos hasta un máximo de 4 días por semana. Los días de dieta alta en carbohidratos pueden ser consecutivos o en días alternos durante la semana. A continuación tienes un ejemplo de cómo podría ser un día de dieta alta en carbohidratos 12:12:

Desayuno: Aguacate + pomelo espolvoreado con coco rallado - 8:00 h

Almuerzo: Ensalada de garbanzos a la menta - 12:00 h

Tentempié: Aperitivo de mantequilla de almendras picante con rodajas de pepino y batido de piña - 14:30 h

Cena: Arroz a la cúrcuma con espinacas y alcachofas - 19:00 h

Comparado con la cantidad de carbohidratos que has estado comiendo en los días bajos en carbohidratos, esto puede parecerte un montón. ¿Qué pasa con todo lo que acabamos de aprender sobre el efecto negativo de los carbohidratos en el metabolismo, el azúcar en sangre y los niveles de inflamación? Bueno, la verdad es que incluso el límite máximo de 150 g de carbohidratos netos los días altos en carbohidratos es bastante bajo si lo comparamos con la dieta occidental estándar. De hecho, la mayoría de las dietas actuales contienen un 45-65 % de carbohidratos, lo que significa que, si partimos de una dieta de 2000 calorías, obtenemos una ingesta de aproximadamente 200-300 carbohidratos netos diarios. Esto es mucho más que nuestros 150 g de carbohidratos netos, especialmente si tenemos en cuenta que, en la mayoría de los casos, la gente suele ingerir los carbohidratos en forma de refrescos, azúcar blanco, pan blanco y otros carbohidratos refinados que también son perjudiciales para la salud por otros motivos. Ésta es otra de las razones por las que no debes sentirte mal si descubres que te sientes mejor al comer más carbohidratos. Es muy importante el tipo de carbohidratos que ingieres, porque no todos son iguales.

La explicación de por qué algunas personas necesitan más carbohidratos que otras no es sencilla. La verdad es que aún desconocemos muchas cosas sobre el motivo por el cual algunas personas necesitan más carbohidratos para funcionar normalmente. Las cetonas son unas sustancias sorprendentes. Cuando se utilizan correctamente, tienen la capacidad para reducir la inflamación y el estrés oxidativo y devolver el equilibrio a la insulina y otras hormonas. Y, en prácticamente todos los casos, la cetosis ayuda a combatir los desequilibrios hormonales. Sin embargo, para algunas personas, la cetosis a largo plazo también puede provocar estrés (y no precisamente del bueno) y exacerbar los problemas hormonales, especialmente los relacionados con las hormonas sexuales femeninas, el sueño y el control del peso. Y si hay una cosa que sabemos con certeza es que, si una hormona está desequilibrada, puede afectar a todo el cuerpo.

Ciclo de carbohidratos limpios: Sueño, hormonas sexuales y objetivos estancados

Aunque tu cuerpo ha estado produciendo sin problemas el azúcar que necesita a través de la gluconeogénesis los días de dieta cetotariana y durante el ayuno, consumir de vez en cuando carbohidratos adicionales puede ser un buen recurso para indicarle a tu cuerpo que no está en modo de ayuno. Gracias a esto, podrás mantener el equilibrio hormonal y el de los neurotransmisores, lo que tiene consecuencias beneficiosas para lo que denomino los «3 beneficios» del ciclo de carbohidratos limpios: el sueño, las hormonas sexuales y los objetivos estancados.

Sueño

Si has sufrido alteraciones en el patrón de sueño con la dieta baja en carbohidratos, tranquilo, no eres el único al que le ocurre. Algunas personas tienen problemas para conciliar el sueño o se despiertan a las 2 o 3 de la madrugada con la mente acelerada. Aunque los científicos todavía están tratando de descubrir el motivo, lo que sí sabemos es que todas nuestras hormonas están interconectadas, por lo que resulta de gran ayuda analizar este fenómeno desde una perspectiva holística.

Empecemos por las glándulas suprarrenales. Ya hemos hablado de la respuesta al estrés, el estrés crónico y las disfunciones del eje HHS (hipotalámico-hipofisario-suprarrenal). Pues bien, si no se hace correctamente, la dieta cetogénica a largo plazo puede tener un impacto negativo en el eje HHS. La consecuencia de esto puede ser un desequilibrio en el cortisol, la principal hormona del estrés.

Quizá te preguntes qué tiene que ver esto con el sueño. Pues bien, el ciclo de sueño-vigilia está regulado por dos hormonas: el cortisol y la melatonina. Por la mañana, el nivel de cortisol es mayor. Provoca un tipo de estrés saludable que te hace sentir alerta, activo y te ayuda a levantarte y salir de la cama. Después de alcanzar un pico por la mañana, el cortisol disminuye paulatinamente a lo largo del día. A medida que el cortisol disminuye, la melatonina (también conocida como la hormona del sueño) comienza a aumentar, alcanzando su punto máximo al anochecer. Cuando la melatonina llega a su punto álgido, te hace sentir somnoliento, aturdido y lo suficientemente relajado como para quedarte dormido.

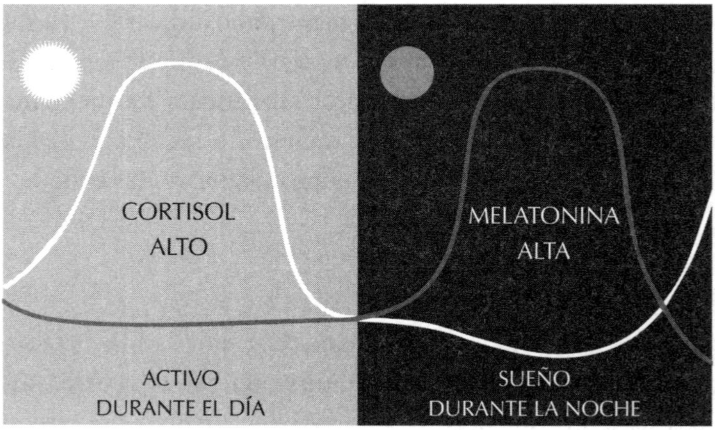

Si se interrumpe la producción de cortisol al ejercer un estrés excesivo sobre el eje HHS, tu melatonina también termina confundida, lo que puede provocar problemas para conciliar el sueño.

Esto es especialmente relevante si ya sufrías una fatiga del eje HHS antes de iniciar el plan de ayuno, algo que, como vimos en el capítulo 6, es extremadamente común. Si ése es tu caso, la cetosis a largo plazo puede hacerte sentir estresado, ansioso y totalmente excitado cuando intentas conciliar el sueño, y después extremadamente cansado durante todo el día porque la melatonina tratará de aumentar en el momento equivocado. Todo esto está provocado por una alteración de los ritmos diarios de cortisol-melatonina.

Sin embargo, el estrés del eje HHS no es la única relación existente entre los problemas de sueño y una dieta baja en carbohidratos a largo plazo. De hecho, parece ser que algunos carbohidratos son útiles para la producción óptima de serotonina. Probablemente ya hayas oído hablar de la serotonina: se trata de un neurotransmisor que ayuda a calmar el cerebro, transmitiendo sensaciones de positividad y relajación. La serotonina desempeña un papel fundamental para el sueño porque nos ayuda a sentirnos tranquilos y a evitar los pensamientos negativos o ansiosos que pueden mantenernos despiertos toda la noche con los ojos pegados al techo. Al ingerir carbohidratos, liberamos insulina, la cual ayuda a que un aminoácido llamado triptófano entre en el cerebro. El triptófano se convierte en serotonina, que se encarga de hacernos sentir felices y relajados. Es posible que esta conexión también explique por qué, cuando empezamos a eliminar los carbohidratos de nuestra dieta, algunas personas se sienten, a falta de una palabra mejor, tristes. También es otra de las razones por la que los carbohidratos pueden llegar a ser tan adictivos y por la que excluir de la dieta los carbohidratos poco saludables puede ser tan difícil: provocan un aumento masivo de insulina y, en consecuencia, un chute importante de serotonina y buenas sensaciones.

¿Estás preparado? Lo que viene ahora te dejará alucinado. La melatonina (la hormona del sueño) se produce *a partir de la serotonina*. Esto significa que los carbohidratos son útiles para la producción de melatonina, por lo que si esta intrincada conexión entre la melatonina, la serotonina y los carbohidratos se altera, podemos provocar inesperadas consecuencias en los ritmos del sueño.

La buena noticia es que una dieta cetotariana cíclica es el mejor modo de evitar los posibles efectos negativos de los planes de ayuno bajos en carbohidratos sobre la serotonina y el sueño sin tener que renunciar a sus increíbles beneficios para la salud. Al añadir algunos días de dieta alta en carbohidratos, nos aseguramos de que nuestro cuerpo dispone de carbohidratos saludables suficientes para producir niveles saludables de serotonina y melatonina sin depender de los chutes rápidos de carbohidratos dañinos y adictivos (como el azúcar refinado y la harina blanca refinada) para regular el estado de ánimo o los niveles de energía. Siempre y cuando elijas carbohidratos de alta calidad (como los que contienen las batatas, la fruta y el arroz) y los consumas con moderación y de manera intermitente, los carbohidratos pueden ser extremadamente útiles para mejorar la calidad del sueño.

Hormonas sexuales

Es posible que hayas leído u oído que las mujeres no deberían probar el ayuno intermitente porque puede interferir en su equilibrio hormonal. Debo admitir que hay *algo* de verdad en esta afirmación. La forma en que se comportan las hormonas sexuales es extremadamente complicada, pero, esencialmente, el eje hipotalámico-hipofisario-gonadal o HHG es la línea de comunicación entre el cerebro y los ovarios. El cerebro se comunica enviando hormonas, que son básicamente correos electrónicos químicos, a los ovarios. Esto hace que los ovarios liberen estrógeno y progesterona. Un eje HHG sano es esencial para que te sientas bien a diario y también juega un papel importante tanto en la fertilidad como en el embarazo.

Parece ser que las mujeres son más sensibles que los hombres al ayuno intermitente. Esto se debe, al menos en parte, a que las mujeres tienen más kisspeptinas (un neuropéptido que estimula el hipotálamo).[1] Los estudios realizados sugieren que estos niveles más altos de kisspeptina en las mujeres pueden desencadenar desequili-

1. Zeydabadi Nejad, S., Ramezani Tehrani, F., Zadeh-Vakili, A.: «The role of kisspeptin in female reproduction», *International Journal of Endocrinology and Metabolism*, vol. 15(3), pp. e44337 (22 de abril de 2017). doi:10.5812/ijem.44337.

brios en el eje HHG, lo que puede traducirse en la pérdida del período, síntomas del síndrome premenstrual o que, simplemente, se sientan «fuera de lugar» hormonalmente hablando. En teoría, esto podría afectar a la fertilidad y al metabolismo de algunas mujeres, aunque es necesario realizar más estudios.

Curiosamente, otras investigaciones apuntan a que el ayuno podría ser más fácil –y más beneficioso– para las mujeres. Por ejemplo, algunos estudios han demostrado que la adrenalina quema más grasa en las mujeres que en los hombres, lo que probablemente tenga que ver con el mayor porcentaje medio de grasa corporal de las mujeres. Normalmente, la grasa corporal esencial es el 3 % de la masa corporal para los hombres y el 12 % para las mujeres; y, de media, las mujeres tienen un 6-11 % más de grasa corporal que los hombres.[2] Las mujeres también queman más grasa, menos carbohidratos y menos proteínas que los hombres con la misma intensidad de ejercicio físico.

Sin embargo, no hay dos mujeres exactamente iguales. Según mi experiencia clínica, a algunas les van muy bien las ventanas de ayuno intermitente más largas (muchas de mis pacientes aseguran que les ha ayudado con los ciclos irregulares, los calambres e incluso el acné hormonal) mientras que a otras les va mejor con ventanas de ayuno más cortas y un enfoque más cetotariano cíclico. ¿Significa esto que las mujeres con una mayor sensibilidad al ayuno intermitente no deberían hacerlo nunca? No. Es posible que este tipo de personas simplemente deban añadir a su estilo de vida a largo plazo ventanas de ayuno más cortas y algunos días de dieta alta en carbohidratos limpios.

¿Cómo hacer un ciclo de carbohidratos limpios para mejorar el equilibrio de las hormonas sexuales?

A muchas de mis pacientes les va muy bien cuando aumentan el consumo de carbohidratos durante la menstruación y la ovulación

2. Schmidt, S.L., Bessesen, D.H., Stotz, S., *et al.*: «Adrenergic control of lipolysis in women compared with men», *Journal of Applied Physiology* (1985), vol. 117(9), pp. 1008-1019 (2014). doi:10.1152/japplphysiol.00003.2014.

(una o dos veces al mes) en lugar de realizar un ciclo de carbohidratos cada semana. Puedes hacer lo siguiente:

- El primer y segundo día de tu ciclo menstrual aumenta el consumo de carbohidratos.

- También puedes intentar aumentar la ingesta de carbohidratos después de la ovulación, alrededor de los días 19 y 20 de tu ciclo menstrual, que suelen ser unos 5 días después de la ovulación. Puedes experimentar con esto para descubrir cómo te sientes.

Mientras experimentas, presta atención a tus niveles de energía, el estado de ánimo y los síntomas del síndrome premenstrual, y ten en cuenta que no todos los ciclos menstruales son idénticos. No dudes en ir cambiando los días en que aumentas la ingesta de carbohidratos. Estos pequeños ajustes son básicos para conseguir deshacerte de cualquier posible efecto secundario hormonal tanto del ayuno como del plan de alimentación bajo en carbohidratos. Durante el plan de ayuno flexible de 4 semanas, no dudes en cambiar los días de dieta alta en carbohidratos limpios en función de tu ciclo menstrual. Además, si te parece que te sientes mejor comiendo más carbohidratos limpios para romper los ayunos, añade más días de dieta alta en carbohidratos limpios durante cualquiera de las ventanas de ingesta de las 4 semanas, incluso durante la primera y segunda semanas.

Objetivos estancados

Las mesetas de adelgazamiento son muy irritantes y, desgraciadamente, también muy habituales. Todos los días recibo a pacientes en mi consulta que me dicen que lo han intentado todo. Y no importa si estás tratando de perder mucho peso o sólo unos pocos quilos, las mesetas pueden llegar a ser extremadamente frustrantes. A nadie le gusta pasarse el día preguntándose: ¿de qué sirve llevar un estilo de vida saludable si no obtengo resultados?

El estancamiento de los objetivos de adelgazamiento puede tener muchos motivos, pero, dado que ya hemos hablado de la relación entre la serotonina y los carbohidratos, empecemos por ahí. La serotonina no sólo nos ayuda a producir melatonina para dormir bien, sino también a regular el apetito. De hecho, este neurotransmisor ha sido apodado «el supresor natural del apetito» debido a su capacidad para combatir la sensación de hambre y los antojos haciendo que nos sintamos saciados. Cuando se reducen los carbohidratos durante demasiado tiempo, se corre el riesgo de que la serotonina disminuya hasta el punto de que lleguemos a tener sensación de hambre a todas horas. Esto puede hacer que sea extremadamente difícil adelgazar.

Hablando de hambre, me gustaría hablar de la leptina en esta sección dedicada a la resistencia al adelgazamiento. Como hemos visto en capítulos anteriores, la leptina es una hormona producida por las células de grasa que ayuda a sofocar el apetito indicándole a nuestro cuerpo que dispone de suficiente grasa almacenada y que no necesita comer más. Si tienes sobrepeso o padeces una inflamación crónica, es posible que tengas unas niveles de leptina crónicamente altos, lo que puede interferir en la señalización de la leptina. La resistencia a la leptina hace que el cerebro piense que está hambriento cuando en realidad no lo está. Esto provoca que el cuerpo se aferre obstinadamente al peso. Por eso, para muchas personas, uno de los principales beneficios de este plan de ayuno es su capacidad para reducir los niveles de leptina y ayudarles a sentirse más saciadas.

Suena bien, ¿verdad?

Lamentablemente, los niveles de leptina fluctúan siguiendo un bucle de retroalimentación tan complejo que reducirlos a largo plazo también resulta complicado. Esto es especialmente así para determinados grupos de población, concretamente para quienes carecen de resistencia a la leptina, los que están en su peso saludable antes de empezar el plan de ayuno flexible de 4 semanas o quienes normalmente están delgados pero quieren perder algunos quilos. Para estas personas, un plan de alimentación bajo en carbohidratos a largo plazo puede provocar que los niveles de leptina disminuyan tanto que su cuerpo piense que las reservas de grasa son demasiado bajas y que necesita comer inmediatamente. Cuando sucede esto, las señales de hambre le dicen al cuerpo que está en modo de inanición y que necesita conservar la grasa en lugar de quemarla. La señal: objetivos significativamente estancados. Recuerda que el equilibrio lo es todo. No queremos que los niveles de leptina sean demasiado altos, pero tampoco que sean demasiado bajos de forma indefinida.

Como ya sabemos, las alteraciones en los niveles de leptina pueden tener varios efectos secundarios. La leptina está estrechamente vinculada a otras hormonas: las sexuales (el estrógeno y la progesterona), las tiroideas e incluso las del sueño. La buena noticia es que, gracias a la dieta alta en carbohidratos limpios, conseguimos un equilibrio en los niveles de leptina, lo que hará que nos sintamos saciados y que nuestro cuerpo no entre en modo de inanición. Esto, combinado con una dieta baja en carbohidratos el resto de los días, lo que mantendrá optimizada la sensibilidad a la insulina y la leptina, significa que te sentirás maravillosamente. Obtendrás lo mejor de ambos mundos: los beneficios del equilibrio de la leptina que proporciona el consumo moderado de carbohidratos saludables sin los efectos perturbadores de la leptina, consecuencia de un consumo excesivo o insuficiente de carbohidratos durante demasiado tiempo. La capacidad del ciclo de carbohidratos limpios para regular la leptina y la grelina lo convierten en una excelente opción para perder peso, especialmente si estás en una meseta de adelgazamiento o si tienes dificultades para deshacerte de unos persistentes quilos de más.[3, 4]

---

3. Dirlewanger, M., di Vetta, V., Guenat, E., *et al.*: «Effects of short-term carbohydrate or fat overfeeding on energy expenditure and plasma leptin concentrations in healthy female subjects», *International journal of obesity and related metabolic disorders*, vol. 24(11), pp. 1413-1418 (2000). doi:10.1038/sj.ijo.0801395.

4. Poehlman, E.T., Tremblay, A., Fontaine, E., *et al.*: «Genotype dependency of the thermic effect of a meal and associated hormonal changes following short-term overfeeding», *Metabolism*, vol. 35(1), pp. 30-36 (1986). doi:10.1016/0026-0495(86)90092-2.

Hay otro tipo de desequilibrio hormonal, relacionado con la glándula tiroides, del que debemos hablar en esta sección dedicada a los objetivos estancados. Los problemas de la hormona tiroidea pueden producirse por numerosas razones, y existen innumerables tipos distintos de afecciones tiroideas. Por ejemplo, están los problemas autoinmunes de la tiroides como la enfermedad de Hashimoto; problemas de conversión de la tiroides como el síndrome de T3 baja; resistencia a la tiroides, que es similar a la resistencia a la insulina, y los problemas de la tiroides secundarios a la disfunción del eje hipotalámico-hipofisario-tiroideo o HHT.

Es muy complicado explicar de una forma precisa cómo el ayuno y una dieta baja en carbohidratos pueden afectar a la tiroides. En gran parte, esto es así porque las hormonas tiroideas desempeñan un papel fundamental en prácticamente todos los aspectos de la salud, desde el apetito, pasando por los niveles de energía, el estado de ánimo, la regulación de la temperatura o el deseo sexual, y un desequilibrio en el estado de la tiroides puede desencadenar una amplia gama de problemas de salud. Muchas personas tienen problemas de tiroides: la función tiroidea baja (hipotiroidismo) afecta a unos 20 millones de estadounidenses, y 1 de cada 8 mujeres tendrá un problema de tiroides a lo largo de su vida. Además, muchos de estos problemas no se diagnostican o se diagnostican erróneamente como otros trastornos, por lo que es imposible saber cuántas personas los padecen. También es imposible predecir cómo una gama tan amplia de trastornos de la función tiroidea responderá al ayuno intermitente y a una dieta baja en carbohidratos.

Dicho esto, en general, las dietas bajas en carbohidratos a largo plazo y el ayuno han demostrado reducir los niveles de la hormona tiroidea. En algunas personas, esto puede ralentizar la producción y conversión de la tiroides y agravar síntomas como el bajo deseo sexual, niveles bajos de energía y la resistencia al adelgazamiento.

Para otras, los beneficios para la salud del ayuno y de la dieta baja en carbohidratos parecen compensar cualquier posible menoscabo de la hormona tiroidea. Para estas personas, el cuerpo es capaz de funcionar de una forma óptima a pesar de tener menos hormonas tiroideas disponibles. A menudo veo pacientes que ayunan regularmente y siguen una dieta cetotariana basada en grasas saludables y, a pesar de tener niveles de tiroides T3 ligeramente más bajos, se sienten muy bien, porque, como ocurre con los vehículos híbridos, son más eficientes energéticamente. A veces se cree que los carbohidratos aumentan la hormona tiroidea T3, la cual puede ser un componente de los niveles de la T3 de algunas personas, pero los carbohidratos también aumentan la capacidad de la T3 para regular la glucosa en sangre. Durante el plan de ayuno flexible de 4 semanas tendrás, en general, menos glucosa en sangre, lo que significa que necesitarás menos T3 de un modo natural. Al volverte más cetogénico, o estar más adaptado a la quema de grasas, y ser metabólicamente más flexible es como si tu metabolismo pasara de ser un todoterreno que consume gasolina a uno híbrido.

Entonces, ¿qué deberías hacer si te han diagnosticado un problema de tiroides? Te recomiendo que te hagas una prueba para determinar tus niveles de tiroides antes y después del plan de ayuno flexible de 4 semanas para ver cómo éstos se ven afectados por la alimentación baja en carbohidratos y el ayuno. Pero, lo que es aún más importante, presta mucha atención a los síntomas mientras estés inmerso en el plan de ayuno. Si experimentas una exacerbación de los síntomas de la tiroides, deberías incorporar inmediatamente los días de dieta alta en carbohidratos limpios durante el plan. Si te sientes fantásticamente, continúa haciendo lo mismo, incluso si la prueba de tiroides muestra unos niveles un poco bajos. A fin de cuentas, en mi práctica cotidiana suelo determinar la cantidad de hormonas tiroideas que la persona necesita más por cómo se siente y por el contexto completo de su estado de salud que por los resultados de una prueba aislada.

El ciclo de carbohidratos limpios es la forma ideal de superar una meseta de adelgazamiento u otros objetivos estancados, y a menudo lo recomiendo a mis pacientes. Sin embargo, hay una excepción. No suelo recomendar el rango más alto de esta opción (150 g de carbohidratos netos por día) a las personas con resistencia a la insulina, diabetes, problemas inflamatorios o que necesitan perder más de 4,5 kg. Si presentas alguno de estos problemas, es probable que tengas una mayor sensibilidad a los carbohidratos. Dicho esto, es evidente que puedes probar a experimentar con un enfoque cetotariano cíclico, ya que todos somos distintos, con muchas variables únicas.

Un último consejo para el ciclo de carbohidratos limpios: experimenta con el aumento de la ingesta de carbohidratos los días que realices el ejercicio físico más intenso (siempre y cuando practiques ejercicio físico, por supuesto). Los días de mayor consumo de carbohidratos ayudan a tu cuerpo a reabastecer el glucógeno muscular. Algunos estudios han demostrado que esto puede contribuir a reducir la degradación muscular e incluso a mejorar el rendimiento deportivo.[5] Con un enfoque cetotariano cíclico, dispondrás de la energía necesaria para llevar a cabo un ejercicio de alta intensidad al tiempo que quemas grasas los días de ingesta baja en carbohidratos. En otras palabras, le estarás enseñando a tu cuerpo a quemar grasa mientras obtienes todos los importantes beneficios hormonales que proporcionan los carbohidratos.

Objetivos de la cuarta semana

Mientras experimentas con los días de dieta alta en carbohidratos limpios, lleva un control de tu nivel de energía, la función neurológica, la digestión, el sueño y el estado de ánimo general. El verdadero objetivo de esta semana es sentirte bien con aquello que descubras. Puede que descubras que te sientes muy cómodo con una dieta baja en carbohidratos a largo plazo, algo que a menudo observo en personas con resistencia a la insulina, con problemas para perder peso y también con antojos insaciables o problemas neurológicos.

---

5. Ivy, J.L.: «Glycogen resynthesis after exercise: effect of carbohydrate intake», *International Journal of Sports Medicine*, vol. 19, supl. 2, pp. S142-S145 (1998). doi:10.1055/s-2007-971981.

Pero puede ocurrir todo lo contrario.

Si te sientes mejor con una mayor ingesta de carbohidratos, no te avergüences por ello. Mucha gente se machaca o cree que ha fracasado si sobrepasa un «límite de carbohidratos» arbitrario que se ha fijado previamente, pero en realidad todo depende de lo que funciona para cada uno de nosotros. De hecho, a muchas mujeres les va muy bien una ingesta de carbohidratos ligeramente superior. Y si eres atleta, aumentar su ingesta antes de un entrenamiento intenso o de una competición también puede resultar muy útil. En última instancia, esta semana se trata de experimentar y ajustar tanto tu plan de ayuno como la proporción de macronutrientes hasta que encuentres lo que te va mejor para alcanzar tus objetivos de una manera equilibrada y sostenible.

Una vez que lo hayas hecho, habrás vuelto a conectar con tu intuición sobre la comida y estarás en el camino de encontrar la paz alimentaria.

TERCERA PARTE

Ayuno intuitivo: Primeros pasos y más allá

Capítulo 9

Bienvenido al estilo de vida cetotariano

En este capítulo encontrarás una guía básica de alimentación cetotariana, la base de tu dieta para el plan de ayuno flexible de 4 semanas. La guía incluye muchas opciones cetotarianas: veganas, vegetarianas y pescetarianas. A continuación, te mostraré cómo adaptar el plan cetotariano a tus gustos y hábitos. Por ejemplo, si deseas algo más de flexibilidad en el consumo de proteínas, puedes añadir a tu dieta algunas opciones omnívoras como la carne de ternera de pasto o el pollo ecológico. (A esta vía cetotariana la denomino flexivegetariana). Te indicaré qué alimentos puedes añadir a tu dieta durante los días de consumo alto de carbohidratos y cómo romper el ayuno para conseguir una digestión óptima y un equilibrio del azúcar en sangre. Por último, no sólo te hablaré de qué debes comer sino también de cómo hacerlo, y para ello recurriré a mis conocimientos sobre alimentación consciente y sobrealimentación.

Días de dieta cetotariana: ¿Qué puedo comer?

¡Bienvenido al reino cetotariano! Estás a punto de conocer un montón de alimentos deliciosos, densos en nutrientes y saciantes que formarán parte de tu plan de dieta cetogénica centrada en las plantas. Aunque éste es un libro sobre el ayuno intermitente, éste podría ser el capítulo más importante, ¡así que presta mucha atención!

Recuerda que, en los días y las semanas en los que te recomiendo seguir una dieta cetotariana, lo que quiero decir en términos de macronutrientes es lo siguiente:

- El 60-75 % de las calorías que consumes deben provenir de la grasa (¡aunque pueden ser más!).
- El 15-30 % de las calorías que consumes deben provenir de las proteínas.
- El 5-15 % de las calorías que consumes deben proceder de los carbohidratos.

Dado que las grasas, las proteínas y las verduras serán la base de tu dieta en los días cetotarianos, en este capítulo encontrarás los alimentos más saludables para cada uno de dichos nutrientes. Éstos serán los alimentos de los que debes abastecerte y comer en abundancia durante el plan de ayuno flexible de 4 semanas.

El objetivo principal de tu nuevo estilo de vida cetotariano es centrarte en el consumo de alimentos keto limpios y de calidad. Sin embargo, también es muy importante encontrar las proporciones adecuadas de macronutrientes que te ayuden tanto a adaptar tu cuerpo a la quema de grasa como combustible como a sentirte mejor. Existen muchas aplicaciones de seguimiento de alimentos cetotarianos que puedes descargar fácilmente en tu teléfono móvil. Las aplicaciones de seguimiento de la dieta cetotariana simplifican el seguimiento de la cantidad de grasas, proteínas y carbohidratos que has comido y la cantidad que necesitas para aquel día. Así que olvídate de la calculadora o el lápiz y el papel y utiliza la tecnología a tu favor. Y, recuerda, una vez que le cojas el tranquillo, te resultará de lo más natural. Sabrás lo que le gusta y no a tu cuerpo, y lo que necesita para funcionar.

Las aplicaciones de seguimiento de alimentos no pretenden que te obsesiones con la comida, sino ayudarte a ser más consciente de lo que comes. A algunas personas les resulta útil hacer un seguimiento de la comida a largo plazo, mientras que otras dejan de necesitarlo una vez entienden lo que le gusta a su cuerpo y qué les sienta mejor. En cuanto seas consciente de los macronutrientes que contienen los alimentos que consumes (es decir, de dónde procede el combustible), el objetivo consiste simplemente en comer hasta que estés saciado; es decir, hasta que estés satisfecho, no hasta que estés demasiado lleno.

Si no conoces los productos saludables que aparecen en la lista de alimentos cetotarianos, ten un poco de paciencia. El mejor consejo que puedo darte es que vayas paso a paso. Durante las dos primeras semanas del plan de ayuno flexible de 4 semanas te recomiendo que sólo comas alimentos que aparecen en la lista de los alimentos permitidos. No te preocupes demasiado por el tamaño de las porciones ni por el seguimiento de los macronutrientes; limítate a comer los alimentos de la lista de productos permitidos hasta estar satisfecho. Si lo deseas, no hagas un seguimiento de las ingestas durante estas dos semanas; simplifica las cosas y come dentro de la ventana de ingesta específica de la semana en la que te encuentras. Dedica estas dos primeras semanas a acostumbrarte a los alimentos saludables que te propongo y a vaciar tanto la despensa como la nevera de todo aquello que no forme parte de la «lista permitida».

Vegano-Keto y Vegetariano-Keto: La base del menú cetotariano

Grasas saludables

Dependiendo de tu peso y nivel de actividad física, deberías ingerir 20-40 g de grasas por comida. El secreto para conseguir que nuestro cuerpo recurra a la grasa como combustible es priorizar el consumo de grasas saludables y reducir los carbohidratos no saludables para evitar los antojos. De este modo tu cuerpo se convertirá en una máquina quemagrasas, lo que te ayudará a combatir la inflamación y el envejecimiento y a potenciar tu cerebro. La grasa es el mejor de los combustibles, así que veamos exactamente qué tipo debes comprar e incorporar a cada una de tus comidas.

Aceites para cocinar

La forma de utilizar las grasas es muy importante, por lo que es básico conocer la temperatura a la que los aceites que utilizamos empiezan a producir humo. Por eso he dividido la lista de grasas saludables en dos grupos: las apropiadas para cocinar y las que deben consumirse a temperatura ambiente o a fuego lento.

Aceites que podemos usar para cocinar:

- Aceite de aguacate
- Aceite de coco
- *Ghee* (mantequilla clarificada) de pasto ecológico
- Aceite de avellana
- Aceite de macadamia
- Aceite de oliva (no aceite de oliva virgen o virgen extra; estos dos sólo se usan a temperatura ambiente)
- Aceite de palma
- Aceite de palmiste
- Aceite oscuro de sésamo tostado (para saltear a baja temperatura)

Aceites y grasas que podemos usar a temperatura ambiente o a fuego lento:

- Yogur de leche de almendras sin azúcar
- Aceite de almendras
- Aceite de aguacate
- Aguacates
- Aceite de oliva virgen extra
- Mantequilla de cacao
- Crema de coco
- Pulpa de coco
- Leche de coco entera
- Yogur de leche de coco sin azúcar
- Aceite de coco virgen extra
- Aceite de linaza
- *Ghee* (mantequilla clarificada) de pasto ecológico
- Guacamole
- Aceite de avellana
- Aceite de semilla de cáñamo
- Aceite de nuez de macadamia
- Aceite TCM
- Aceite de palmiste
- Aceite de nuez

Proteínas

La ingesta óptima de proteínas para una persona con una masa corporal magra de 45 kg se sitúa en 45-68 g diarios. Afortunadamente, podemos elegir entre numerosas fuentes de proteínas saludables. Las siguientes son algunas de mis favoritas. Asegúrate de tenerlas siempre a mano.

Frutos secos y semillas

Los frutos secos son una gran fuente de grasas y proteínas. Disfrútalos solos, en ensaladas y en batidos, o utilízalos para preparar leches y quesos. También se pueden utilizar las harinas a base de frutos secos, como la de almendras o la de coco, para asegurarnos de que los platos horneados son aptos para cetotarianos.

- Almendras (6 g de proteína + 14 g de grasa por 23 unidades)
- Nueces de Brasil (4 g de proteína + 19 g de grasa cada 6 nueces)
- Anacardos (4 g de proteína + 13 g de grasa cada 18 nueces)
- Semillas de chía (4 g de proteína + 9 g de grasa por 2 cucharadas)
- Semillas de lino (4 g de proteína + 8 g de grasa por 2 cucharadas)
- Avellanas (4 g de proteína + 17 g de grasa cada 21 nueces)
- Semillas de cáñamo (11 g de proteína + 13,5 g de grasa por 3 cucharadas)
- Nueces de macadamia (2 g de proteína + 22 g de grasa cada 11 nueces)
- Pacanas (3 g de proteína + 20 g de grasa cada 19 mitades)
- Piñones (4 g de proteínas + 20 g de grasa por 165 unidades)
- Pistachos (4 g de proteína + 18 g de grasa por 49 unidades)
- Semillas de sacha Inchi (9 g de proteína + 16 g de grasa cada 40 semillas)
- Nueces (4 g de proteína + 18 g de grasa cada 14 mitades)

Algunas palabras sobre los frutos secos y las semillas: a algunas personas, la fibra de los frutos secos y las semillas (más en el caso de los frutos secos, menos en el de las semillas), así como las lectinas y el ácido fítico de las proteínas, pueden producirles irritación. Además, la mayoría de los frutos secos que se venden en las tiendas están recubiertos de aceites de semillas industriales inflamatorios, como el de soja o el de canola. También pueden contener grasas trans parcialmente hidrogenadas que pueden provocar algunos problemas. Asegúrate de comprar frutos secos y semillas crudos y de prepararlos adecuadamente. Es recomendable dejarlos en remojo toda la noche para eliminar las lectinas, responsables de los problemas inflamatorios, y para conseguir que los nutrientes sean más biodisponibles.

Proteínas de origen vegetal

Recuerda que el plan cetotariano es alto en grasas, bajo en carbohidratos y moderado en proteínas. Además de los frutos secos y los huevos, a continuación tienes otras opciones de proteína vegetal que puedes incorporar en tu día a día.

- Aguacate (2 g de proteínas por ½ aguacate)
- Alcachofas (4 g de proteínas por ½ taza de alcachofas)
- Brócoli (2 g de proteínas por ½ taza de brócoli cocido)
- Coles de Bruselas (2 g de proteínas por ½ taza de coles)
- Corazones/semillas de cáñamo (40 g de proteínas por 1 taza de semillas de cáñamo)
- Espárragos (2,9 g de proteínas por 1 taza de espárragos)
- Espinacas (3 g de proteínas por ½ taza de espinacas cocidas)
- Espirulina (4 g de proteínas por 1 cucharada de espirulina)
- Guisantes (9 g de proteínas por 1 taza de guisantes cocidos)
- *Hempeh* (*tempeh* hecho con semillas de cáñamo) (22 g de proteínas por 115 g de *tempeh*)
- Levadura nutricional (5 g de proteínas por 1 cucharada de levadura)

- Maca en polvo (3 g de proteínas por 1 cucharada de maca polvo)
- Mantequilla de almendras (6 g de proteínas por ¼ de taza de mantequilla)
- *Natto* (ecológico, no modificado genéticamente) (31 g ramos de proteínas por 1 taza de *natto*)
- Polvo de proteína de cáñamo (12 g de proteínas cada 4 cucharadas)
- Polvo de proteína de semilla de sacha Inchi (24 g de proteínas por 4 cucharadas de polvo)
- *Tempeh* (ecológico, no modificado genéticamente) (31 g de proteínas por 1 taza de *tempeh*)

Huevos de pasto ecológico

Los huevos, un producto muy modesto, son uno de mis superalimentos favoritos. Esta opción vegetariana-keto contiene, por cada huevo, unos 6 g de proteínas y 5 g de grasas. Aunque, en el pasado, las yemas de huevo fueron denostadas, lo cierto es que contienen la mayoría de los nutrientes del huevo. De hecho, me gusta decir que la yema es un gran multivitamínico natural.

Cuando compres huevos, asegúrate de elegir la mejor calidad que puedas permitirte. Compra huevos ecológicos, de pastoreo y de gallinas criadas al aire libre, lo que potencia los beneficios nutricionales de los huevos y te proporcionará nutrientes para tu cerebro como la colina y las grasas omega-3. De hecho, se ha demostrado que los huevos de pastoreo contienen tres veces más grasas omega-3 que los huevos normales del supermercado.

Verduras sin almidón

Las verduras serán la base de tu estilo de vida cetotariano durante las 4 semanas del plan de ayuno flexible. En cada una de las comidas, debes tratar de llenar el plato (como mínimo, una taza) con tantas verduras como puedas. Con esto nos aseguraremos de que estás ingiriendo suficiente fibra, la cual promueve un microbioma intestinal saludable y diverso, así como sustanciosos nutrientes para que tu cuerpo funcione de un modo óptimo.

- Aceitunas
- Acelga suiza roja
- Acelgas
- Alcachofas
- Algas
- Apio
- Berenjena
- Berza
- *Bok choy*
- Brócoli
- Brotes de alfalfa
- Brotes de brócoli
- Brotes de soja
- Castañas de agua
- Cebolletas
- Cebollino
- Col
- Col rizada
- Coles de Bruselas
- Coliflor
- Colinabo
- Dulse
- Endivia
- Espárragos
- Espinacas
- Jengibre
- Jícama
- *Kelp*
- *Kombu*
- Lechuga
- Nabicol
- Nabos
- *Nori*
- *Okra*
- Pepino
- Pimientos
- Puerros
- Rábanos
- Remolacha
- Rúcula
- Ruibarbo
- Setas
- Zanahorias

Dieta cetotariana-pescetariana: Opciones pescetarianas basadas en plantas (en su mayoría)

El pescado también puede ser una pieza importante del rompecabezas de las grasas saludables y las proteínas limpias. La siguiente lista contiene las especies de pescado más limpias de nuestro planeta azul, las más bajas en mercurio y otras toxinas. Intenta consumir entre 1 y 2 raciones del tamaño de la palma de la mano por comida y prioriza las variedades más grasas: las marcadas con dos asteriscos [**] contienen las grasas omega más saludables y las marcadas con un solo asterisco [*] contienen una cantidad decente de grasas omega saludables.

- Abadejo
- Almejas
- Anchoas**
- Arenque**
- Atún (en lata, en trozos)
- Atún blanco (Estados Unidos/Canadá, salvaje, capturado con caña)**
- Atún de aleta amarilla (Atlántico estadounidense, salvaje, capturado con caña)*
- Atún de aleta amarilla (Pacífico central occidental, salvaje, capturado a mano/ con caña)*
- Atún listado (Estados Unidos/Canadá, salvaje, capturado con caña)
- Bacalao (de Alaska)*
- Barramundi
- Caballa del Atlántico**
- Calamar
- Camarones*
- Cangrejo (doméstico)
- Corvina (Atlántico)
- Fletán*
- Langosta*
- Lenguado (Pacífico)*
- Lubina (de agua salada, rayada, negra)
- *Mahi-mahi* (Estados Unidos/ Ecuador, pescado con caña)
- Mejillones*
- Ostras**
- Palometa
- Pescado blanco
- Pez de roca*
- Pez gato*
- Platija*
- Salmón salvaje de Alaska**
- Sardinas**
- Tilapia
- Trucha arcoíris**
- Trucha ártica
- Vieiras

Otros alimentos y bebidas

Además de las proteínas limpias, las grasas saludables y las verduras sin almidón (que deberían ser la base de tu dieta en los días cetotarianos), también puedes comer pequeñas cantidades de fruta, así como hierbas y bebidas adecuadas por la dieta cetotariana. Éstos son los alimentos que más te ayudarán a profundizar en la flexibilidad metabólica durante los días cetotarianos.

Frutas con bajo contenido en fructosa

En los días de dieta cetotariana normal, puedes tomar algo de fruta pero siempre con moderación. Asegúrate de que la cantidad de carbohidratos netos no supere los 55 g diarios. Los limones, las limas y las bayas (y, por supuesto, el aguacate, el clásico cetotariano) son las mejores opciones, ya que son los que tienen un menor contenido de azúcar. En los días de dieta alta en carbohidratos limpios puedes aumentar el consumo de fruta.

- Aguacate
- Arándanos
- Cantalupo
- Clementina
- Frambuesas
- Fresas
- Fruta de la pasión
- Kiwi
- Limas
- Limones
- Melón verde
- Moras
- Naranjas
- Papayas
- Pomelo
- Ruibarbo
- Tangelos
- Tomates

Legumbres

Al igual que la fruta, las legumbres, como las alubias, contienen algunos carbohidratos, por lo que pueden utilizarse en mayor cantidad durante los días de dieta alta en carbohidratos limpios. Pero como sucede con la fruta, también se pueden utilizar en los días cetotarianos normales, ya que son ricas en fibra. Sólo debes asegurarte de que la cantidad de carbohidratos netos diarios no supere los 55 g. En la página 379, te enseñaré a cocinar las legumbres en olla a presión para reducir la cantidad de lectina y hacerlas más digeribles.

- Alubias blancas
- Alubias pintas
- Alubias rojas
- Edamame
- Frijol mungo
- Frijoles negros
- Garbanzos
- Guisantes
- Habas
- Judía verdina

- Judías «Great Northern»
- Lentejas
- Poroto blanco

Hierbas

Disfruta de las hierbas frescas o secas tanto como quieras y en la cantidad que desees. Las hierbas tienen increíbles beneficios curativos y pueden añadir mucho sabor a las comidas. Añádelas a las ensaladas y a los salteados; incluso puedes incorporarlas a los batidos. También puedes encontrar muchas de estas hierbas en forma de té o tintura, otra gran manera de consumirlas. Ésta no es una lista completa, así que si hay algo que no está aquí, añádelo:

- Albahaca
- Laurel
- Chile
- Cilantro
- Eneldo
- Lavanda
- Melisa
- Menta
- Orégano
- Perejil
- Romero
- Salvia

Especias

Disfruta de ellas frescas o secas en cualquier cantidad y a tu gusto.

- Achiote
- Ajo
- Alcaravea
- Alholva
- Anís estrellado
- Baya de enebro
- Cacao
- Canela
- Cardamomo
- Cilantro
- Clavo de olor
- Comino
- Cúrcuma
- Enebro
- Grano de vainilla (sin aditivos)
- Granos de pimienta
- Hinojo
- Jengibre
- Macis
- Mostaza
- Nuez moscada
- Pimentón
- Pimienta de Jamaica
- Rábano picante
- Sal marina

- Semillas de amapola
- Semillas de anís
- Semillas de apio
- Semillas de sésamo
- Zumaque

Bebidas

Puede que te preguntes qué tipo de bebidas puedes consumir durante los días de dieta cetotariana. Pues bien, aquí tienes una lista de las bebidas bajas en carbohidratos/azúcares de las que puedes abastecerte antes de empezar el plan de ayuno flexible de 4 semanas:

- Agua
- Agua con gas sin edulcorantes añadidos
- Café ecológico
- *Kombucha*
- Leche de coco, cáñamo, macadamia y almendras sin edulcorantes
- Té ecológico: verde, blanco, negro, Earl Grey, *oolong* y de hierbas
- Zumos verdes elaborados únicamente con verduras frescas prensadas, limón, lima y jengibre

Edulcorantes naturales con bajo contenido en carbohidratos

Utilízalos en pequeñas cantidades para endulzar al gusto.

- Alulosa
- Eritritol
- Estevia
- Fruta monje
- Inulina
- *Swerve*
- Tagatosa
- Xilitol

Dieta cetotariana-flexivegetariana: Opciones omnívoras limpias

Si eliminar el pollo y la carne de ternera de tu dieta te parece una tarea demasiado pesada, sobre todo si lo añadimos al ayuno y a la eliminación de los carbohidratos, entonces ésta opción es para ti. El plan que te propongo busca la flexibilidad, por lo que si quieres comer algo de carne de ternera y pollo durante el plan de ayuno flexible de 4 semanas, adelante. De hecho, la proteína animal goza de una mala reputación algo injusta; en realidad, está llena de importantes nutrientes. Productos como la carne de ternera de pastoreo y las vísceras contienen uno de los niveles más altos de dos nutrientes esenciales que son muy necesarios para una salud óptima: las diversas vitaminas B y la vitamina A. El plan de ayuno flexible de 4 semanas pretende ser exactamente eso, *flexible*, por lo que he añadido carnes de pastoreo y ecológicas a la lista de proteínas. Incorpora estos alimentos a tu dieta si lo consideras necesario.

- Bisonte
- Cordero
- Pollo
- Ternera
- Venado
- Vísceras como el hígado

Hay que tener en cuenta que, como ocurre con los huevos, no toda la carne se cría del mismo modo. La carne que encontramos habitualmente en las establecimientos de comestibles procede de animales alimentados con grano e inflados con hormonas, lo que disminuye la disponibilidad de nutrientes naturales y puede perpetuar muchos problemas de salud en lugar de ayudar a combatirlos. Por eso debes intentar, dentro de lo posible, consumir carne de pastoreo, ecológica y de animales que no hayan sido criados con hormonas y antibióticos. Apoya las granjas regenerativas siempre que puedas.

Dieta cetotariana cíclica: Días de dieta alta en carbohidratos limpios

Si incrementas el consumo de carbohidratos algunos días –como durante la segunda semana y, sobre todo, en la cuarta semana de la dieta de ayuno flexible–, el plan cíclico descrito en esta sección cambiará tu dieta significativamente. Bienvenido al estilo de vida cetotariano cíclico. En lugar de priorizar casi por completo las grasas, las proteínas y las verduras, podrás aumentar el consumo de frutas, verduras con almidón y cereales sin gluten con el objetivo de recalibrar tu metabolismo para ayudarte a perder peso, superar problemas para conciliar el sueño o equilibrar las hormonas sexuales.

Un par de días durante la segunda (Recarga) y la cuarta semana (Reequilibrio), tendrás la opción de aumentar el consumo de carbohidratos a una horquilla que va de los 75 a los 150 g diarios y reducir el consumo de grasas saludables para compensar dicho aumento. La dieta cetotariana seguirá siendo la base de tu dieta, pero podrás añadir con moderación los siguientes alimentos.

Frutas con alto contenido en fructosa

- Manzana
- Cereza
- Caqui
- Carambola o fruta estrella
- Guayaba
- Lichi
- Mango
- Membrillo
- Papaya
- Pera
- Piña
- Sandía
- Uva
- Verduras con almidón
- Batata
- Boniato
- Calabaza de bellota
- Calabaza moscada
- Guisantes
- Patatas

Legumbres y cereales

- Alubias blancas
- Alubias pintas
- Alubias rojas
- Arroz (el arroz blanco tiene menos lectinas, por lo que suele tolerarse mejor)
- Avena sin gluten
- Edamame
- Frijol mungo
- Frijoles negros
- Garbanzos
- Guisantes
- Habas
- Judía verdina
- Judías «Great Northern»
- Lentejas
- Poroto blanco
- Quinoa

Siempre que se coman alubias, recomiendo dejarlas en remojo durante al menos 8 horas antes de cocinarlas y consumirlas. También puedes cocinarlas en una olla a presión, lo que reducirá los componentes inflamatorios que a menudo se encuentran en estos alimentos, haciéndolos más digeribles para el tracto gastrointestinal y mejores para la salud del microbioma. En la página 379 te enseñaré a cocinar las alubias en olla a presión.

Edulcorantes

- Azúcar de coco
- Jarabe de arroz
- Jarabe de dátiles
- Jarabe puro de arce
- Melaza
- Miel

Qué debes evitar comer

Con el plan de ayuno flexible de 4 semanas no pretendemos castigar el cuerpo ni restringirnos a nosotros mismos, sino que consiste en buscar aquellos alimentos que nos sacien, reduzcan la inflamación, nos hagan quemar grasas y sentirnos bien, tanto por dentro como por fuera. En general, no me gusta establecer reglas muy rígidas sobre los alimentos que deberíamos evitar; dicho esto, nunca está de más saber qué alimentos son los que más nos impiden alcanzar los objetivos tanto del plan de ayuno flexible de 4 semanas como de nuestra salud general.

Azúcar

Obviamente, durante los días de dieta alta en carbohidratos puedes aumentar algunos de los edulcorantes integrales o naturales que he enumerado anteriormente en esta misma sección. Los siguientes edulcorantes son más procesados y *deberías evitarlos o limitar significativamente su consumo*. Asegúrate de leer cuidadosamente las etiquetas de los alimentos, ya que, como hemos visto anteriormente, el azúcar a menudo se disfraza con otro nombre. De hecho, el azúcar puede estar oculto detrás de cualquiera de las siguientes denominaciones que aparecen en las etiquetas de los alimentos.

- Azúcar (granulado o de mesa)
- Azúcar amarillo
- Azúcar de caña
- Azúcar de repostería
- Azúcar de ricino
- Azúcar demerara
- Azúcar dorado
- Azúcar en bruto
- Azúcar glasé
- Azúcar invertido
- Azúcar mascabado
- Azúcar moreno
- Azúcar panela
- Azúcar turbinado
- Caramelo
- Cristales de zumo de caña
- Dextrina
- Dextrosa
- *Florida Crystals* (azúcar de caña)
- Fructosa
- Fructosa cristalina
- Galactosa
- Glucosa (básicamente, debe evitarse todo lo que termine en *-osa*)
- Jarabe de agave
- Jarabe de maíz
- Jarabe de maíz alto en fructosa
- Jarabe de malta
- Jarabe de sorgo
- Jarabe dorado
- Jarabe refinado
- Lactosa
- Malta de cebada
- Malta diastática
- Maltodextrina
- Maltol etílico
- Maltosa
- Mantequilla de azúcar
- Néctar de agave
- Sacarosa
- Sólidos de jarabe de glucosa
- Sólidos de jarabe de maíz
- *Sucanat* (azúcar de caña sin refinar)
- Zumo de caña evaporado

Edulcorantes artificiales

Los edulcorantes artificiales se encuentran en muchas bebidas y alimentos dietéticos y sin azúcar, incluidos los omnipresentes e infinitamente populares refrescos dietéticos. A pesar de los años de prensa negativa que rodea a los refrescos en general, una encuesta de Gallup mostró que la mayoría de los adultos sigue bebiendo refrescos, y un gran porcentaje elige las versiones «de régimen», muy probablemente porque creen que es una opción más saludable.[1] Pero ¿realmente lo es? Según mi opinión clínica, no.

De hecho, numerosos estudios han demostrado la relación que existe entre los azúcares artificiales y las enfermedades autoinmunes. Por ejemplo, un estudio de caso de la American Association of Clinical Endocrinologists observó una reversión completa de la tiroiditis autoinmune (enfermedad de Hashimoto) en un paciente que sólo cambió uno de sus hábitos: ¡el consumo de edulcorantes artificiales y refrescos de régimen![2] Otro estudio, publicado en *World Journal of Gastroenterology*, estableció la relación entre el aumento de las enfermedades del intestino irritable, como la enfermedad de Crohn y la colitis ulcerosa, con la sucralosa y su efecto inhibidor sobre las bacterias intestinales beneficiosas.[3] Y, por último, una investigación publicada en el *Journal of Toxicology and Environmental Health* también apunta a la capacidad de la sucralosa para debilitar el microbioma.[4] Se demostró que el edulcorante artificial reduce las bacterias buenas del microbioma hasta en un 50 % y también eleva los niveles de ph del intestino. Creo que es plausible teorizar que esto podría desencadenar la autoinmunidad, teniendo en cuenta que el microbioma alberga el 80 % del sistema inmunitario del cuerpo.

---

1. Mendes, E.: «Regular soda popular with young, nonwhite, low-income», *Gallup*. https://news.gallup.com/poll/163997/regular-soda-popular-young-nonwhite-low-income.aspx?ref=image. Publicado el 15 de agosto de 2013. Acceso el 4 de septiembre de 2020.
2. Sachmechi, I., Khalid, A., Awan, S.I., *et al.*: «Autoimmune thyroiditis with hypothyroidism induced by sugar substitutes», *Cureus*, vol. 10(9), pp. e3268 (2018 Sep 7). doi:10.7759/cureus.3268.
3. Qin, X.: «Etiology of inflammatory bowel disease: a unified hypothesis», *World Journal of Gastroenterology*, vol. 18(15), pp. 1708-1722 (2012). doi:10.3748/wjg.v18.i15.1708.
4. Abou-Donia, M.B., El-Masry, E.M., Abdel-Rahman, A.A., *et al.*: «Splenda alters gut microflora and increases intestinal p-glycoprotein and cytochrome p-450 in male rats», *Journal of Toxicology and Environmental Health*, vol. 71(21), pp. 1415-1429 (2008). doi:10.1080/15287390802328630.

Además, los edulcorantes artificiales crean confusión en el cuerpo y pueden impedir que se alcance la flexibilidad metabólica, provocando antojos y la resistencia a la pérdida de peso. Por eso es más que recomendable evitar los siguientes edulcorantes durante el plan de ayuno flexible de 4 semanas y después:

- Acesulfamo
- Aspartamo: Equal, NutraSweet
- Neotame: un derivado químico del aspartamo que se encuentra en varios productos alimenticios
- Sacarina: Sweet'N Low
- Sucralosa: Splenda

Cereales con gluten

Además de tener un alto contenido en carbohidratos, la mayoría de los cereales también contienen gluten. En los últimos años se ha producido un auge en la investigación sobre el gluten, lo que ha arrojado bastante luz sobre esta problemática proteína, que se encuentra en cereales como el trigo, el centeno, la cebada, la espelta y la avena convencional. Aunque esta proteína está presente de forma natural, muchas personas son sensibles a ella, y provoca desde problemas digestivos hasta fugas intestinales y enfermedades autoinmunes. De hecho, un estudio relacionó el gluten con 55 enfermedades crónicas diferentes.[5] Otras investigaciones han demostrado que una rebanada de pan de trigo integral puede elevar el nivel de glucosa en sangre tanto o más que una lata de refresco.[6] Los cereales no siempre han sido así, pero la hibridación en la producción de cereales para que tengan un sabor más dulce ha creado cereales con

5. Farrell, R.J., Kelly, C.P.: «Celiac sprue», *The New England Journal of Medicine*, vol. 346(3), pp. 180-188 (2002). doi:10.1056/NEJMra010852.
6. Foster-Powell, K., Holt, S.H., Brand-Miller, J.C.: «International table of glycemic index and glycemic load values: 2002», *The American Journal of Clinical Nutrition*, vol. 76(1), pp. 5-56 (2002). doi:10.1093/ajcn/76.1.5.

«super» azúcares y un contenido de gluten más alto que en la versión natural. Tanto los azúcares concentrados como el gluten elevado pueden ser muy perniciosos para la salud.

Creo que, de ser posible, todo el mundo debería hacerse una prueba de intolerancia al gluten. Y lo digo porque no necesariamente hay que tener problemas digestivos para ser intolerante al gluten. De hecho, muchas personas no tienen la menor idea de hasta qué punto el gluten afecta a su salud. Incluso las estimaciones más conservadoras calculan que 1 de cada 20 estadounidenses tiene intolerancia al gluten, lo que supone millones de personas. Como alternativa, consume opciones sin cereales como la harina de coco, el almidón de arrurruz, la harina de tapioca, la harina de plátano y la harina de almendras. El arroz es un cereal sin gluten que, en mi opinión, es más tolerado por las personas con sensibilidad al gluten. El arroz blanco tiene un menor contenido en proteínas de lectina y suele ser el más digerible de las diferentes variedades de arroz.

Grasas no saludables

Sé que he dedicado mucho esfuerzo para convencerte de que las grasas son saludables. Pero la verdad es que el tema es un poco más complicado de lo que parece. Durante mucho tiempo hubo un aluvión interminable de desinformación y propaganda contra el consumo de todo tipo de grasas. Hoy en día sabemos que no todas son iguales (de hecho, hay cuatro tipos de grasas: las monoinsaturadas, las poliinsaturadas, las grasas trans monoinsaturadas y las grasas trans saturadas). Algunas son saludables y otras no. Y una de las mejores habilidades nutricionales que puede tener una persona es la capacidad para distinguir entre unas y otras a simple vista.

Esto es lo que debes saber sobre los diferentes tipos de grasas.

Ácidos grasos monoinsaturados (AGMI)

Los AGMI incluyen el aceite de oliva, el aceite de aguacate y los aceites de semillas y frutos secos, que son líquidos a temperatura ambiente pero que se convierten en sólidos cuando se dejan en la nevera. Se ha demostrado que los AGMI favorecen la salud cardiovascular y los niveles saludables de colesterol, además de reducir el riesgo de infarto, diabetes y grasa visceral del vientre, que sabemos que es el tipo de grasa corporal más perjudicial. Estas grasas están en la «lista de alimentos saludables».

Ácidos grasos poliinsaturados (AGPI)

Los AGPI son el tipo de grasa más confuso porque algunos son saludables y otros no. Los que encontramos en los pescados grasos (salmón y caballa) o en los frutos secos y las semillas son muy saludables. Los que hay que evitar son los AGPI presentes en alimentos como el aceite de canola, los aceites de soja, los de cártamo y los vegetales.

Entonces, ¿cuál es la diferencia entre los dos tipos de AGPI? La diferencia radica en que algunos son naturales y otros están muy procesados. Los aceites poliinsaturados naturales pueden mejorar los niveles saludables de colesterol y reducir la inflamación. Los procesados y refinados hacen exactamente lo contrario: favorecen la inflamación y alteran los lípidos de la sangre. Siempre que puedas, evita los refinados, como los del aceite de canola, los aceites de soja, los de cártamo y los vegetales.

Ácidos grasos trans

Éste es el tipo de grasa que te han advertido que no consumas. Las grasas trans se crean alterando la composición química de las grasas naturales mediante la adición de un hidrógeno, de ahí el apelativo «parcialmente hidrogenadas». Este proceso aumenta la vida útil de la grasa y la solidifica a temperatura ambiente, lo que hace que sea más cómoda de usar. No obstante, esta hidrogenación también hace que esta grasa sea increíblemente peligrosa; las grasas trans aumentan el colesterol «malo» (LDL) y reducen el «bueno» (HDL), lo que provoca enfermedades cardiovasculares.

Si lees la etiqueta de la mayoría de los alimentos procesados y envasados que se venden en los supermercados, a menudo te encontrarás con la descripción «aceite parcialmente hidrogenado».

Estas molestas grasas se esconden en un montón de alimentos comunes como la leche en polvo, cremas para untar e incluso galletas, pasteles y patatas fritas, es decir, en alimentos donde nunca pensarías encontrarlos. Las grasas trans también se utilizan habitualmente en las freidoras de los restaurantes y cadenas de comida rápida. Como regla general, haz todo lo posible por evitar del todo este tipo de grasas.

Ácidos grasos saturados (AGS)

Es posible que hayas oído hablar de las grasas saturadas, como la mantequilla, el *ghee*, el aceite de coco, los huevos y las carnes, probablemente en el contexto de las enfermedades cardiovasculares. Pues bien, si los AGPI se llevan el premio a la grasa más confusa, los AGS son los más incomprendidos. Durante mucho tiempo se les ha acusado erróneamente de ser la causa principal de las enfermedades cardiovasculares cuando, en realidad, los AGS son necesarios para tener una función inmunitaria saludable, salud hormonal y celular y para mantener un cerebro sano.

Pero ¿y qué hay de las enfermedades cardiovasculares? Bueno, los estudios que los detractores de las grasas saturadas suelen citar para denostarlas no relacionan el consumo de una mayor cantidad de grasas saturadas con las enfermedades cardiovasculares, sino con el aumento de los niveles de colesterol. Pero lo cierto es que el colesterol total es un mal indicador para evaluar el riesgo de sufrir un ataque cardíaco o un derrame cerebral. Algunos estudios han revelado que, en realidad, podría no existir ninguna relación entre el colesterol total elevado y el riesgo a sufrir un infarto o un ictus.[7] De hecho, un metaanálisis publicado en el *British Medical Journal* no encontró ninguna relación entre el aumento de la ingesta de grasas saturadas

---

7. Schatz, I.J., Masaki, K., Yano, K., *et al.*: «Cholesterol and all-cause mortality in elderly people from the Honolulu Heart Program: a cohort study», *Lancet*, vol. 358(9279), pp. 351-355 (2001). doi:10.1016/S0140-6736(01)05553-2.

y el riesgo de infarto, ictus y muerte.[8] Un ensayo controlado aleatorio publicado en el *American Journal of Clinical Nutrition* descubrió que una dieta rica en grasas, incluido un alto porcentaje de calorías procedentes de grasas saturadas, de hecho, reducía los factores de riesgo cardiometabólico. Más concretamente, los resultados mostraron un aumento de HDL, una disminución de los triglicéridos, una mejora de la sensibilidad a la insulina y una reducción del azúcar en sangre.[9]

El contexto y la calidad de los resultados del colesterol total es mucho más importante que la detección de un colesterol total por encima de 200 y considerarlo «malo». Porque puede que no sea malo en absoluto. La investigación ha demostrado que las grasas saturadas como el aceite de coco parecen mejorar la calidad del colesterol al tiempo que aumentan la cantidad. Así pues, ¿qué es lo que predice mejor el riesgo de ataque cardiovascular y derrame cerebral? Los marcadores de inflamación elevados, como la proteína C reactiva (PCR) y la homocisteína, el bajo nivel de HDL (colesterol «bueno»), los triglicéridos elevados y las partículas de proteína LDL de pequeña densidad.

El verdadero problema de las grasas saturadas, como el aceite de coco, se produce cuando la gente las consume con cereales refinados (que se convierten en azúcar), como panes y pastas o alimentos azucarados. Esta combinación de «comidas mixtas» amplifica la inflamación del azúcar. La buena noticia es que, durante el plan de ayuno flexible de 4 semanas, vamos a eliminar todos los cereales refinados y los carbohidratos, así que no hay necesidad de preocu-

8. De Souza, R.J., Mente, A., Maroleanu, A., *et al.*: «Intake of saturated and trans unsaturated fatty acids and risk of all cause mortality, cardiovascular disease, and type 2 diabetes: systematic review and meta-analysis of observational studies», *BMJ*, vol. 351, pp. h3978 (11 de agosto de 2015). doi:10.1136/bmj.h3978.

9. Veum, V.L., Laupsa-Borge, J., Eng, Ø., *et al.*: «Visceral adiposity and metabolic syndrome after very high-fat and low-fat isocaloric diets: a randomized controlled trial», *The American Journal of Clinical Nutrition*, vol. 105(1), pp. 85-99 (2017). doi:10.3945/ajcn.115.123463.

parse por el consumo de cantidades moderadas de grasa saturada durante el plan.

Hay una última excepción a la regla de las grasas saturadas. A algunas personas no les sientan bien debido a diferentes SNP (variaciones genéticas) o problemas intestinales subyacentes. Para estas personas, consumir un exceso de grasas saturadas puede provocarles un aumento de la inflamación. Si descubres que no te sienta bien comer cantidades elevadas de grasas saturadas, intenta limitar su ingesta a 30 g diarios y, en su lugar, prioriza los AGMI y los AGPI.

Lácteos

Los lácteos, al igual que muchos otros alimentos, no pueden clasificarse simplemente en categorías de «buenos» o «malos». Probablemente has crecido pensando que un vaso de leche era la mejor manera de empezar el día, ¿verdad? Al fin y al cabo, la leche tiene un montón de proteínas y calcio. Durante los primeros meses de vida dependemos de la grasa en forma de leche materna. La producción de leche materna es una reacción natural del cuerpo de la madre porque eso es exactamente lo que el recién nacido necesita para desarrollarse fuera del útero. A medida que crecemos, esa necesidad básica de grasa se mantiene inalterable.

Entonces, ¿por qué los lácteos no son recomendables durante el plan de ayuno flexible de 4 semanas? Los lácteos son uno de los alérgenos más comunes en nuestra sociedad. Cuando tienes intolerancia a los lácteos, no eres capaz de descomponer la lactosa, algo que se denomina intolerancia a la lactosa. Esto ocurre cuando el intestino delgado no produce la enzima lactasa. Aunque suele creerse que esto sólo afecta a una pequeña parte de la población general, la realidad indica que más del 65 % de la población mundial, y hasta el 90 % en algunas culturas, tiene problemas para crear suficiente lactasa.[10] Y dado que este libro tiene como objetivo la mejora

10. Reference GH. Lactose intolerance. Genetics Home Reference. https://ghr.nlm.nih.gov/condition/lactose-intolerance#statistics. Acceso el 4 de septiembre de 2020.

del tracto intestinal, la reducción de la inflamación y el establecimiento de la flexibilidad metabólica, no tiene ningún sentido fomentar el consumo de lácteos.

No obstante, éste no es el único problema que tienen los lácteos. Este tipo de alimentos también contienen una proteína llamada beta-caseína, la cual tiene dos subtipos: A1 y A2. La mayoría de las granjas lecheras de Estados Unidos crían vacas que tienen muchas mutaciones genéticas tras miles de años de cruces, y los lácteos que producen, y que se venden en la mayoría de las tiendas de comestibles, contienen caseína A1. Este tipo de caseína es uno de los principales factores del aumento de la inflamación corporal y puede traducirse en problemas digestivos. Además, las vacas que producen estos lácteos son alimentadas con maíz en lugar de pasto, la leche se pasteuriza y homogeneiza y se elimina la grasa. En la mayoría de los casos, los productos lácteos en sí no son el problema; lo que lo convierte en un alimento tan inflamatorio es lo que se les hace a las vacas y a la leche.

Por eso, aparte del *ghee* de pasto ecológico (también conocido como mantequilla clarificada), durante el plan de ayuno flexible de 4 semanas evitamos los lácteos.

Probablemente te preguntes por qué hacemos una excepción con el *ghee*. Bueno, el *ghee* de animales alimentados con pasto es el único lácteo que recomiendo para el plan de ayuno porque es una alternativa adecuada y saludable a la mantequilla, además de ser un ingrediente genial para cocinar. En primer lugar, al *ghee* se le elimina la beta-caseína, lo que significa que lo único que queda es grasa de mantequilla clarificada alimentada con pasto con un alto contenido de vitaminas solubles en grasa, como las vitaminas A, D y K^2, de las que la mayoría de la gente es deficiente. Dado que el *ghee* es una fuente de grasa saludable de origen animal, también tiene un alto punto de humeo. La mayoría de los aceites que se utilizan habitualmente tienen un bajo nivel de oxidación y, cuando se calientan, tienden a producir una gran cantidad de radicales libres. El *ghee* tiene un punto de humeo de 250° C, por lo que es una gran opción tanto para cocinar como para hornear.

El *ghee* es también una buena fuente de triglicéridos de cadena media, o TCM, los cuales representan alrededor del 25 % de su contenido de grasa. Las grasas TCM ayudan a mejorar la memoria, aumentar la fuerza muscular y reducir la acumulación de toxinas. Los TCM también potencian los efectos de la cetosis nutricional, que, a su vez, favorece la pérdida de peso. Además, los TCM que se encuentran en el *ghee* ayudan a mejorar la función del hígado, el colesterol, el azúcar en sangre, la función renal y el sistema inmunológico, además de alcanzar unos niveles más profundos de cetosis.

Si eres un gran amante de los quesos y los lácteos, no te preocupes. Después de las cuatro semanas del plan de ayuno flexible, podrás volver a añadir con moderación a tu dieta quesos orgánicos, siempre y cuando no te produzcan ningún tipo de malestar estomacal.

Alcohol

Es bien sabido que el consumo excesivo y crónico de alcohol y sus trastornos derivados son perjudiciales para la salud. Según la Clínica Mayo, cuando se produce una excesiva ingesta de alcohol, existe un mayor riesgo de sufrir enfermedad hepática, cáncer, diabetes, complicaciones neurológicas, daño óseo y muchas otras enfermedades relacionadas con la inflamación.[11] Aunque lo cierto es que incluso el consumo moderado o bajo de alcohol puede afectar a nuestra salud. Por ejemplo, según un informe del American Institute for Cancer Research, una sola copa de alcohol al día aumenta el riesgo de padecer cáncer de mama.[12] Otro estudio, publicado en el *British Medical Journal*, demostró que incluso cantidades moderadas de

---

11. «Alcohol use disorder–Symptoms and causes», *Mayo Clinic.* Publicado el 11 de julio de 2018. Acceso el 7 de octubre de 2020. www.mayoclinic.org/diseases-conditions/alcohol-use-disorder/symptoms-causes/syc-20369243

12. American Institute for Cancer Research. www.aicr.org/news/new-report-just-one-alcoholic-drink-a-day-increases-breast-cancer-risk-exercise-lowers-risk/. Acceso el 4 de septiembre de 2020.

alcohol pueden afectar a la memoria.[13] A menudo atiendo a pacientes que, a pesar de hacerlo todo «bien», siguen teniendo problemas intestinales, de estado de ánimo, de ansiedad y de inflamación. Y, normalmente, la solución consiste en eliminar el consumo de alcohol el fin de semana o la típica copa de vino de la cena, por muy bajo que sea.

La principal razón para hacerlo es que el alcohol se convierte inmediatamente en azúcar cuando entra en el organismo. Si realmente quieres tomarte en serio este plan y pasar de quemar azúcar a quemar grasa, debes eliminar el alcohol de tu dieta. Según mi opinión, no hay duda de que el alcohol puede provocar inflamación, sobre todo por la carga que supone para el sistema gastrointestinal y el hígado, donde se encuentra el sistema de desintoxicación del cuerpo. Además, el alcohol puede afectar al nivel de azúcar en sangre, perturbar el sueño e incitarnos a consumir alimentos procesados cargados de azúcar y a abandonar nuestra «ventana de ayuno», lo que puede poner en peligro todo el plan de ayuno.

Por lo tanto, y aunque no me gusta arruinar la fiesta, te recomiendo no consumir alcohol mientras dure el plan de ayuno flexible de 4 semanas. La buena noticia es que, según un estudio de la Universidad de Sussex, estar un mes sin tomar alcohol es beneficioso para tu salud en más de un sentido.[14] Los participantes del estudio, que recibió el nombre de reto de «Enero Seco», informaron haber experimentado mejoras tanto en su salud como en su relación con el alcohol. Más concretamente, los resultados mostraron que:

- El 71 % dormía mejor.
- El 67 % tenía más energía.

---

13. Topiwala, A., Allan, C.L., Valkanova, V., *et al.*: «Moderate alcohol consumption as risk factor for adverse brain outcomes and cognitive decline: longitudinal cohort study», *BMJ*, vol. 357, pp. 2353 (6 de junio de 2017). doi:10.1136/bmj.j2353.

14. De Visser, R.O., Robinson, E., Bond, R.: «Voluntary temporary abstinence from alcohol during "Dry January" and subsequent alcohol use», *Health Psychology*, vol. 35(3), pp. 281-289 (2016). doi:10.1037/hea0000297.

- El 58 % había perdido peso.
- El 57 % se concentraba mejor.
- El 54 % tenía una mejor piel.

Una vez finalizadas las 4 semanas del plan, te recomiendo que veas el alcohol como si fuera azúcar. En otras palabras, considéralo como algo muy especial que deberías consumir sólo ocasionalmente y con mucha moderación. Si quieres volver a tomar un poco de alcohol, puedes hacerlo. Te aconsejo que sólo consumas alcohol limpio y bajo en azúcar, como el tequila, el mezcal y el vino tinto seco ecológico.

Alimentación consciente y sobrealimentación

Ahora tienes todas las herramientas a tu alcance para asegurarte de que comes los alimentos más saludables posibles para mejorar sinérgicamente tu plan de ayuno. Dicho esto, sería negligente por mi parte no hablar de otro factor crucial: la forma en que consumimos los alimentos.

Algunas investigaciones sugieren que el ayuno puede predisponer a algunas personas a comer en exceso cuando rompen el ayuno. Un estudio demostró que estar 24 horas sin comer es un buen indicador de futuros episodios de atracones recurrentes.[15] Esto es algo que deberíamos evitar a toda costa, por eso nunca recomiendo el ayuno intermitente a personas acostumbradas a una dieta inadecuada. Al combinar las ventanas de ayuno intermitente del plan con una dieta cetotariana que imita al ayuno, rica en nutrientes, saciante y deliciosa, estamos creando un estilo de vida sostenible, no una simple dieta más que se convierte en una moda pasajera.

---

15. Stice, E., Davis, K., Miller, N.P., Marti, C.N.: «Fasting increases risk for onset of binge eating and bulimic pathology: a 5-year prospective study», *Journal of Abnormal Psychology*, vol. 117(4), pp. 941-946 (2008). doi:10.1037/a0013644.

Parte de la creación de una relación sostenible con la comida consiste en aprender que no es sólo importante lo que ponemos en el plato, sino también el espacio mental y emocional donde disfrutamos de la comida, es decir, el arte de la alimentación consciente. La intención con la que comemos es tan importante como la propia comida. En la práctica, esto significa que debemos sentarnos a comer sin ninguna distracción (es decir, sin televisión ni móvil). Tómate tu tiempo para oler la comida, mastícala bien y no tengas prisa. Descubrirás que, cuando le dedicas toda la atención a la comida, ésta sabe mucho mejor. Además, esto también nos ayuda a comer de una forma natural hasta estar saciados, en lugar de seguir comiendo cuando ya no lo necesitamos.

La atención plena también es aplicable a los momentos en los que no comemos. Pongamos que estás en un período de ayuno, pero te apetece muchísimo comerte una galleta. O quizá acabas de romper el ayuno, pero todavía tienes hambre. Si te encuentras en alguna de estas situaciones, quédate inmóvil y respira profundamente, inhalando por la nariz y exhalando por la boca. Prepárate una taza de té y, mientras te lo bebes, presta toda tu atención a los pensamientos y emociones que experimentas. Percibe todos los impulsos que sientes relacionados con la comida o los antojos por determinados alimentos.

¡Y eso es todo! No tienes que hacer nada con respecto a esas emociones o impulsos aparte de percibirlas sin juzgarlas ni resistirte a ellas. Ése es el mejor modo de trabajar el músculo de la atención plena, lo que te permitirá regresar al momento presente y conectar con tu intuición. Esto es especialmente importante durante las primeras dos semanas del plan de ayuno flexible, cuando tu cuerpo todavía no ha alcanzado la necesaria flexibilidad metabólica y estás aprendiendo a reconectar con tu intuición. A menudo descubrirás que, con sólo detenerte un segundo y darte cuenta de lo que está pasando en tu interior, los antojos y el hambre disminuyen.

Y si no disminuyen, tampoco pasa nada. Recuerda que el ayuno intermitente no es un plan basado en la restricción calórica; lo que quiero es que te sientas plenamente satisfecho. Si sigues teniendo hambre después de una comida o estás hambriento durante el período de ayuno, no te preocupes, come algo que tenga un alto contenido en proteínas limpias y grasas saludables, ya que ésos son los macronutrientes más saciantes. No te castigues si te ocurre. El plan que he diseñado para este libro es flexible; es importante que aceptes esa parte del plan y seas comprensivo contigo mismo.

Si sigues el plan y te das cuenta de que no has sentido la necesidad de comer en exceso, has de saber que ese resultado también está respaldado por la ciencia. Por ejemplo, una amplia revisión de la investigación actual muestra todo lo contrario: en comparación con otros métodos para perder peso, el ayuno no provoca que la persona coma en exceso.[16] Y como hemos visto en los capítulos anteriores, el ayuno fomenta unas señales del hambre más saludables y un nivel de azúcar en sangre más equilibrado, favoreciendo una mejor salud intestinal y la reducción de los antojos, todo lo cual mejora enormemente la capacidad para comer de un modo más consciente y lograr una moderación saludable en nuestra relación con los alimentos.

En cualquier caso, la primera regla de este libro es escuchar siempre a tu cuerpo y dedicar el tiempo que necesites a alcanzar la flexibilidad metabólica, tanto si te pasas el día teniendo antojos como si no. El ayuno intuitivo nunca nos exigirá que pongamos nuestro cuerpo al límite ni que hagamos nada que vaya más allá de lo que nos resulta natural y factible. El objetivo de este libro está más enfocado a ayudarte a llenar tanto el carro de la compra como el plato con alimentos limpios y densos en nutrientes, y después comerlos de una forma consciente y con gratitud, que a simplemente ayunar durante un número determinado de horas.

---

16. Da Luz, F.Q., Hay, P., Gibson, A.A., *et al.*: «Does severe dietary energy restriction increase binge eating in overweight or obese individuals? A systematic review», *Obesity Reviews*, vol. 16(8), pp. 652-665 (2015). doi:10.1111/obr.12295.

Capítulo 10

Caja de herramientas del ayuno intuitivo

A estas alturas, espero que tengas claro que el plan de ayuno flexible de 4 semanas no consiste sólo en ayunar. De hecho, la nutrición desempeña un papel igualmente importante tanto en el plan como en su capacidad para restaurar la flexibilidad metabólica y potenciar los beneficios de los ayunos. Bueno, en realidad el plan tampoco termina con las recomendaciones nutricionales.

Si deseas alcanzar la flexibilidad metabólica, debes ser muy consciente de lo que comes, cómo lo comes y cuándo lo comes. Dicho esto, si quieres transformar tu salud de un modo radical, debes prestar atención a todos los factores relacionados con tu estilo de vida, incluidos los no alimentarios, como lograr un sueño de calidad, controlar el estrés, hacer ejercicio físico y asegurarte de que tu cuerpo recibe todas las vitaminas y los minerales que necesita para funcionar de una forma óptima y curarse a sí mismo.

En este capítulo hablaremos de todo ello. En las siguientes secciones, te daré todas las herramientas que necesitas para sacarle el máximo partido al plan de ayuno flexible de 4 semanas.

Cómo romper el ayuno: Una cronología

Después de un largo período de tiempo sin alimentos, lo que le suministras a tu cuerpo para salir del ayuno le envía un poderoso mensaje. Si rompes el ayuno con un montón de carbohidratos refinados y azúcar, provocarás una brusca subida de glucosa y una alteración intestinal y te convertirás en un saboteador involuntario de los progresos realizados durante el ayuno.

Sin embargo, si rompes el ayuno gradualmente y con alimentos limpios, le enviarás a tu cuerpo las señales adecuadas, le proporcionarás todos los nutrientes que *realmente* necesita y, básicamente, estarás reforzando los beneficios del ayuno.

Ten en cuenta que, cuanto más largo sea el ayuno, más importantes son estas recomendaciones. Durante la primera o cuarta semana, cuando sólo debes ayunar 12 horas, es probable que no necesites incorporar una comida de transición. Sin embargo, si has estado ayunando 18-22 horas, es recomendable que regreses a la ventana de ingesta lo más suavemente posible para facilitarle las cosas a tu cuerpo y que pruebes al menos una vez todas las recomendaciones que aparecen en esta sección para descubrir si tienen un impacto positivo en dicha transición.

Así que, sin más preámbulos, éstas son las recomendaciones para facilitarle a tu cuerpo la transición a la ventana de ingesta diaria.

Cuando termine la ventana de ayuno, haz una comida ligera para romper el ayuno que contenga caldo, sopa, un batido o alimentos suaves y cocinados. Mis opciones favoritas para ello son el caldo de huesos, el caldo de algas o las sopas hechas con el caldo. Esto ayuda a proteger el revestimiento de la mucosa y las vellosidades intestinales, lo que facilitará que el cuerpo se preparare para digerir y absorber los alimentos que va a consumir.

- Caldo de huesos ecológico: lleno de minerales y electrolitos, este alimento denso en nutrientes y reconfortante para el intestino es una gran forma de preparar el estómago para romper el ayuno.
- Caldo de algas ecológico: el caldo de algas, una gran opción a base de plantas, contiene beneficiosos minerales como el selenio, el zinc y el yodo que reforzarán la tiroides y pondrán en marcha tu metabolismo para la próxima ventana de ingesta.

Como alternativa, algunos días puedes preparar un batido cetotariano personalizado para romper el ayuno. Por ejemplo: pon en la licuadora leche de almendras o de coco, alguna verdura, frutas del bosque y cualquier superalimento que te guste, como la espirulina, y bátelo con hielo.

También puedes tomar sopas o alimentos cocinados ligeros que no sean demasiado exigentes para tu sistema digestivo, por ejemplo, verduras asadas o cocidas y una fuente de proteína ligera como huevos duros. Esta comida debe ser más ligera, con menos grasa, menos carbohidratos y con una cantidad moderada de proteínas. Debes comer lentamente, asegurándote de masticar completamente los alimentos antes de tragarlos. Evita comer demasiadas verduras o frutas crudas en este momento, ya que tu aparato digestivo puede tener dificultades para digerirlas. Recuerda que tu intestino ha estado descansando y recuperándose durante el ayuno. El objetivo de esta comida es que sea lo más sencilla y digerible posible. La buena noticia es que en el capítulo 13 encontrarás una sección con recetas de comidas de transición para romper el ayuno.

Después de un ayuno más prolongado, serás más sensible a la insulina y tus niveles de cortisol y adrenalina serán más altos. Todo esto es normal y forma parte del efecto hormonal beneficioso que he mencionado antes. Debido a esto, te recomiendo que añadas a esta comida un poco de sal rosa del Himalaya y canela, del modo que mejor te parezca. Estos dos ingredientes te ayudarán a estabilizar la glucosa en sangre, te mantendrán hidratado y ayudarán a tu cuerpo a entrar en la ventana de ingesta con mayor facilidad.

Entre una y dos horas después de haberse iniciado la ventana de ingesta, haz una comida más abundante. Una o dos horas después de la comida de transición, puedes hacer la primera comida de verdad del día. Esta comida puede ser más abundante y con más grasas, ya que tu cuerpo está ahora preparado para descomponer y digerir una mayor cantidad de alimentos con una mezcla más compleja de macronutrientes. Si es un día de dieta alta en carbohidratos limpios, en esta comida principal también puedes incluir los carbohidratos de aquel día. Pero asegúrate de que sean saludable. De este modo, sabrás que estás dando en el clavo al tiempo que sacas todo el provecho a los beneficios del plan de ayuno flexible de 4 semanas.

¿Qué puedes tomar durante el ayuno?

Cuando les presento a mis pacientes el ayuno intermitente, las primeras preguntas que suelen hacerme son: ¿Qué puedo tomar durante el período de ayuno? ¿Puedo beber café? ¿Y café con leche? ¿Caldo de huesos? ¿Aceite TCM? ¿Y qué pasa con los suplementos? En general, durante el ayuno hay que intentar evitar el consumo de cualquier alimento con una cantidad considerable de calorías. Esto significa que no deben tomarse refrigerios, ni cucharadas de mantequilla de frutos secos, ni zumos, ni batidos, ni sopas, ni caldos. Éstas son algunas bebidas adecuadas para el ayuno:

Agua (montones de agua)

No cabe duda de que estar perfectamente hidratado es una de las cosas más importantes que podemos hacer por nuestra salud general. El agua no sólo evita la deshidratación, sino que ayuda a mantener el cuerpo fresco, mantiene la piel flexible, permite que el cuerpo elimine las toxinas, previene problemas como los cálculos renales y las infecciones del tracto urinario y evita el dolor de las articulaciones y la fatiga muscular. Estar bien hidratado se ha vinculado a un mejor estado de ánimo, menos dolores de cabeza, más energía, mejor función neurológica y concentración, menos estreñimiento e incluso pérdida de peso. Mantenerte hidratado reforzará tu cuerpo mientras éste se adapta a la quema de grasas como combustible y facilitará la transición hacia la flexibilidad metabólica.

Por este motivo, no dudes en beber toda el agua que quieras tanto durante los períodos de ayuno como durante las ventanas de ingesta. La cantidad exacta de agua depende del nivel de actividad física, de la cantidad de sudoración y de la edad. Bebe lo suficiente como para sentirte hidratado y no tener sed, y hazlo durante todo el día en lugar de hacerlo de una sola vez. Si sueles despertarte a orinar durante la noche, deja de beber agua unas horas antes de acostarte. Si tu orina es de color amarillo pálido y te encuentras bien, significa que estás alcanzando tu objetivo de agua diaria. Debes empezar esta rutina de hidratación en la primera semana del plan para evitar cualquier efecto secundario no deseado del ayuno, como estreñimiento o dolor de cabeza, y debes continuar con la ingesta saludable de agua durante todo el plan de ayuno flexible de 4 semanas. Consejos para beber agua:

1. Evita beber mucha agua justo antes de comer, ya que podría interferir con la digestión.
2. Bébela a temperatura ambiente, o al menos sin hielo, ya que el agua fría puede ser una sacudida para el cuerpo y causar dolores de estómago y calambres.
3. El agua puede incluso reducir el hambre, así que asegúrate de beber mucha durante los ayunos, especialmente si tienes antojos o estás pensando en romper el ayuno antes de tiempo.

Cuando hablamos de agua, la cantidad no es el único factor que debemos tener en cuenta. La calidad también es importante. En 1974, el Congreso de Estados Unidos aprobó la Ley de Agua Potable, la cual mejoró la calidad del agua en todo el país, pero aún podemos mejorarla. Esta ley sólo regula 91 contaminantes, y la mayor parte del agua potable contiene muchos más contaminantes que no están regulados. Un estudio encontró 316 contaminantes en el agua potable de Estados Unidos y, aunque parezca asombroso, 202 de esos contaminantes carecían de normas de seguridad.[1] ¡Se calcula que el agua del grifo de 132 millones de estadounidenses de 45 estados contiene contaminantes no regulados! Además, una investigación del *New York Times* estimó que durante un período de 5 años, 62 millones de estadounidenses estuvieron expuestos a agua potable contaminada con miles de sustancias químicas no reguladas.[2]

Menudo panorama, ¿no crees?

---

1. «Press Release: Updated tap water databases and drinking water quality analysis», *EWG*. www.ewg.org/news/news-releases/2009/12/09/press-release-updated-tap-water-databases-and-drinking-water-quality. Acceso el 4 de septiembre de 2020.
2. Duhigg, C.: «Millions drink tap water that is legal, but maybe not healthy», *NYTimes*. www.nytimes.com/2009/12/17/us/17water.html.Published December 17, 2009. Acceso el 4 de septiembre de 2020.

Lo más preocupante de esta situación es que muchos de los contaminantes que se encuentran en el agua potable se han relacionado con problemas de salud crónicos, como el cáncer, las enfermedades autoinmunes-inflamatorias, la diabetes, los problemas de tiroides, las enfermedades neurológicas, así como con problemas del hígado, los riñones y el sistema nervioso. Incluso el flúor, que se añade al agua potable de forma intencionada, podría estar relacionado con algunos problemas de salud graves. Una revisión científica de la normativa sobre el agua potable de la Agencia de Protección Medioambiental sugirió que el agua del grifo tratada con flúor estaba asociada a un aumento de las fracturas óseas y los problemas dentales.[3] El estudio también recomendaba investigar más a fondo el impacto del flúor en la salud de la tiroides y el cerebro.

Por eso no sólo te recomiendo que bebas mucha agua durante el plan de ayuno flexible de 4 semanas, sino que también inviertas, dentro de tus posibilidades, en un sistema para purificar el agua de casa, o al menos que compres agua embotellada. Haz lo que puedas. Esto es lo que debes tener en cuenta:

Existen muchas marcas distintas de filtros de agua en el mercado, y no todos son iguales. Cuando compres un filtro, busca en la etiqueta los siguientes estándares de la National Science Foundation (NSF):

- Estándar NSF 42-Efectos estéticos: Este nivel de filtración sólo reduce el cloro y mejora el sabor y el olor del agua.
- Estándar NSF 53-Efectos sobre la salud: Éste es el siguiente nivel de filtración. Busca este estándar si deseas eliminar más productos químicos y metales pesados.
- Estándar NSF 58-Ósmosis inversa: Este estándar se aplica sólo a los sistemas de ósmosis inversa y elimina muchos contaminantes tóxicos.

3. «U.S. Department of Health and Human Services Federal Panel on Community Water Fluoridation. U.S. Public Health Service recommendation for fluoride concentration in drinking water for the prevention of dental caries», *Public Health Reports*, vol. 130(4), pp. 318-331 (2015). doi:10.1177/003335491513000408.

- Estándar NSF 401-Compuestos emergentes/contaminantes incidentales: este estándar cubre hasta 15 contaminantes que se encuentran en el agua del grifo, como fármacos, metales pesados y retardantes de llama.

Electrolitos

Durante los ayunos, pero especialmente durante los ayunos más largos, es importante asegurarse de que estamos adecuadamente hidratados, no sólo con agua sino también con electrolitos. Normalmente, el agua, las frutas y las verduras frescas e hidratantes nos proporcionan todos los electrolitos que necesitamos. Sin embargo, cuando estamos en ayunas, comemos menos carbohidratos y, sobre todo, si hacemos ejercicio físico o vivimos en un clima cálido y húmedo, es posible que necesitemos electrolitos adicionales. Esto es así porque se pierden electrolitos a través del sudor (por cada litro de sudor, se pierden 9 mg de sodio, 15 mg de potasio y 13 mg de magnesio). Además, una dieta baja en carbohidratos elimina los carbohidratos inflamatorios, lo que puede provocar la pérdida de agua, alterando el equilibrio de los electrolitos.

Aunque suele hablarse mucho de los *electrolitos*, muchas personas no tienen muy claro qué son exactamente. Son compuestos que producen iones positivos o negativos cuando se disuelven en el agua. Además, resulta que desempeñan un papel importante en nuestra salud, porque regulan desde la función nerviosa hasta el equilibrio de los fluidos en el interior de las células, pasando por la presión arterial o el equilibrio del pH. Los principales electrolitos son el sodio, el potasio, el calcio, el bicarbonato, el magnesio, el cloruro y el fosfato, pero también existen otros oligoelementos muy importantes para la óptima hidratación.

Antes de que compres una bebida isotónica en la típica botella azul brillante *que contiene vete a saber qué*, debes saber que la mayoría de estas bebidas están repletas de azúcares artificiales o naturales, conservantes y colorantes artificiales, ingredientes que, evidentemente, queremos evitar durante el plan de ayuno flexible de 4 semanas y, también, una vez terminado el plan.

Tranquilo, existen formas fáciles, baratas y sencillas de reponer los electrolitos sin tener que recurrir a las bebidas isotónicas.

- **Sal rosa del Himalaya**: Una forma fácil de reponer los electrolitos consiste simplemente en añadir sal rosa del Himalaya al agua que bebes, dado que esta sal es muy rica en minerales. A menudo les recomiendo a mis pacientes con problemas del eje hipotalámico- hipofisario-suprarrenal, lo cual también puede agotar los electrolitos del cuerpo, que añadan 1 cucharadita de sal del Himalaya a un vaso de agua por la mañana o que la añadan a sus comidas.
- **Caldo**: También puedes disolver 1 o 2 cubitos de caldo de verduras o de huesos de pollo en una taza de agua. Después puedes añadir algunos de mis alimentos favoritos ricos en electrolitos, las setas y las espinacas, lo cual te aportará potasio y magnesio (minerales muy importantes para la hidratación).
- **Suplementos de electrolitos**: En el mercado puedes encontrar algunos suplementos de electrolitos estupendos. Sólo debes asegurarte de leer la lista de ingredientes para comprobar que no contengan azúcares ni ninguna sustancia artificial.

TCM

TCM significa triglicéridos de cadena media, una grasa de alta calidad que se encuentra de forma natural en los alimentos. Los TCM pueden ayudarte a profundizar en la cetosis porque el cuerpo puede convertirlos rápidamente en energía utilizable para tus células. En la dieta occidental moderna, es difícil encontrar la presencia de las grasas TCM. Son un tipo de grasa saturada saludable que al cuerpo le cuesta muy poco descomponer para usar como combustible, a diferencia de las grasas TCL (triglicéridos de cadena larga). Los aceites TCM se pueden encontrar de dos formas: naturales y sintéticos. Los TCM naturales se hallan en el aceite de coco, las grasas lácteas como el *ghee* y el aceite de palmiste. Dos de mis fuentes favoritas de TCM son el aceite de coco y el *ghee* alimentado con pasto, pero los TCM representan tan sólo un porcentaje de la cantidad total de contenido graso:

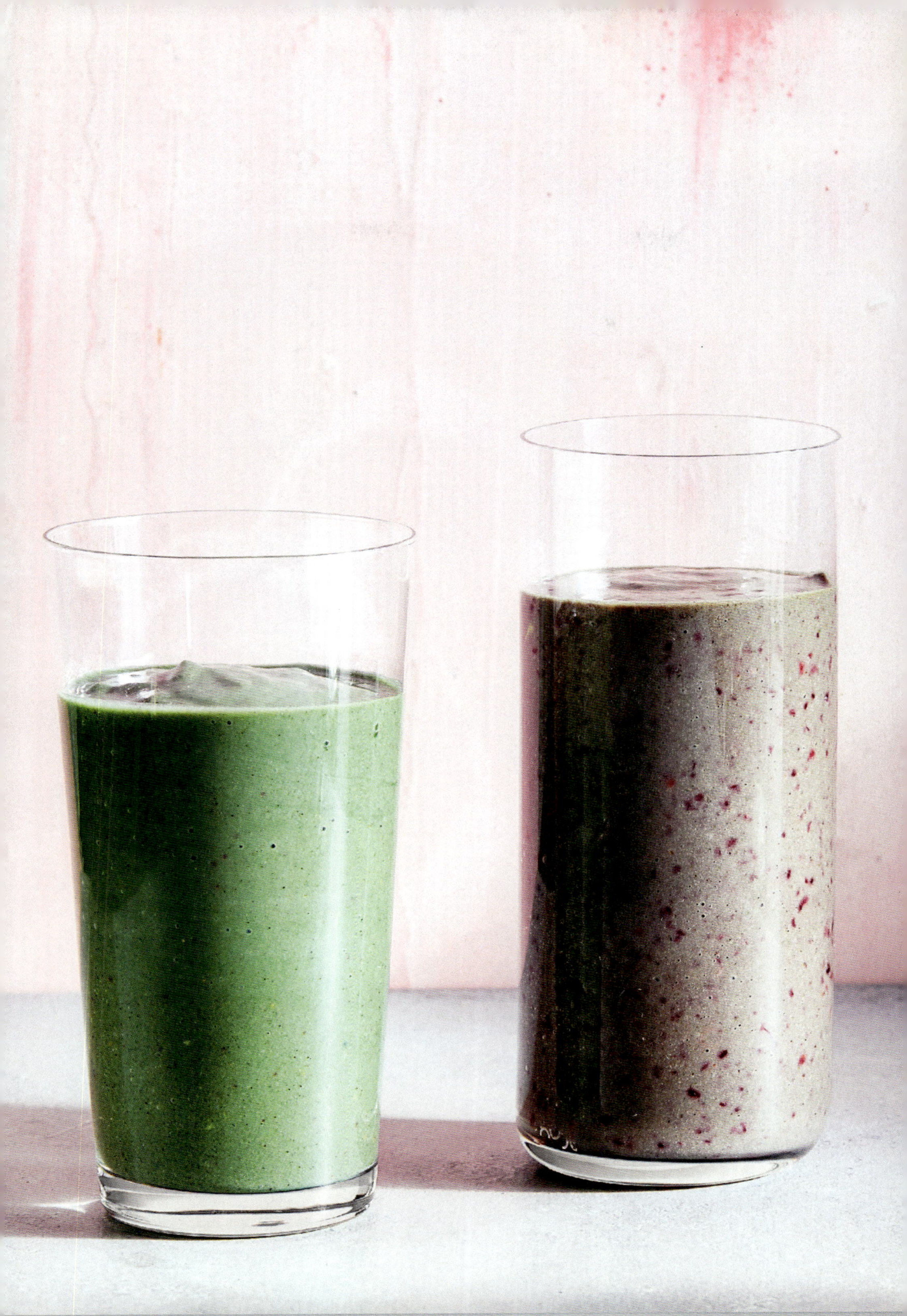

V Batido de moras y espinacas (página 275)

V Batido de fresa y espirulina (página 367)

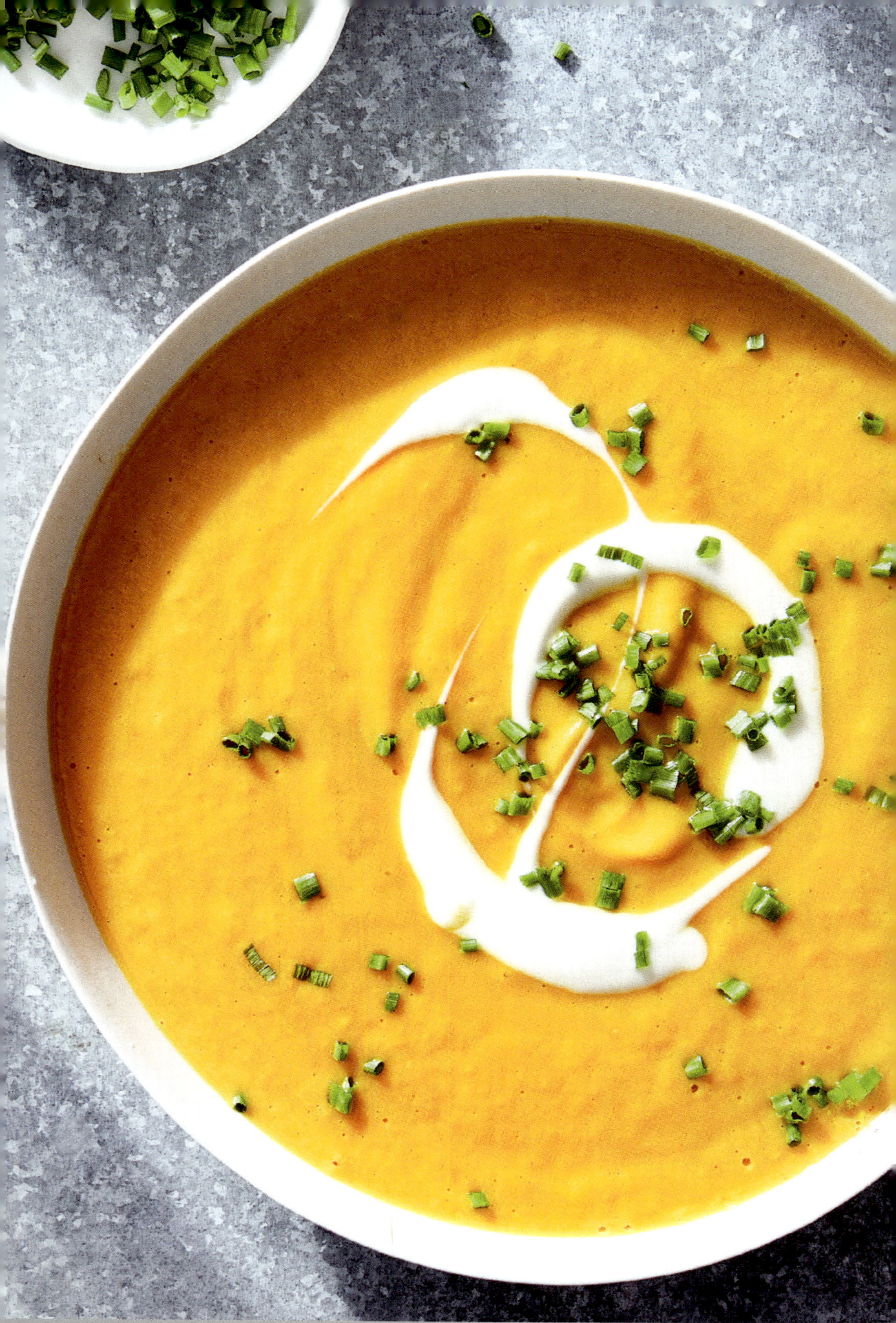

FV Bisque de calabaza con jengibre fresco (página 279)

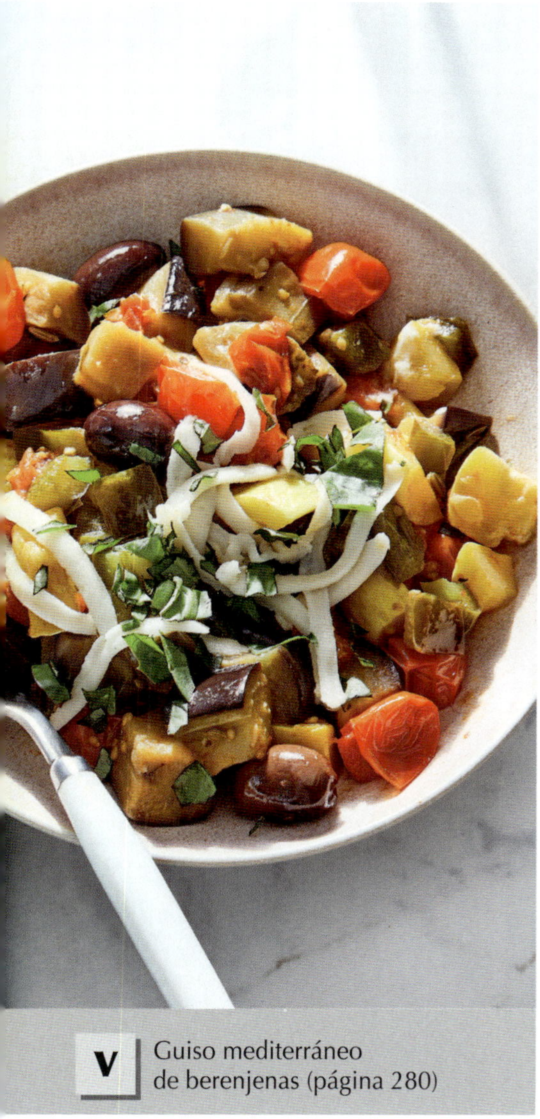

V Guiso mediterráneo de berenjenas (página 280)

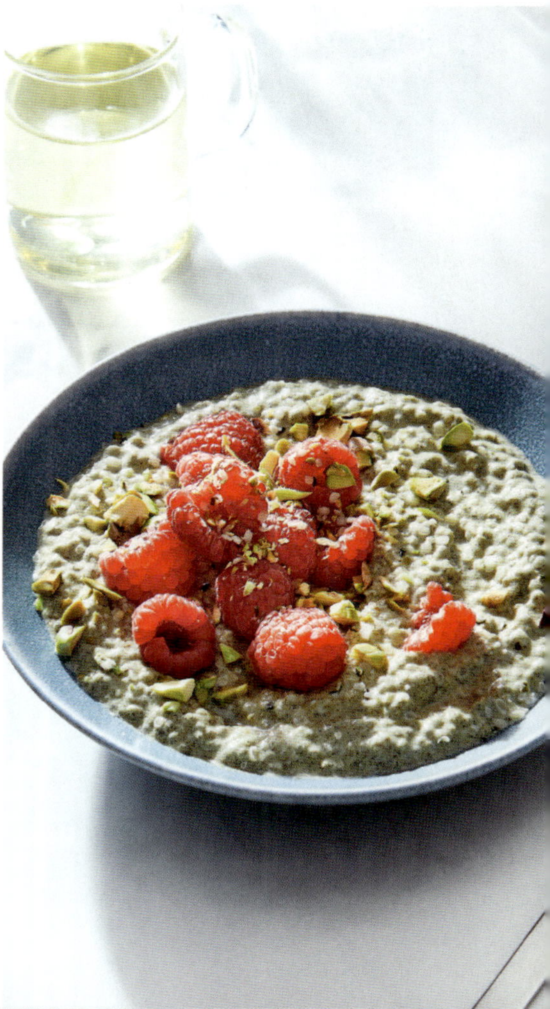

V Pudín de chía con limón y frambuesa (página 287)

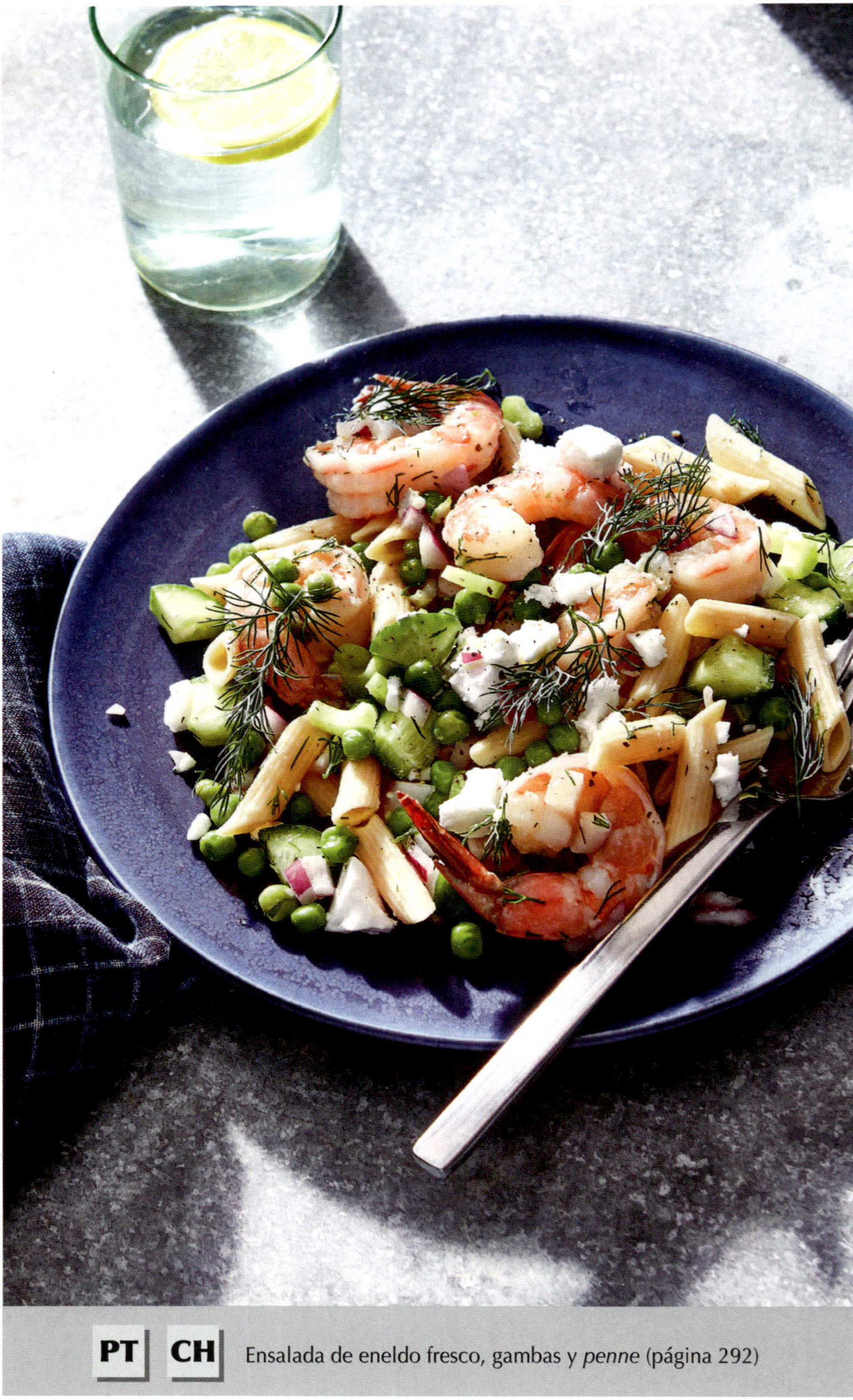

PT CH Ensalada de eneldo fresco, gambas y *penne* (página 292)

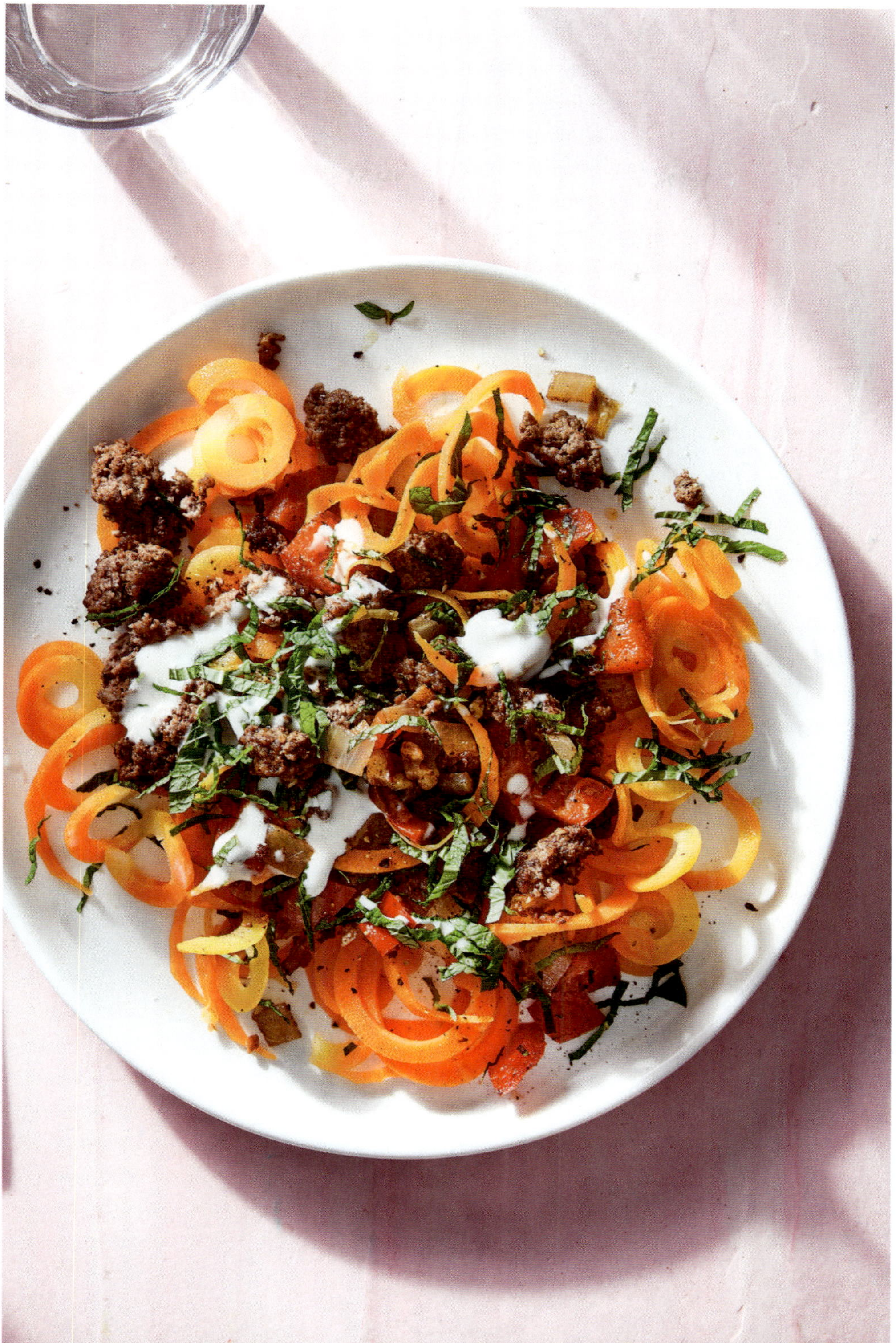

FV Ternera con especias de Oriente Medio sobre espirales de zanahoria (página 293)

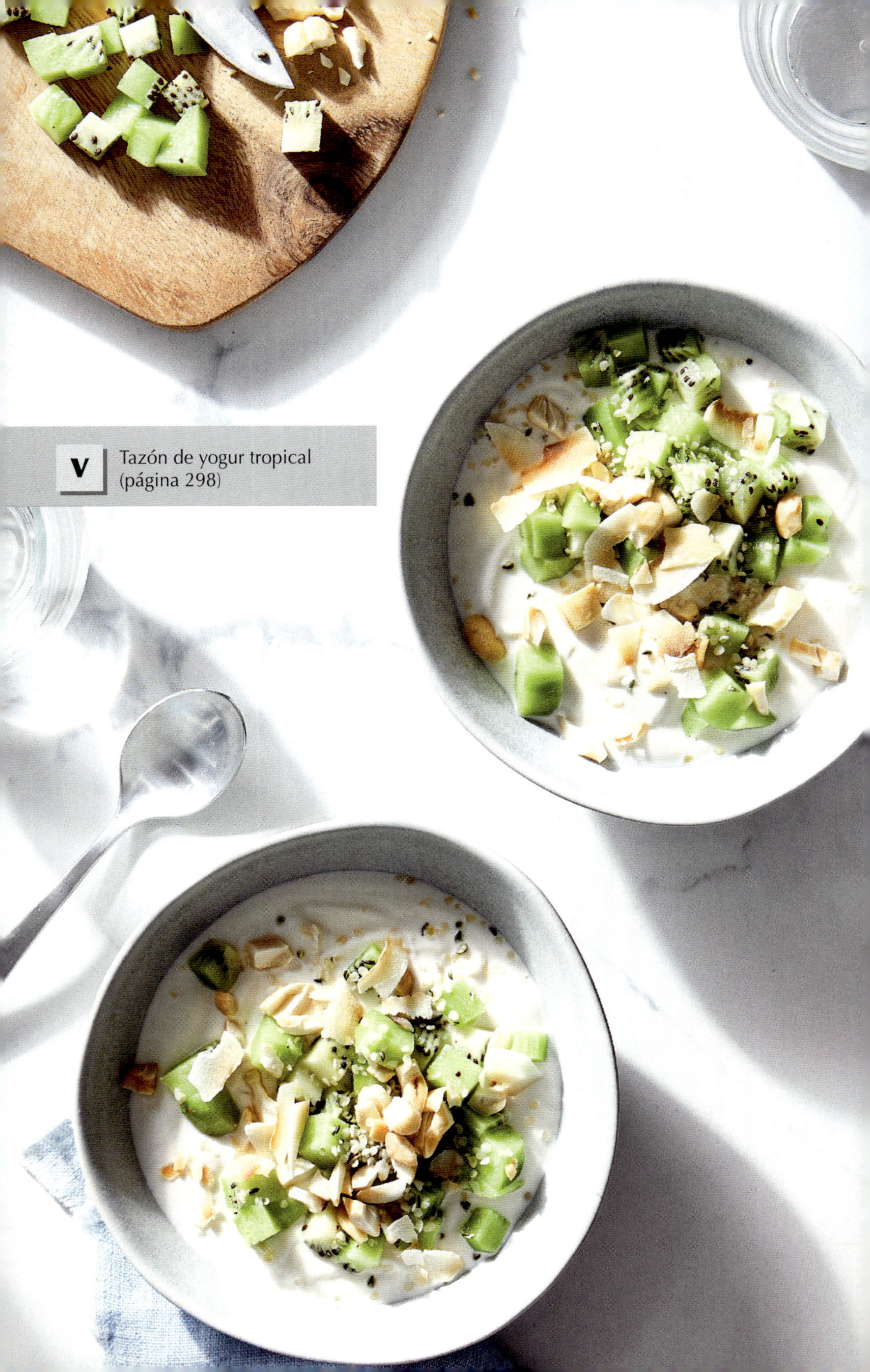

V Tazón de yogur tropical
(página 298)

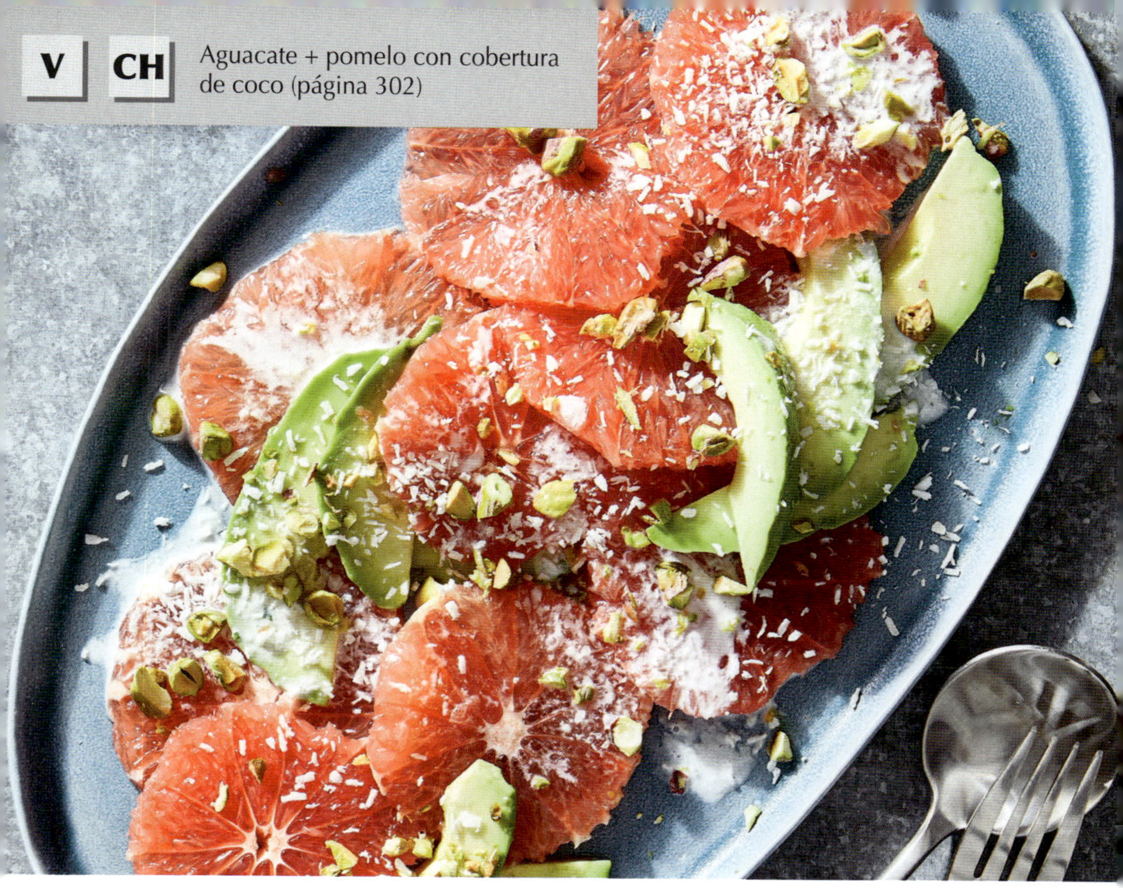

V **CH** Aguacate + pomelo con cobertura de coco (página 302)

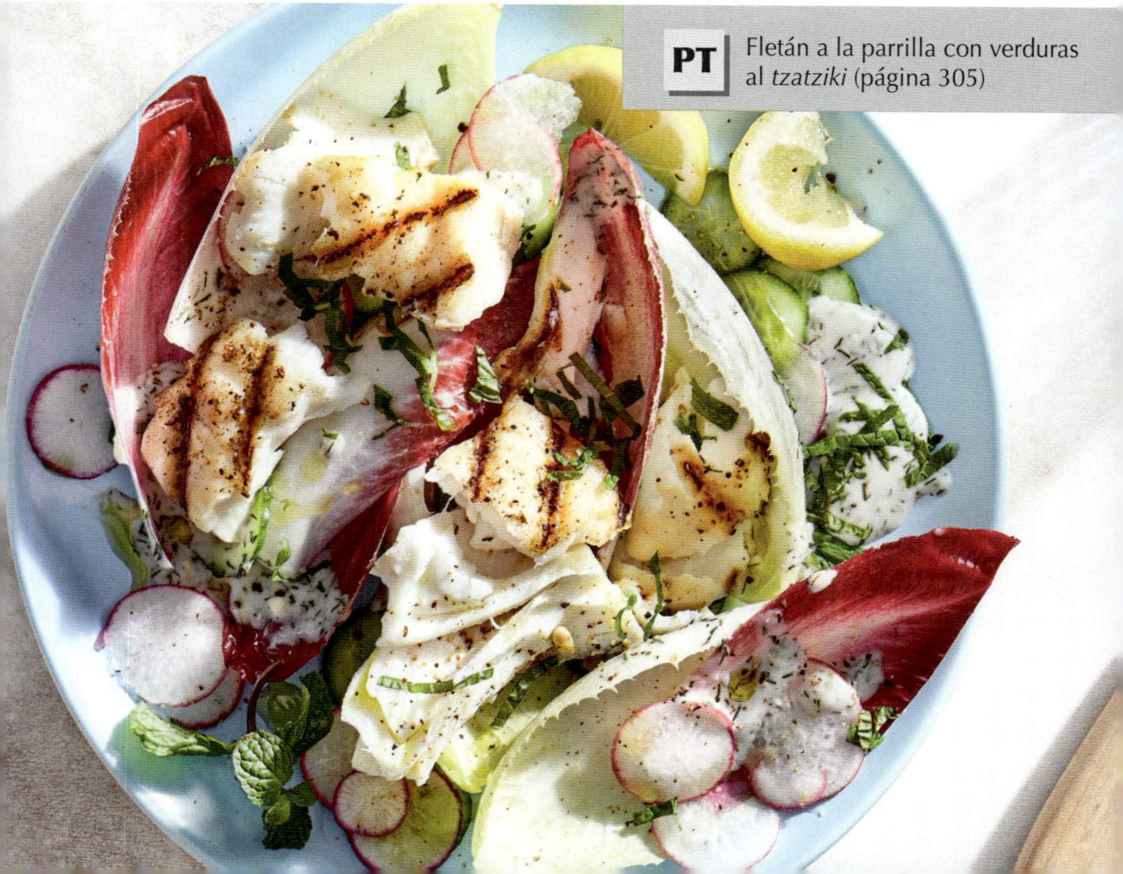

PT Fletán a la parrilla con verduras al *tzatziki* (página 305)

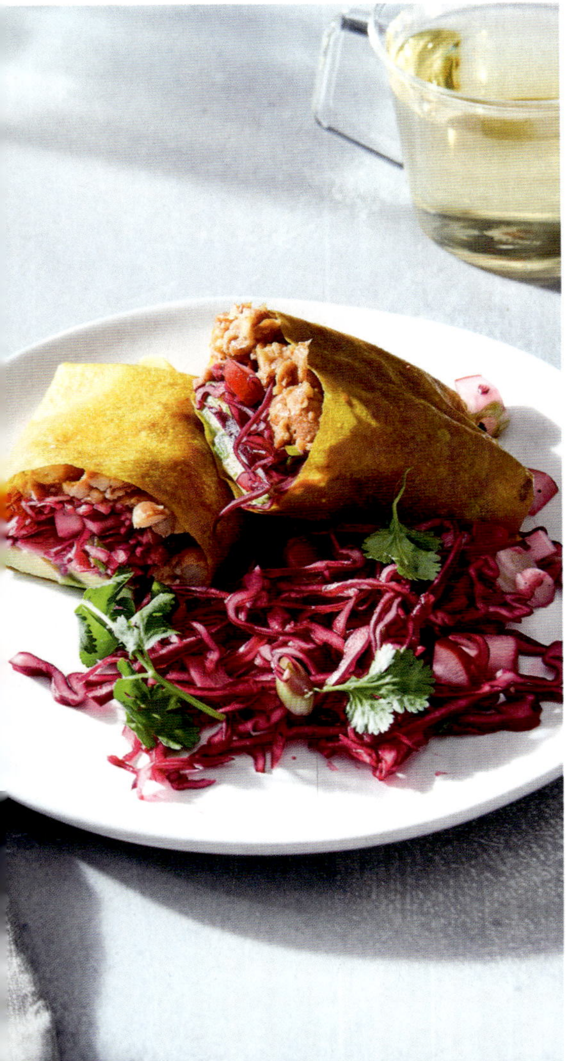

V **CH** Burritos rellenos de puré de frijoles (página 308)

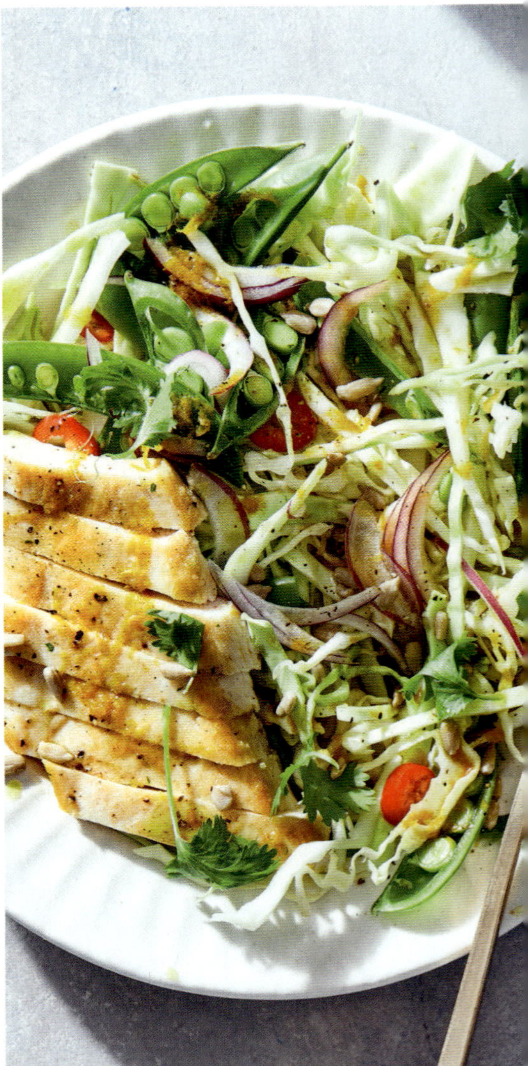

FV Ensalada de pollo, col y semillas de girasol (página 309)

Aceite de coco: 60 % de TCM
Aceite de palma: 50 % de TCM
***Ghee*: 25 % de TCM**

Entonces, ¿por qué recomiendo los TCM como una opción durante el ayuno? Dado que apenas tienen calorías y nada de azúcar, tendrán poco impacto en el ayuno. Además, los TCM tienen una gran cantidad de beneficios para la salud e incluso pueden ayudar a potenciar los beneficios del ayuno. Por ejemplo:

- Favorecen la salud neurológica y mejoran la memoria.[4] Incluso se han mostrado prometedores para las personas con alzhéimer leve o moderado.[5]
- Pueden ayudarte a quemar grasas de un modo más eficaz y a aumentar la producción de cetonas (incluso cuando el consumo de carbohidratos es mayor).[6, 7, 8] Tomar TCM durante el plan de

---

4. Rebello, C.J., Keller, J.N., Liu, A.G., *et al.*: «Pilot feasibility and safety study examining the effect of medium chain triglyceride supplementation in subjects with mild cognitive impairment: a randomized controlled trial», *BBA Clinical*, vol. 3, pp. 123-125 (16 de enero de 2015). doi:10.1016/j.bbacli .2015.01.001.
5. Sharma, A., Bemis, M., Desilets, A.R.: «Role of medium chain triglycerides (Axona®) in the treatment of mild to moderate Alzheimer's disease», *American Journal of Alzheimer's Disease & Other Dementias*, vol. 29(5), pp. 409-414 (2014). doi:10.1177/1533317513518650.
6. Rebello, C.J., Keller, J.N., Liu, A.G., *et al.*: «Pilot feasibility and safety study examining the effect of medium chain triglyceride supplementation in subjects with mild cognitive impairment: a randomized controlled trial», *BBA Clinical*, vol. 3, pp. 123-125 (16 de enero de 2015). doi:10.1016/j.bbacli .2015.01.001.
7. Fernando WM, Martins IJ, Goozee KG, *et al.*: «The role of dietary coconut for the prevention and treatment of Alzheimer's disease: potential mechanisms of action». *Br J Nutr, vol.* 114(1), pp. 1-14 (2015).
8. Liu, Y.M., Wang, H.S.: «Medium-chain triglyceride ketogenic diet, an effective treatment for drug-resistant epilepsy and a comparison with other ketogenic diets», *Biomedical Journal*, vol. 36(1), pp. 9-15 (2013). doi:10.4103/2319-4170.107154.

ayuno flexible te ayudará a que tu cuerpo entre en cetosis más fácilmente, favoreciendo la quema de grasas como combustible.

- Ofrecen una fuente de energía rápida, útil y de fácil absorción, por lo que son perfectos si te sientes agotado o fatigado.
- Tienen funciones antibacterianas, antivirales y antifúngicas, y favorecen un microbioma intestinal saludable.[9, 10]
- Contribuyen a mejorar la cetosis, lo que significa que también son útiles para quemar grasas y perder peso. Los estudios han demostrado que pueden ayudarte a sentirte más saciado, aumentar la tasa metabólica y disminuir la conversión del exceso de carbohidratos en grasas.[11, 12]
- Algunos estudios han demostrado que el aceite TCM, al igual que el ayuno intermitente, puede ayudarte a perder peso en la zona de las caderas y la cintura, así como la grasa visceral.
- Investigaciones recientes han demostrado que el consumo de alimentos ricos en TCM mejora el rendimiento del ejercicio físico, permitiendo entrenar más tiempo durante el ejercicio de alta intensidad.[13]

---

9. Shilling, M., Matt, L., Rubin, E., *et al.*: «Antimicrobial effects of virgin coconut oil and its medium-chain Fatty acids on Clostridium difficile», *Journal of Medicinal Food*, vol. 16(12), pp. 1079-1085 (2013). doi:10.1089/jmf.2012.0303.
10. Kabara, J.J., Swieczkowski, D.M., Conley, A.J., Truant, J.P.: «Fatty acids and derivatives as antimicrobial agents», *Antimicrobial Agents and Chemotherapy*, vol. 2(1), pp. 23-28 (1972). doi:10.1128/aac.2.1.23.
11. St-Onge, M.P., Mayrsohn, B., O'Keeffe, M., *et al.*: «Impact of medium and long chain triglycerides consumption on appetite and food intake in overweight men», *European Journal of Clinical Nutrition*, vol. 68(10), pp. 1134-1140 (2014). doi:10.1038/ejcn.2014.145.
12. Rial, S.A., Karelis, A.D., Bergeron, K.F., Mounier, C.: «Gut microbiota and metabolic health: the potential beneficial effects of a medium chain triglyceride diet in obese individuals», *Nutrients*, vol. 8(5), p. 281 (2016). Publicado el 12 de mayo de 2016. doi:10.3390/nu8050281.
13. Nosaka, N., Suzuki, Y., Nagatoishi, A., Kasai, M., *et al.*: «Effect of ingestion of medium-chain triacylglycerols on moderate-and high-intensity Exercise in recreational athletes», *Journal of Nutritional Science and Vitaminology*, Tokio, vol. 55(2), pp. 120-125 (2009). doi:10.3177/jnsv.55.120.

- He hablado extensamente en este libro acerca de la importancia de las grasas saludables. Pues bien, algunos estudios han demostrado que los efectos de las ácidos grasos omega DHA y EPA se ven potenciados al combinarlos con los aceites TCM.[14] ¡Aprovecha esta sinergia de grasas añadiendo TCM a la mezcla!
- Los TCM han demostrado su capacidad para aumentar la sensibilidad a la insulina, lo que se traduce en la reducción de los desequilibrios de la glucosa en sangre.[15]
- Durante el plan de ayuno flexible de 4 semanas, tu cuerpo realiza una gran labor de desintoxicación. los TCM pueden ayudarte a proteger el hígado y el aparato digestivo.[16]
- El ayuno ha demostrado tener efectos beneficiosos sobre los niveles de colesterol y la salud cardiovascular, y también sabemos que los TCM reducen los factores de riesgo cardiometabólico y la relación LDL/HDL.

Pese a que no son necesarios, puedes recurrir a los TCM en cualquier momento del plan de ayuno flexible de 4 semanas, y te los recomiendo especialmente los días de ayuno más prolongado y en los que hagas la dieta baja en carbohidratos limpios. También te los recomiendo antes de realizar una actividad física exigente mezclados con un café solo, especialmente si la actividad física la realizas en ayunas; de este modo conseguirás aumentar tu rendimiento atlético.

---

14. Kondreddy, V.K., Anikisetty, M., Naidu, K.A.: «Medium-chain triglycerides and monounsaturated fatty acids potentiate the beneficial effects of fish oil on selected cardiovascular risk factors in rats», *The Journal of Nutritional Biochemistry*, vol. 28, pp. 91-102 (2016). doi:10.1016/j.jnutbio.2015.10.005.
15. Eckel, R.H., Hanson, A.S., Chen, A.Y., *et al.*: «Dietary substitution of medium-chain triglycerides improves insulin-mediated glucose metabolism in NIDDM subjects», *Diabetes*, vol. 41(5), pp. 641-647 (1992).
16. Ronis, M.J., Korourian, S., Zipperman, M., *et al.*: «Dietary saturated fat reduces alcoholic hepatotoxicity in rats by altering fatty acid metabolism and membrane composition», *Journal of Nutrition*, vol. 134(4), pp. 904-912 (2004). doi:10.1093/jn/134.4.904.

Utiliza el aceite TCM que se extrae del aceite de coco para obtener sólo grasas TCM puras o añade un poco de aceite de coco y *ghee* al té o al café.

Antes de continuar, un consejo rápido: empieza a usar aceites TCM progresivamente. Una cantidad excesiva puede provocar calambres en el estómago o diarrea. Mi recomendación es una cucharadita al día para empezar; después, puedes ir aumentando esa cantidad hasta llegar a las 2-3 cucharadas diarias. Puedes incorporar los TCM al ayuno mezclándolos en el café, el té y el agua, y también durante el período de ingesta añadiéndolos a los aderezos para ensaladas, batidos, caldo de huesos y sopas.

Suplementos y medicaciones

Antes de sumergirte de lleno en el plan de ayuno flexible de 4 semanas, deberías consultar con tu médico de cabecera para asegurarte de que los medicamentos y suplementos que tomas encajan con el protocolo de ayuno. Como regla general, trata de tomar cualquier suplemento y medicamento durante la ventana de ingesta, ya que queremos evitar cualquier tipo de digestión durante la ventana de ayuno. Esto es especialmente importante en el caso de los suplementos que vienen en cápsulas de gel o que contienen calorías (puedes comprobarlo en los contenidos nutricionales de la etiqueta), cualquier tipo de azúcar o saborizante.

Con la excepción, naturalmente, de si tu médico o farmacéutico te ha indicado que tomes los suplementos o medicamentos a una hora específica. Algunos medicamentos comunes que deben tomarse a horas específicas del día son:

- Antiácidos
- Antidepresivos
- Bifosfonatos
- Diuréticos
- Medicamentos con estatinas
- Medicamentos para la diabetes
- Medicamentos para la migraña

- Medicamentos para la presión arterial
- Medicamentos para la tiroides

Éstos son sólo algunos ejemplos, así que asegúrate de comprobar las instrucciones de cualquier medicamento que estés tomando para saber si debes hacerlo a una hora específica del día o si debes tomarlos con la comida o en ayunas. Si tienen un protocolo específico, sigue tomándolos a la hora prescrita o habla con tu médico para saber si dispones de algún margen de maniobra. Si tienes que tomar un suplemento o medicamento durante el ayuno, tranquilo, no es el fin del mundo. ¡Éste es un plan de ayuno *flexible*! No te estreses y sigue adelante; de todos modos seguirás obteniendo la mayor parte de sus beneficios.

Café

El café es un tema controvertido en la literatura del bienestar. Para los objetivos del plan de ayuno flexible de 4 semanas, el consumo de café está permitido siempre y cuando no le añadas leche o azúcar. ¿Por qué? Porque el café no contiene calorías ni azúcar y puede ayudarte a alcanzar la flexibilidad metabólica. Se ha demostrado que las propiedades del café ayudan a reducir la inflamación, a quemar grasa y a equilibrar la insulina, además de ser una gran fuente de antioxidantes. También existen evidencias de que el café y la cafeína pueden reducir el apetito e incluso ayudar al cuerpo a quemar más calorías.

¡Una gran noticia para los amantes del café! Puedes seguir disfrutando de él durante todo el plan. ¡No hay ninguna necesidad de que te prives de tu bebida favorita! Si estás acostumbrado al café con leche y azúcar y quieres una receta de café cremoso apta para el ayuno, intenta preparar un café keto añadiendo TCM.

Café en ayunas

Para un café de 225 ml

1 cucharada de *ghee* de pasto ecológico
1 cucharada de aceite de coco o aceite TCM
1 taza de café ecológico recién hecho

Con una batidora o un espumador manual para leche, bate todos los ingredientes hasta que queden espumosos.

Al añadir grasas saludables al café, le estás proporcionando a tu cerebro justo lo que necesita para que te mantenga mentalmente despierto y a tu cuerpo, justo lo que necesita para que te mantenga físicamente activo.

Dicho esto, tampoco debes excederte con el café, pues la cafeína es una droga muy potente. Si bebes demasiado, puedes acabar sufriendo ansiedad, insomnio, problemas digestivos, palpitaciones, presión arterial alta, ataques de pánico, nerviosismo e incluso náuseas y vómitos. No hace falta que te diga que es preferible evitar todo eso. Mi recomendación es que continúes con tus hábitos con el café durante todo el plan. Sin embargo, no es el mejor momento de aumentar el consumo de cafeína ni de empezar a tomarla por primera vez.

Sé especialmente precavido si crees que puedes tener un desequilibrio hormonal o sensibilidad a la cafeína. Una variante genética (codificada como la enzima CYP1A2) hace que algunas personas metabolicen la cafeína más lentamente. A menudo compruebo si mis pacientes tienen esta variante genética, porque a las personas con un metabolismo lento no les sienta bien la cafeína; incluso una pequeña cantidad les pone nerviosos y con el corazón acelerado. Si crees que el café puede ser problemático para ti, el plan de ayuno flexible de 4 semanas es una gran oportunidad para reducir su consumo y comprobar cómo te sientes.

Esto es lo que te sugiero:

Primera semana: Reduce el consumo total de café diario en un 25 % y evita cualquier tipo de cafeína después de las 17 h.

Segunda semana: Reduce el consumo total de café diario en un 50 % y evita cualquier tipo de cafeína después de las 15 h.

Tercera semana: Reduce el consumo total de café diario en un 75 % y evita cualquier tipo de cafeína después del mediodía.

Cuarta semana: Reduce el consumo diario de café en un 100 % y evita cualquier tipo de cafeína después del mediodía.

Por tanto, si sueles tomar dos cafés al día, durante la primera semana reduce su consumo a 1½ cafés diarios. Luego, en la segunda semana, redúcelo a un café al día. En la tercera semana, redúcelo a media taza al día, y en la cuarta semana no tomes nada de café.

Té

El té es uno de mis rituales de bienestar favoritos, de modo que he dejado lo mejor para el final (en mi humilde opinión). Como he mencionado antes, el té es una excelente bebida para tomar durante los ayunos… bueno, ¿a quién quiero engañar?, ¡cualquier momento del día es bueno para tomarse un té!

Estés ayunando o no, cuando estoy pasando consulta a mis pacientes a través de Internet desde el centro de medicina funcional donde trabajo, me paso el día dando sorbos a una gran variedad de tés distintos. Si nunca has sido un gran amante del té, no te preocupes. En las siguientes páginas voy a enseñarte todo lo que necesitas saber sobre el maravilloso mundo del té, sin olvidar qué tés debes beber para reforzar los beneficios del plan de ayuno flexible de 4 semanas. El mundo del té siempre ofrece algo para todo el mundo en función de sus gustos, su estado de ánimo y sus objetivos de salud.

En primer lugar, voy a poner a prueba tus conocimientos sobre el té. ¿Sabías que todo el té auténtico proviene de la planta del té, denominada *Camellia sinensis*? Pues sí: tanto el té negro, como el verde, el blanco y el oolong proceden de la misma planta. Lo que los convierte en únicos por su aspecto y sabor es la forma en que se cultivan, se cosechan y se preparan. Aunque los tés suelen tener menos cafeína que la mayoría de los cafés, todos los tés auténticos contienen cafeína. El té también tiene beneficios antioxidantes, antibacterianos, antiinflamatorios y antivirales debido a los antioxidantes que contiene, pero lo que los hace distintos unos de otros son sus beneficios específicos, lo que puede ayudarte a decidir qué té es mejor tanto para ti como para tu salud.[17]

Así que, sin más preámbulos, ¡conozcamos a la familia!

Té blanco: El virgen

Este té se elabora a partir de los primeros brotes y hojas de la planta del té. Para detener la oxidación, las hojas y los brotes se cuecen al vapor y luego se secan. Al estar muy poco procesado, su contenido en antioxidantes es ligeramente superior al de otras variedades de té.[18] Se caracteriza por su color claro y su sabor suave. Es un té extremadamente fácil de beber y el que tiene el menor contenido de cafeína de todos, lo que lo convierte en una gran opción si la cafeína no es lo tuyo pero, aun así, te hace falta un pequeño estímulo durante el ayuno.

Té verde: La estrella

El té verde es la Beyoncé del té, indudablemente la variedad más popular del momento. Aunque se cosecha más tarde que el blanco,

---

17. Serafini, M., Del Rio, D., Yao, D.N., *et al.*: «Health benefits of tea». En: Benzie, I.F.F., Wachtel-Galor, S., eds.: *Herbal Medicine: Biomolecular and Clinical Aspects*, 2.ª ed., Boca Raton (Florida), CRC Press/Taylor & Francis (2011), cap. 12. Disponible en: www.ncbi.nlm.nih.gov/books/NBK92768/

18. Thring, T.S., Hili, P., Naughton, D.P.: «Antioxidant and potential anti-inflammatory activity of extracts and formulations of white tea, rose, and witch hazel on primary human dermal fibroblast cells», *Journal of Inflammation*, Londres, vol. 8(1), p. 27 (13 de octubre de 2011). doi:10.1186/1476-9255-8-27.

el té verde no pasa por el mismo proceso de oxidación que el oolong o el negro. Al igual que con el té blanco, esto permite obtener algunos de los niveles más altos de catequinas, en concreto el superbeneficioso compuesto denominado epigalocatequina-3-galato (EGCG). Una serie de estudios han demostrado que es extremadamente beneficioso para diversos problemas de salud.[19] Entre otros:

- Potencia el metabolismo
- Mejora la piel
- Retrasa el envejecimiento
- Disminuye el crecimiento del cáncer
- Mejora la función neurológica
- Protege de las enfermedades neuronales
- Reduce el riesgo de enfermedades cardiovasculares
- Revierte la diabetes
- Disminuye la inflamación

Gracias a estas increíbles propiedades, beber té verde durante el ayuno no hará más que amplificar los beneficios del propio ayuno. Como ocurre con las variedades de cerveza o vino, el té verde se presenta en diferentes formas, cada una de ellas con su propio sabor y conjunto de nutrientes, además de no provocar resaca. He aquí la clasificación de los diferentes tés verdes:

- **Matcha:** El matcha es un polvo verde hecho de un tipo específico de hoja de té verde. A diferencia de muchos otros tés verdes, las plantas que se utilizan para el matcha se cubren primero y se cultivan a la sombra durante semanas antes de ser cosechadas, lo que da lugar a un aumento de los niveles de clorofila, dando al té el color verde brillante por el que es famoso. A continuación, las hojas se secan y se muelen para conver-

---

19. Wolfram, S.: «Effects of green tea and EGCG on cardiovascular and metabolic health», *Journal of the American College of Nutrition*, vol. 26(4), pp. 373S-388S (2007). doi:10.1080/07315724.2007.10719626.

tirlas en polvo. El matcha tiene una de las mayores concentraciones de EGCG de todos los tés verdes, ¡hasta tres veces más que un sencha normal.[20]

- **Sencha:** El sencha se elabora mediante la infusión de hojas de té enteras en agua para producir un sabor muy suave y agradable. Cosechado a principios de temporada, el sencha se elabora con algunas de las hojas superiores más sabrosas. No es de extrañar que sea el té más popular de Japón.
- **Gyokuro**: El gyokuro es similar al sencha, con la gran diferencia de que el gyokuro, al igual que el matcha, se cultiva a la sombra, lo que le da un sabor más suave que el sencha, que se cultiva al sol y, por tanto, es más fuerte e intenso. El gyokuro también es conocido por tener los niveles más altos de EGCG.
- **Bancha:** De sabor más amargo, el bancha tiene el menor contenido de cafeína de todas las variedades de té verde. Se cosecha del mismo árbol que el sencha, pero más tarde en la temporada, lo que lo convierte en uno de los tés verdes más baratos y comunes.

Té oolong: El desvalido

Si el negro, el verde y el blanco son las *Destiny's Child* del té, el oolong es el miembro olvidado del grupo que fue expulsado a finales de los noventa. Pero el oolong es increíble. Uno de los mayores beneficios del té oolong proviene de sus propiedades para el control del peso. Al igual que con el té verde, los estudios han demostrado que beber regularmente té oolong puede ayudar a prevenir la obesidad mediante la reducción de peso a través del impulso del metabolismo de la grasa, o lipólisis.[21] ¡Incluso puede suprimir la creación de

---

20. Weiss, D.J., Anderton, C.R.: «Determination of catechins in matcha green tea by micellar electrokinetic chromatography», *Journal of Chromatography A*, vol. 1011(1-2), pp. 173-180 (2003). doi:10.1016/s0021-9673(03)01133-6.

21. He, R.R., Chen, L., Lin, B.H., *et al.*: «Beneficial effects of oolong tea consumption on diet-induced Overweight and obese subjects», *Chinese Journal of Integrative Medicine*, vol. 15(1), pp. 34-41 (2009). doi:10.1007/s11655-009-0034-8.

nuevas células de grasa![22] Por tanto, no te sorprenderá saber que, si uno de tus objetivos es perder peso, te recomiendo beber oolong durante todo el plan de ayuno flexible de 4 semanas.

Té negro: El clásico

Cuando se cosecha la hoja de té para hacer el té negro, se activan las enzimas, lo que produce oxidación y acelera el marchitamiento de las hojas. Dependiendo de los controles específicos de temperatura y humedad, las hojas se doran y se consigue el sabor y el aroma deseados. La mayoría de té negro son mezclas de distintas variedades procedentes de diferentes regiones. El té negro también tiene el mayor contenido de cafeína de todos los tipos de té. Y como todo el té negro se oxida, las catequinas originalmente presentes se convierten en teaflavinas. Mientras que el alto contenido de catequinas del té verde resulta en un importante beneficio para la salud, los estudios han demostrado que las teaflavinas son antioxidantes igual de potentes, lo que hace que el té negro sea una opción perfecta si necesitas un chute de cafeína además de la acción antioxidante.[23] Todos los tés negros son muy equivalentes en cuanto a los beneficios para la salud; elegir el adecuado es básicamente una cuestión de gusto.

- **Té English *breakfast*:** Se trata de uno de los tipos de té negro más populares. Es una mezcla de las variedades Assam, Kenia y Ceilán, y para todos los habitantes del Reino Unido es el único té que existe.
- **Té Earl Grey:** El bueno de Earl. El té Earl Grey es un té negro que tradicionalmente incluye aceite de bergamota. Más allá de su sabor, me encanta el Earl Grey por sus beneficios para la

---

22. Yang, Y., Qiao, L., Zhang, X., et al.: «Effect of methylated tea catechins from Chinese oolong tea on the proliferation and differentiation of 3T3-L1 preadipocyte», *Fitoterapia*, vol. 104, pp. 45-49 (2015). doi:10.1016/j.fitote.2015.05.007.

23. Leung, L.K., Su, Y., Chen, R., *et al.*: «Theaflavins in black tea and catechins in green tea are equally effective antioxidants», *The Journal of Nutrition*, vol. 131(9), pp. 2248-2251 (2001). doi:10.1093/jn/131.9.2248.

salud. Antes hemos hablado de la autofagia; pues bien, la bergamota puede ayudar a mejorar y reforzar la autofagia. De hecho, el aceite de bergamota es uno de los polifenoles con propiedades curativas naturales a nivel celular que aumentan e inducen el proceso de autofagia.[24]

- Estos polifenoles son compuestos que se encuentran en las plantas y que las protegen de cualquier daño. Y del mismo modo que el aceite de bergamota protege a las plantas, cuando se consume también protege nuestro cuerpo al potenciar el proceso de autofagia. Incluir la bergamota en el plan de ayuno te ayudará a reforzar la capacidad de tu organismo para limpiar las células dañadas, además de promover el crecimiento de nuevas células. Personalmente, tomo un té Earl Grey ecológico para mejorar la autofagia cuando hago ayuno intermitente, y siempre me aseguro de que contenga auténtica bergamota y no sólo saborizante de bergamota. Si no tienes Earl Grey a mano, puedes mezclar una o dos gotas de aceite esencial puro de bergamota en el té negro para obtener el mismo sabor y los mismos beneficios que el Earl Grey. El aceite de bergamota también puede añadirse a diferentes tipos de alimentos, como salsas y postres, para darles un toque de sabor cítrico.
- Si no sueles beber café en ayunas (*véase* la receta de la página 198) o simplemente deseas darle una oportunidad al Earl Grey con leche para aumentar la ingesta de cafeína durante el período de ayuno, prueba esta receta keto del tradicional *London fog*:

---

24. Russo, R., Cassiano, M.G., Ciociaro, A., *et al.*: «Role of D-Limonene in autophagy induced by bergamot essential oil in SH-SY5Y neuroblastoma cells», *PLoS One,* vol. 9(11), p. e113682 (24 de noviembre de 2014). doi:10.1371/journal.pone.0113682.

London fog en ayunas

1 bolsa de té Earl Grey
1 taza de agua caliente
¼ cucharadita de extracto de vainilla
1 cucharada de *ghee* de pasto ecológico
1 cucharada de aceite de coco o aceite TCM
Edulcorante keto al gusto

Infusiona el té en agua caliente 3-5 minutos, cubierto. A continuación, en una batidora o con un espumador manual para la leche, bate todos los ingredientes hasta que queden espumosos.

Un consejo para comprar té: la contaminación es un problema para muchas marcas de té, por lo que siempre recomiendo intentar comprar té ecológico. Muchos productos vegetales suelen contener metales pesados, como el plomo, que absorben del suelo; sabemos que el té absorbe el plomo en mayor medida. El té blanco, al ser recogido antes, es el que contiene, de promedio, una menor cantidad. Una solución fácil, si no quieres beber sólo té blanco, es evitar el té no ecológico procedente de China. Los estudios han demostrado que la contaminación industrial en China hace que las hojas tengan mayores niveles de plomo.[25] Te sugiero que sólo compres té procedente de Japón, donde la contaminación es menos problemática.

Té de hierbas

Si lo tuyo no es la cafeína o simplemente deseas más variedad, las infusiones están hechas de una combinación de hierbas, plantas, frutas y especias, y se diferencian de las variedades antes mencionadas por el hecho de que no contienen cafeína. Pero la falta de cafeína la compensan con sus increíbles y diversos beneficios para la salud. Lo

25. Han, W.Y., Zhao, F.J., Shi, Y.Z., *et al.*: «Scale and causes of lead contamination in Chinese tea», *Environmental Pollution*, vol. 139(1), pp. 125-132 (2006). doi:10.1016/j.envpol.2005.04.025.

más probable es que, sea cual sea el problema de salud que tengas, haya una infusión que te ayude a remediar los síntomas. Hay muchos más tipos de infusiones que los que aparecen en la siguiente lista, pero si las incluyera todas, podría escribir otro libro. Simplemente considera esta lista de tés como una guía para los problemas de salud más comunes que veo entre mis pacientes. Así que coge tu taza favorita y empieza a remojar tus problemas de salud de uno en uno.

ANSIEDAD Y ESTRÉS

- **Kava:** Constituye uno de los tratamientos naturales más comunes contra la ansiedad.[26]
- **Manzanilla:** La manzanilla favorece la relajación y, según se ha demostrado, disminuye los síntomas de la ansiedad.[27]
- **Pasionaria:** Los estudios han llegado a la conclusión de que esta hierba puede ser tan eficaz como el tranquilizante oxazepam en el tratamiento de la ansiedad debido a su supuesta capacidad de aumentar el ácido gamma-aminobutírico (GABA), lo que promueve la relajación.[28]
- **Tulsi:** Se utiliza en la medicina ayurvédica desde hace mucho tiempo, y también recibe el nombre de albahaca santa. Actúa como un adaptógeno, reforzando el eje hipotalámico-hipofisario-suprarrenal (HHS), es decir, la respuesta al estrés de tu cuerpo.

---

26. Amsterdam, J.D., Shults, J., Soeller, I., *et al.*: «Chamomile (*Matricaria recutita*) may provide antidepressant activity in anxious, depressed humans: an exploratory study», *Alternative Therapies In Health And Medicine*, vol. 18(5), pp.44-49 (2012).

27. Sarris, J., Stough, C., Bousman, C.A., *et al.*: «Kava in the treatment of generalized anxiety disorder: a double-blind, randomized, placebo-controlled study», *Journal of Clinical Psychopharmacology*, vol. 33(5), pp. 643-648 (2013). doi:10.1097/JCP.0b013e318291be67.

28. Akhondzadeh, S., Naghavi, H.R., Vazirian, M., *et al.*: «Passionflower in the treatment of generalized anxiety: a pilot double-blind randomized controlled trial with oxazepam», *Journal of Clinical Pharmacy and Therapeutics*, vol. 26(5), pp. 363-367 (2001). doi:10.1046/j.1365-2710.2001.00367.

BELLEZA

- **Rooibos:** Este té sudafricano está cargado de antioxidantes, lo que ayuda a combatir el daño de los radicales libres responsables del envejecimiento de la piel.
- **Té de rosa mosqueta**: No sólo combate el daño producido por los radicales libres, sino que también aumenta el rejuvenecimiento celular y ayuda a mantener la piel joven durante más tiempo.

EQUILIBRIO DE LA GLUCOSA EN SANGRE

- **Arándano:** Los poderosos flavonoides conocidos como antocianinas han mostrado resultados prometedores en el mantenimiento del equilibrio de la glucosa en sangre.[29]
- **Hibisco:** Las investigaciones han demostrado que el hibisco puede ayudar a inhibir la absorción de la glucosa en el cuerpo y, por lo tanto, a mantener el azúcar en sangre más equilibrado.[30]
- **Melisa:** Repone el sistema nervioso y ayuda a regular la producción de insulina.

DESINTOXICACIÓN

- **Diente de león:** Posee grandes propiedades que ayudan a proteger el hígado y a eliminar las toxinas del cuerpo.
- **Raíz de bardana:** Esta infusión (un diurético natural) contribuye a eliminar el exceso de toxinas, en particular los metales pesados, mediante el aumento de la orina. También puede

---

29. Chu, W., Cheung, S.C.M., Lau, RAW, *et al.*: «Bilberry (Vaccinium myrtillus L.)». En: Benzie, I.F.F., Wachtel-Galor, S., eds.: *Herbal Medicine: Biomolecular and Clinical Aspects*, 2.ª ed., Boca Raton, Florida, CRC Press/Taylor & Francis, cap. 4 (2011). Disponible en: www.ncbi.nlm.nih.gov/books/NBK92770/

30. Preuss, H.G., Echard, B., Bagchi, D., Stohs, S.: «Inhibition by natural dietary substances of gastrointestinal absorption of starch and sucrose in rats and pigs: 1. Acute studies», *International Journal of Medical Sciences*, vol. 4(4), pp. 196-202 (2007 Aug 6). doi:10.7150/ijms.4.196.

estimular el sistema linfático y permitir una mayor desintoxicación.

- **Trébol rojo:** Limpia de toxinas el hígado, el sistema linfático y el bazo.

FATIGA

- **Regaliz:** Equilibra los niveles de cortisol.[31]
- **Rooibos:** Este té procedente de un arbusto rojo africano ayuda a equilibrar la principal hormona del estrés del cuerpo: el cortisol.[32]

SALUD INTESTINAL

- **Regaliz:** El regaliz desglicirrizado (DGL) cura y repara el revestimiento intestinal dañado.
- **Menta:** Los estudios han demostrado que esta hierba es capaz de aliviar a los que sufren el síndrome del intestino irritable (SII) al ayudar a reducir la inflamación.[33]
- **Raíz de malvavisco:** No, no se trata de la famosa golosina, sino de una raíz que ayuda a reparar el revestimiento intestinal dañado para tratar el síndrome del intestino permeable. También contribuye a recubrir el aparato digestivo y a aliviar los síntomas de acidez, estreñimiento y diarrea.

---

31. Al-Dujaili, E.A., Kenyon, C.J., Nicol, M.R., Mason, J.I.: «Liquorice and glycyrrhetinic acid increase DHEA and deoxycorticosterone levels in vivo and in vitro by inhibiting adrenal SULT2A1 activity», *Molecular and Cellular Endocrinology*, vol. 336(1-2), pp. 102-109 (2011). doi:10.1016/j.mce.2010.12.011.

32. Schloms, L., Smith, C., Storbeck, K.H., *et al.*: «Rooibos influences glucocorticoid levels and steroid ratios in vivo and in vitro: a natural approach in the management of stress and metabolic disorders?», *Molecular Nutrition & Food Research*, vol. 58(3), pp. 537-549 (2014). doi:10.1002/mnfr.201300463.

33. Harrington, A.M., Hughes, P.A., Martin, C.M., *et al.*: «A novel role for TRPM8 in visceral afferent function», *Pain*, vol. 152(7), pp. 1459-1468 (2011). doi:10.1016/j.pain.2011.01.027.

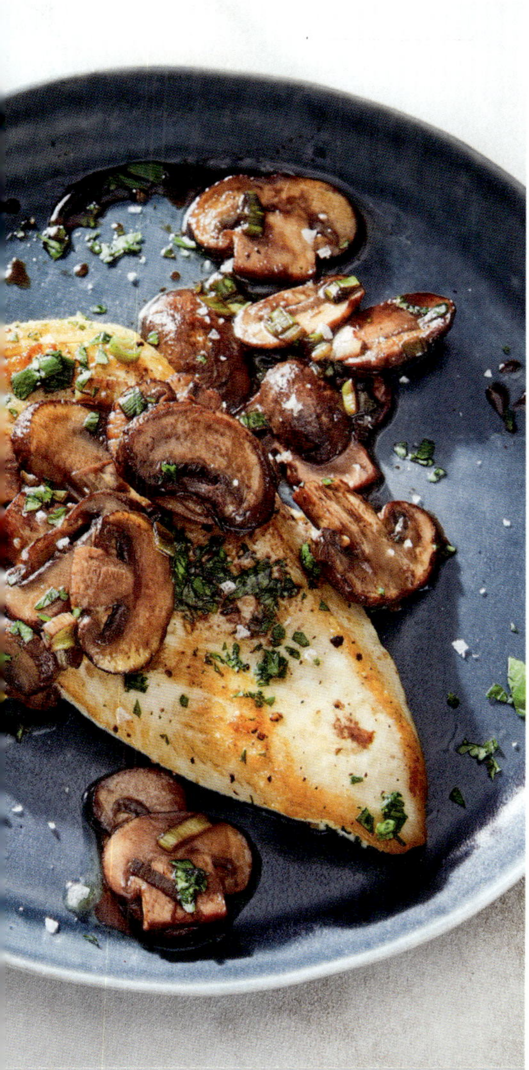

FV Pollo y champiñones con reducción de vino balsámico (página 312)

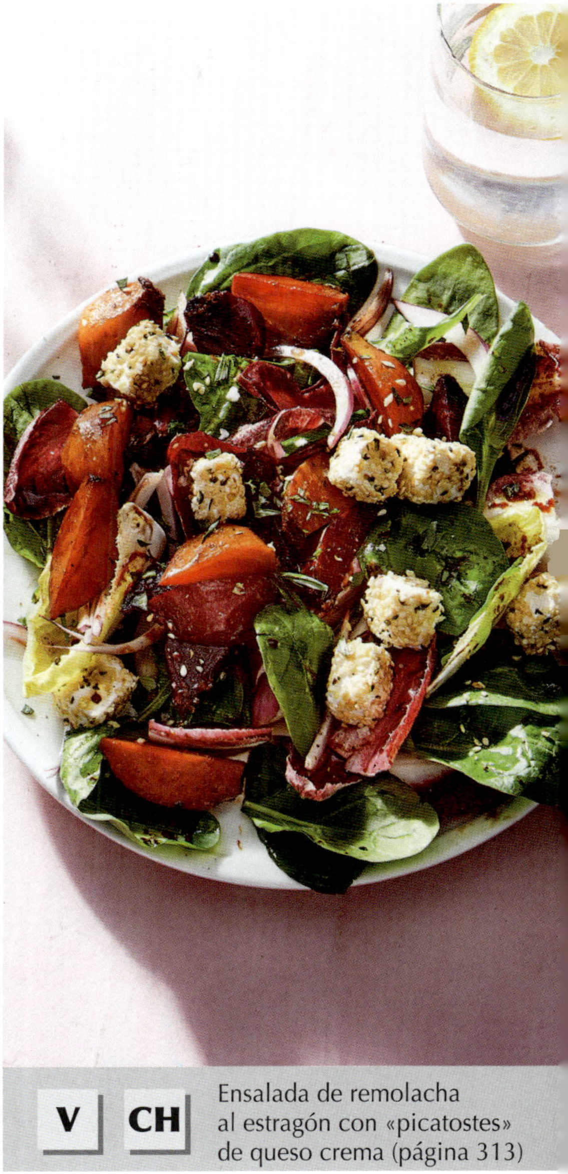

V **CH** Ensalada de remolacha al estragón con «picatostes» de queso crema (página 313)

VT CH Garbanzos al estilo *Tikka Masala* (página 331)

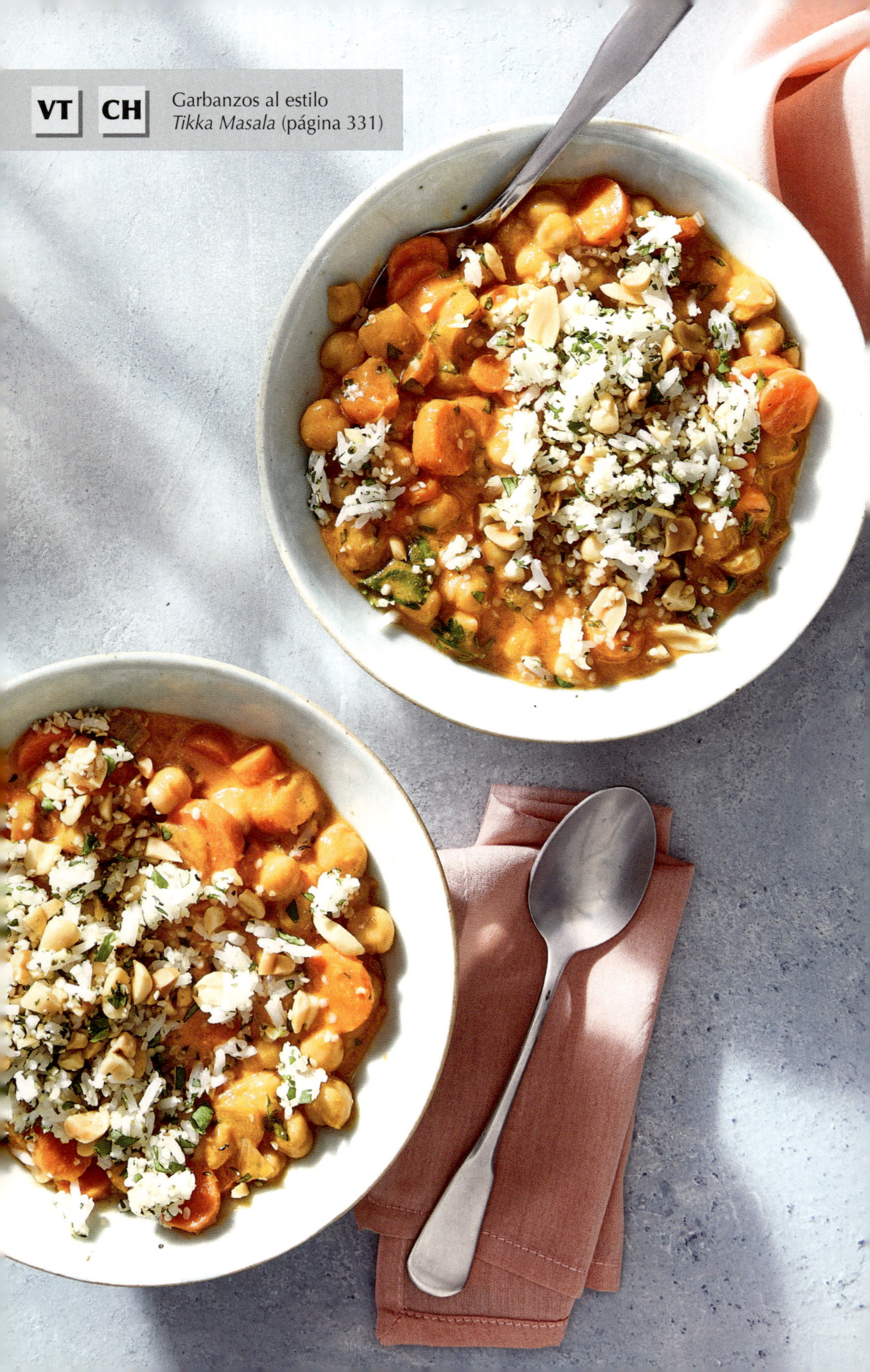

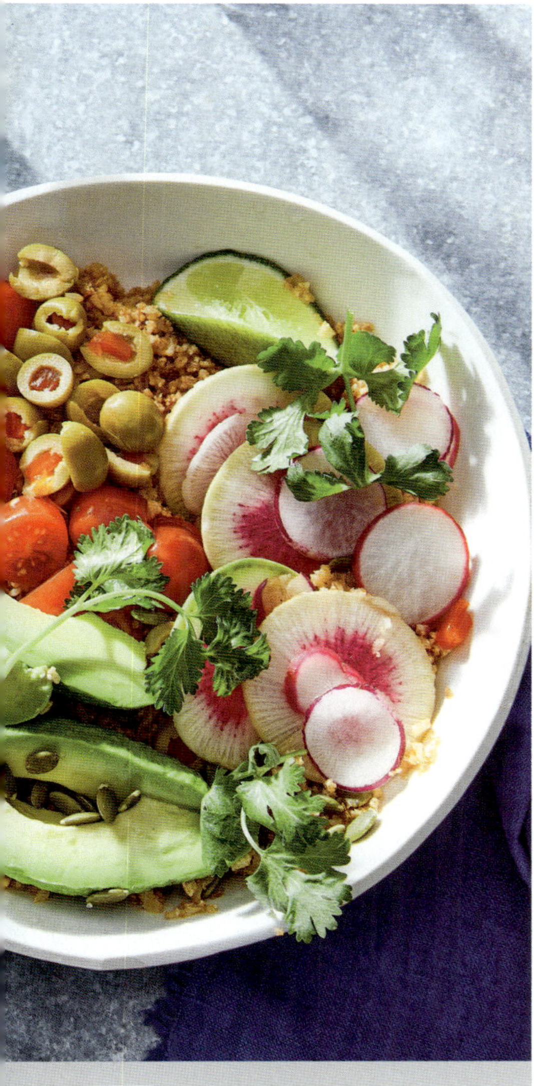

V Cuenco con tacos de coliflor (página 333)

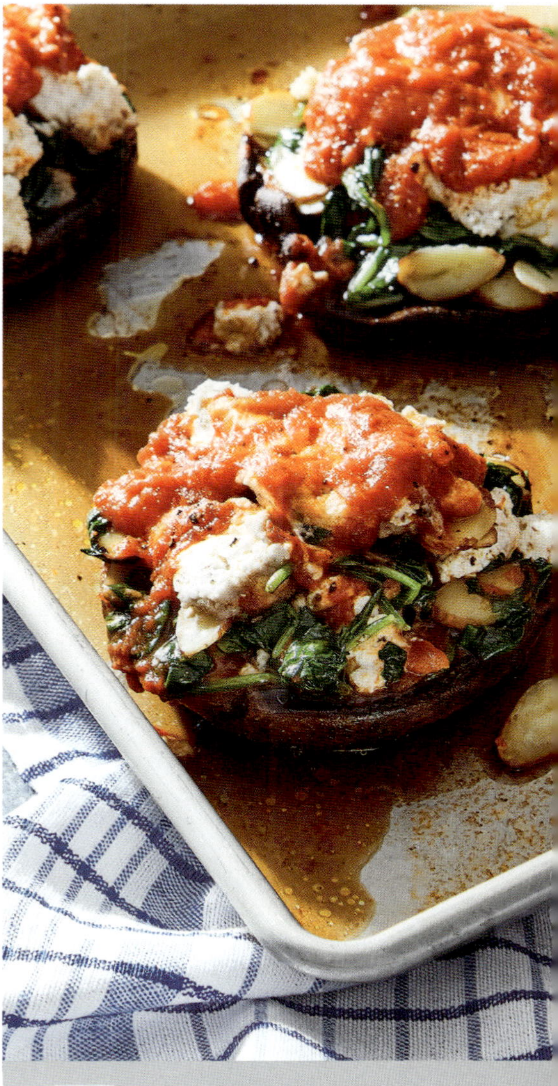

V Champiñones portobello rellenos de espinacas y *ricotta* (página 335)

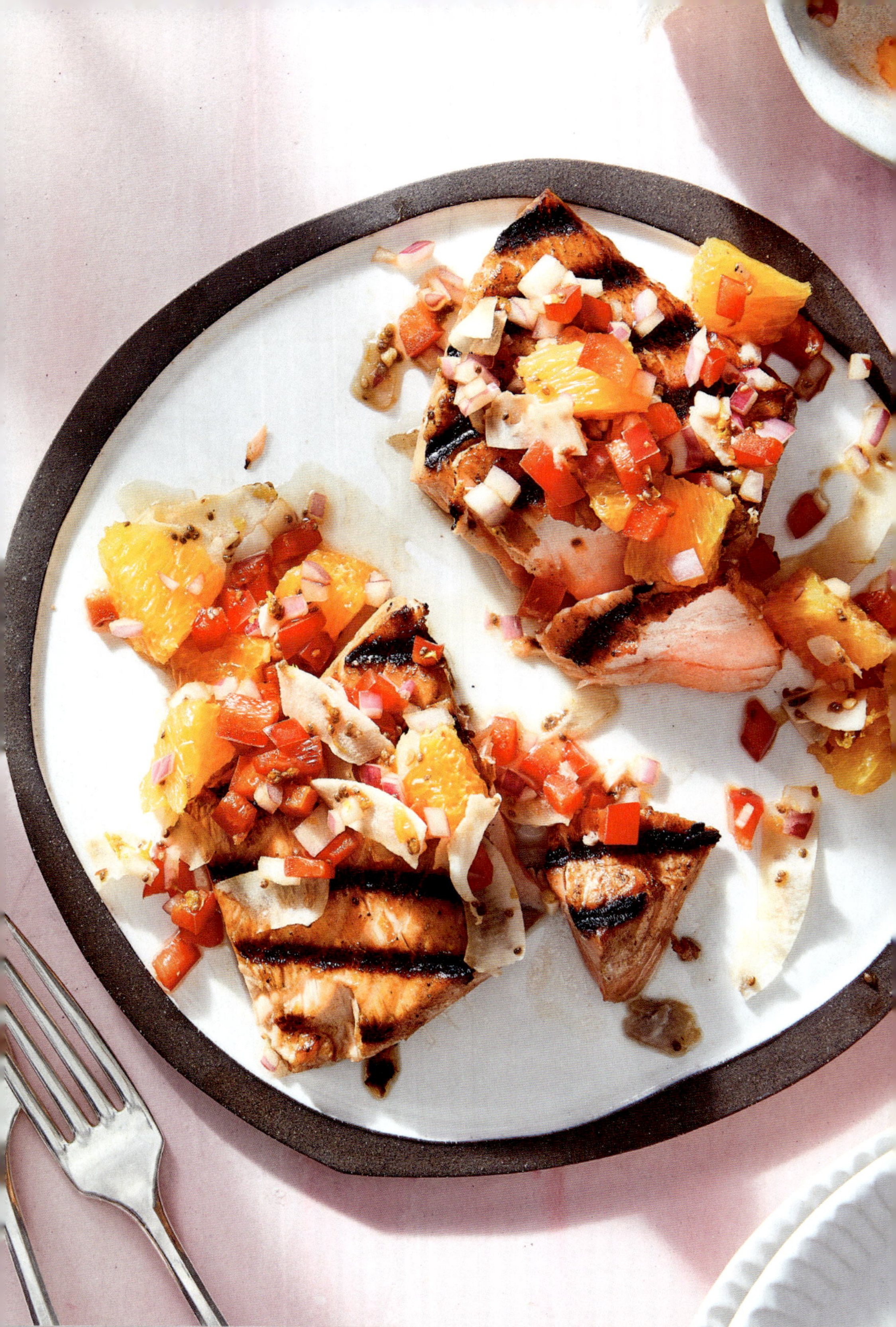

PT Salmón a la parrilla con salsa de naranja fresca y semillas de chía (página 340)

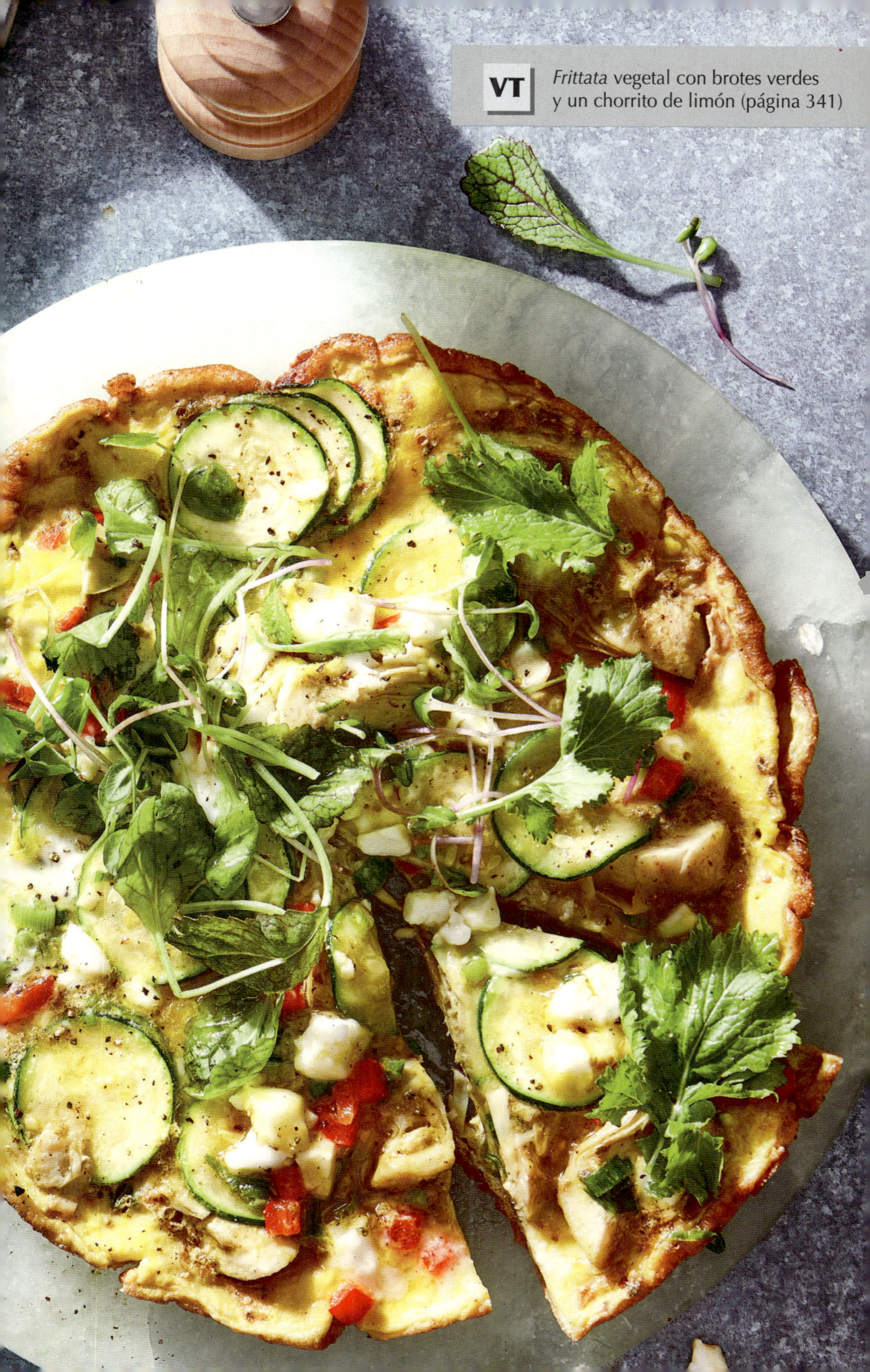

VT *Frittata* vegetal con brotes verdes y un chorrito de limón (página 341)

V **CH** Sartén de verduras con mozzarella (página 351)

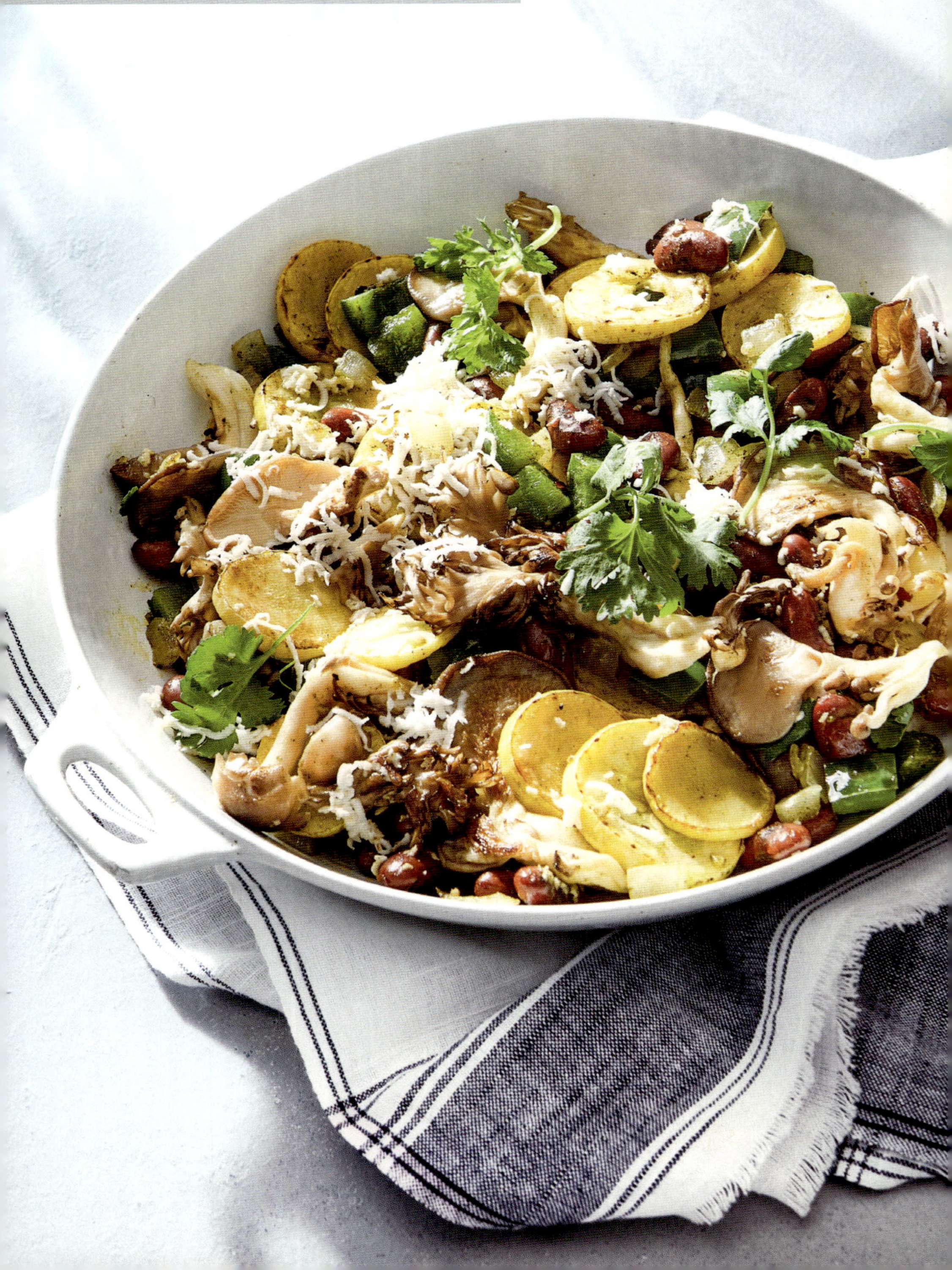

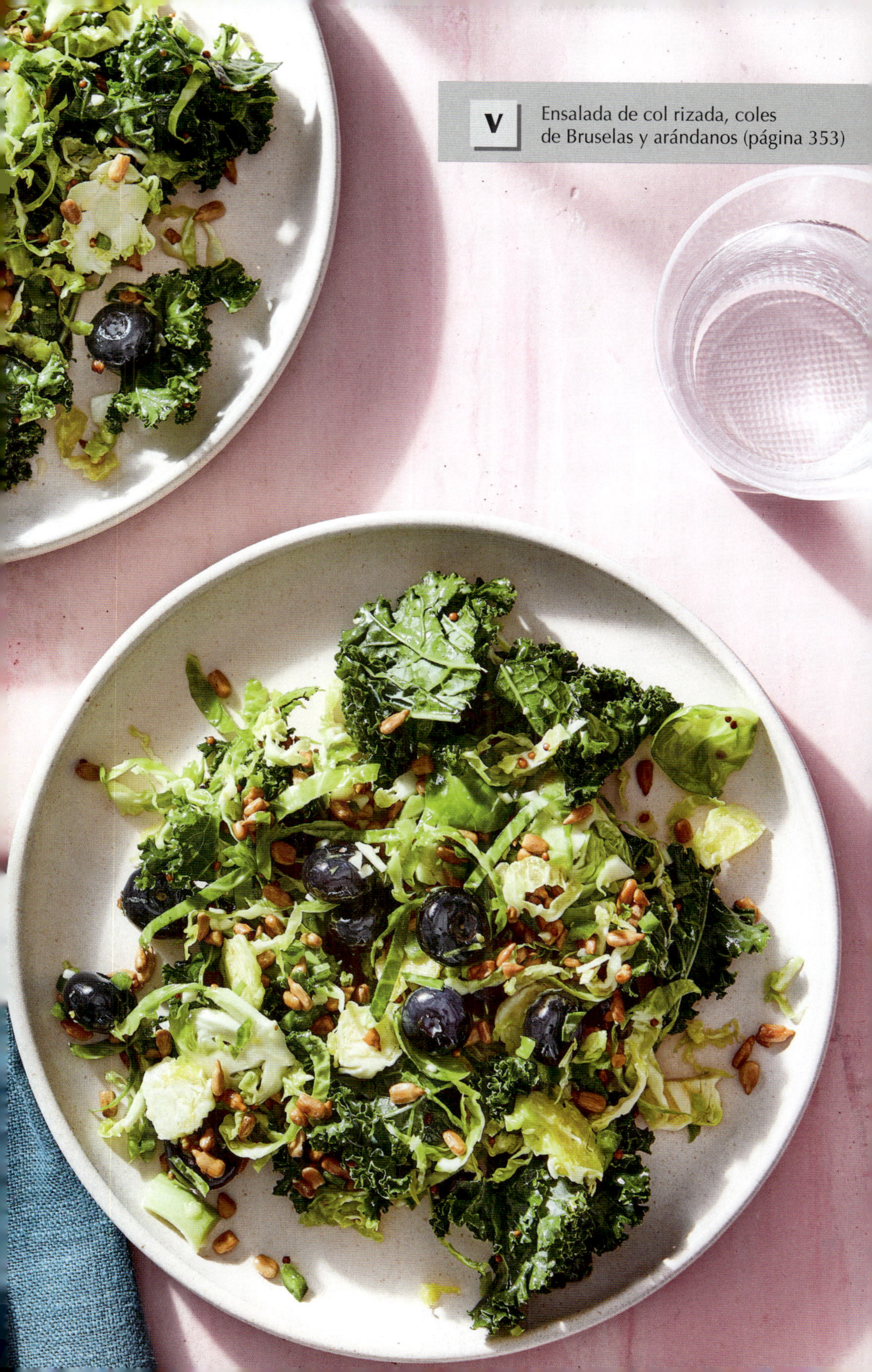

V Ensalada de col rizada, coles de Bruselas y arándanos (página 353)

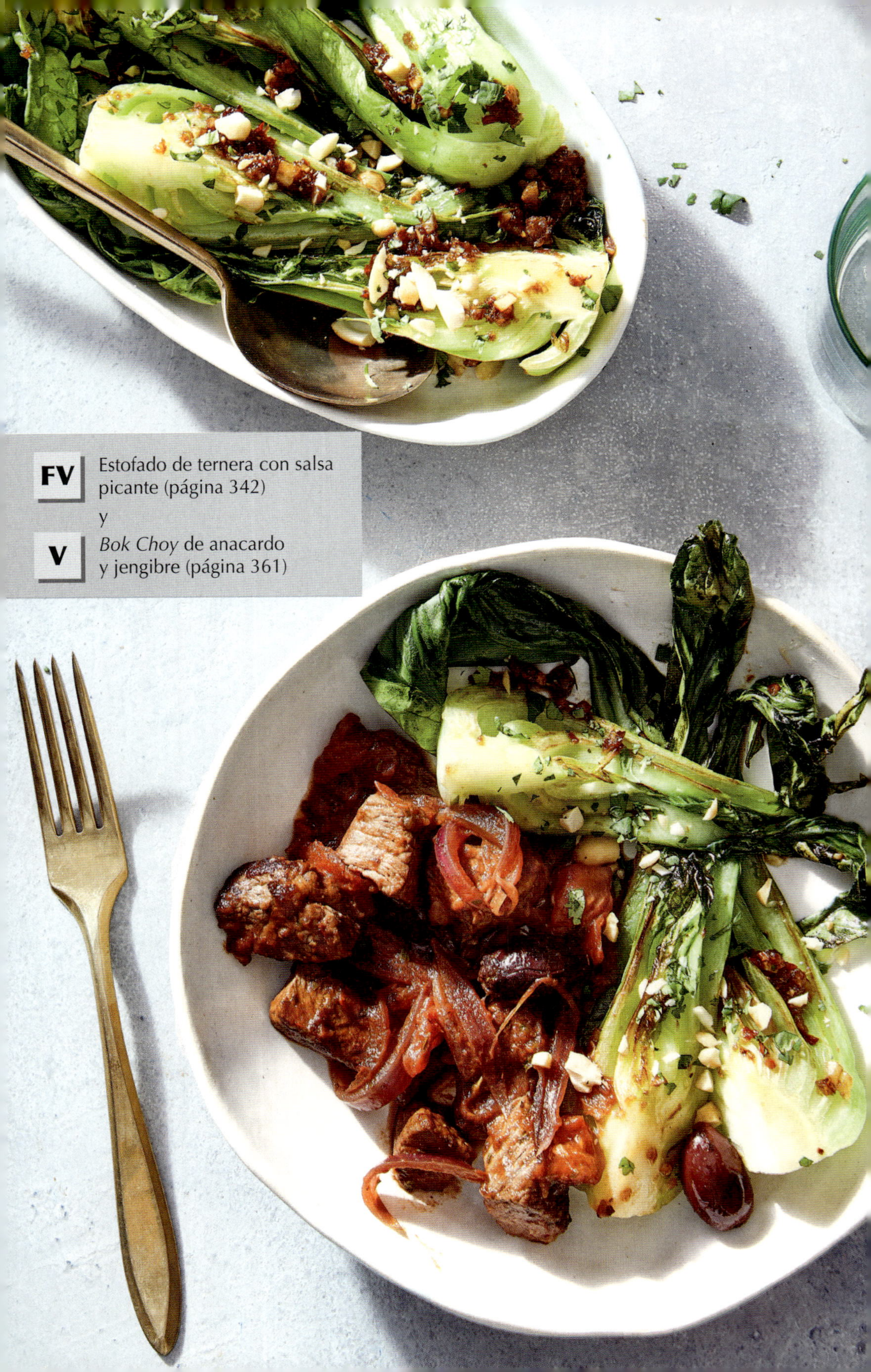

FV Estofado de ternera con salsa picante (página 342)

y

V *Bok Choy* de anacardo y jengibre (página 361)

- **Ulmus rubra:** Esta variedad específica de olmo es un conocido demulcente capaz de reducir la inflamación del sistema digestivo para aliviar los síntomas del SII, el síndrome del intestino permeable y otros problemas intestinales.

INMUNIDAD

- **Equinácea:** Gracias a sus propiedades antibacterianas y antivirales, no es de extrañar que esta hierba se encuentre en el estante de la farmacia dedicado a los resfriados y la gripe.
- **Saúco:** Hipócrates, el padre de la medicina moderna, se refirió en una ocasión al saúco como su «botiquín» por sus importantes funciones antimicrobianas y antivirales, concretamente contra la gripe.[34]
- **Hibisco:** Debido a su rico contenido en vitamina C, el hibisco es un fantástico refuerzo inmunológico y puede ser de gran ayuda cuando notas que estás a punto de resfriarte.

INFLAMACIÓN

- **Hoja de ortiga:** La ortiga es, fundamentalmente, un inhibidor del Nfkb. El Nfkb es un tipo de inflamación, y la ortiga ayuda a calmarla en todo el cuerpo.[35]
- **Jengibre:** Utilizado a menudo para calmar el malestar estomacal, el jengibre también reduce la actividad proinflamatoria del

34. Krawitz, C., Mraheil, M.A., Stein, M., *et al.*: «Inhibitory activity of a standardized elderberry liquid extract against clinically-relevant human respiratory bacterial pathogens and influenza A and B viruses», *BMC Complementary Medicine and Therapies*, vol. 11, pp. 16 (25 de febrero de 2011). doi:10.1186/1472-6882-11-16.

35. Johnson, T.A., Sohn, J., Inman, W.D., *et al.*: «Lipophilic stinging nettle extracts possess potent anti-inflammatory activity, are not cytotoxic and may be superior to traditional tinctures for treating inflammatory disorders», *Phytomedicine*, vol. 20(2), pp. 143-147 (2013). doi:10.1016/j.phymed.2012.09.016.

Nfkb e inhibe las citoquinas proinflamatorias como la IL-1 y la IL-8.[36]

- **Rosa mosqueta:** Dado que contiene un tipo de galactolípido antiinflamatorio, la rosa mosqueta ayuda a reducir los síntomas de las afecciones inflamatorias como la artritis reumatoide y el SII.[37]

¿Recuerdas que anteriormente he hecho referencia a los numerosos problemas de salud subyacentes que contribuyen a la inflexibilidad metabólica e impiden que desarrolles una auténtica intuición sobre la comida? Pues bien, el té puede colaborar a la curación de estos desequilibrios y a que recuperes la comunicación con tu propio cuerpo. Y lo mejor de todo es que puedes aprovechar estos beneficios en forma de una sabrosa bebida sin azúcar *durante el período de ayuno.* Te recomiendo encarecidamente que no dejes de beber té durante el plan de ayuno flexible de 4 semanas.

«Comidas metafísicas»

Antes de pasar a la siguiente sección, dedicada al sueño, otra de las preguntas que suelen hacerme mis pacientes es: ¿qué hago durante las horas de las comidas cuando estoy haciendo ayuno? Al principio, es posible que tengas la sensación de que el día se compone de grandes lagunas, especialmente si te saltas el desayuno. Es normal. Seguramente te has pasado muchos años levantándote cada mañana pensando en lo que vas a desayunar; y ahora tu horario ha dado un giro copernicano. Es normal sentirse un poco perdido y sin

---

36. Mashhadi, N.S., Ghiasvand, R., Askari, G., *et al.*: «Anti-oxidative and anti-inflammatory effects of ginger in health and physical activity: review of current evidence», *International Journal of Preventive Medicine*, vol. 4 (Supl. 1), pp. S36-S42 (2013).
37. Cohen, M.: «Rosehip–an evidence based herbal medicine for inflammation and arthritis», *Australian Family Physician*, vol. 41(7), pp. 495-498 (2012).

rumbo por las mañanas al no tener que preparar el desayuno, sentarte a comer y después fregar los platos. ¿Qué puedes hacer con todo ese tiempo que ahora tienes disponible? Soy de la opinión que, muchas veces, el ritual del desayuno tiene menos que ver con la propia comida de lo que creemos. De hecho, puede decirse lo mismo de todas las comida que elimines. Te animo a que llenes ese hueco con algo significativo, como meditar o rezar durante 10 minutos, dar un paseo por el barrio o un parque, hacer algo creativo o escribir en tu diario. Todos éstos son ejemplos de prácticas que me gusta denominar «comidas metafísicas». Gracias a estos rituales, puedes seguir alimentándote, aunque no sea con comida. Como hemos visto anteriormente, las culturas de todo el mundo han utilizado durante siglos el ayuno como herramienta espiritual. Te animo a que no dediques las horas de la comida a ver la tele o a las redes sociales; aprovecha el regalo que representa disponer de algo de tiempo libre para reflexionar, relajarte y conocerte un poco mejor. Aprovecha este tiempo de quietud para mirar en tu interior. La magia se esconde a menudo en los lugares donde nunca miramos.

Si no sabes por dónde empezar, prueba con algunos de estos consejos del diario de la «comida metafísica»:

1. Haz una lista de diez cosas de las que estás agradecido.
2. Haz una lista de las cosas que te llenan pero que no tienen nada que ver con la comida.
3. Haz una lista de diez cosas que esperas con ansias (sé lo más específico posible).
4. Haz una lista de las cosas que quieres evitar en tu vida.
5. Haz una lista con cosas que deseas materializar en tu vida.

Puedes usar las anteriores ideas para el diario como herramientas de meditación u oración durante la «hora de la comida metafísica». A mí me encanta meditar mientras bebo té.

Esta hora de la «comida metafísica» es una gran oportunidad para reflexionar sobre el proceso curativo entre tú mismo y tu relación con la comida y tu cuerpo. Si deseas explorar esta relación, prueba con las siguientes indicaciones:

1. Escribe lo que significa para ti la paz alimentaria.
2. Escribe los patrones que has notado respecto a tu salud emocional y la comida.
3. Escribe una lista de adjetivos que asocies con la comida, el ayuno y la hora de comer.

Como especialista en medicina funcional, sé que, aunque el ayuno intermitente y la nutrición adecuada son las bases de la flexibilidad metabólica, otros factores como el estrés, el sueño y el ejercicio pueden ser los elementos determinantes entre vivir una vida más saludable o no.

El sueño y la flexibilidad metabólica

Mucha gente piensa que ocho horas de sueño de alta calidad son un lujo que no pueden permitirse y que ya «dormirán cuando estén muertos». El sueño no es un lujo, es un exigencia tanto para la salud como para la flexibilidad metabólica. ¿Por qué? El sueño está íntimamente relacionado con todos los procesos hormonales y metabólicos del organismo, así como con el mantenimiento de niveles saludables de inflamación, azúcar en sangre y un peso saludable. ¿No me crees? Diversos estudios han demostrado que una sola noche *–sí, sola una–* de privación de sueño cambia la forma en que se comportan nuestras hormonas del hambre y del apetito, lo que conduce a un aumento tanto del hambre como de los antojos.[38] Una noche en la que durmamos mal también puede afectar a los centros de moti-

38. Reinagel, N.D.M.: «Getting more sleep can reduce food cravings», *Scientific American*, www.scientificamerican.com/article/getting-more-sleep-can-reduce-food-cravings/
Publicado el 22 de octubre de 2019. Acceso el 4 de septiembre de 2020.

vación del cerebro y a cómo responden al ver o pensar en la comida. Si alguna vez has trasnochado y, al día siguiente, has tenido un gran antojo de panecillos, patatas fritas y galletas, es que has sufrido este fenómeno. Por el contrario, los científicos han descubierto que cuantas más horas se duerme, menos hambre se tiene y menos nos apetecen los alimentos dulces y salados.[39] Si no duermes lo suficiente, es prácticamente imposible evitar los antojos y las estrambóticas señales del hambre y, por tanto, volver a conectar con tu intuición sobre la comida y sobre lo que realmente necesita tu cuerpo.

Los estudios también han demostrado que la sensibilidad a la insulina se ve afectada negativamente por la privación del sueño.[40] De hecho, un estudio demostró que seis noches con sólo cuatro horas de sueño dieron lugar a una reducción del 40 % en la tolerancia a la glucosa.[41] La privación del sueño también estimula el sistema nervioso simpático, es decir, el sistema nervioso de lucha o huida.[42] Esto se traduce en un aumento de las hormonas del estrés y, como ya sabemos, éstas pueden afectar negativamente a nuestro metabolismo. Por último, los malos hábitos de sueño también provocan un aumento de los niveles de inflamación. Por ejemplo, los estudios que experimentan con la privación del sueño han revelado que ésta puede alterar la respuesta del sistema inmunitario y aumentar los marcadores proinflamatorios como la IL-6, el TNF-alfa y la proteí-

---

39. Henst, R.H.P., Pienaar, P.R., Roden, L.C., Rae, D.E.: «The effects of sleep extension on cardiometabolic risk factors: a systematic review», *Journal of Sleep Research*, vol. 28(6), p. e12865 (2019). doi:10.1111/jsr.12865.

40. VanHelder, T., Symons, J.D., Radomski, M.W.: «Effects of sleep deprivation and exercise on glucose tolerance», *Aviation Space and Environmental Medicine*, vol. 64(6), pp. 487-492 (1993).

41. Spiegel, K., Leproult, R., Van Cauter, E.: «Impact of sleep debt on metabolic and endocrine function», *Lancet*, vol. 354(9188), pp. 1435-1439 (1999). doi:10.1016/S0140-6736(99)01376-8.

42. Kato, M., Phillips, B.G., Sigurdsson, G., *et al.*: «Effects of sleep deprivation on neural circulatory control», *Hypertension*, vol. 35(5), pp. 1173-1175 (2000). doi:10.1161/01.hyp.35.5.1173.

na C reactiva.[43, 44] En otras palabras, el sueño es extraordinariamente importante; de hecho, me atrevería a decir que si no se prioriza el sueño, es imposible estar realmente sano.

Uno de los problemas de dar prioridad al sueño es que dormir bien es más fácil de decir que de hacer. No es algo tan sencillo de conseguir como otros factores de estilo de vida como el ejercicio físico o la nutrición, en los que simplemente hay que hacer y comer lo correcto. Según la National Sleep Foundation (Fundación Nacional del Sueño), el 35 % de los estadounidenses considera que su calidad de sueño es «mala» o «simplemente regular»; otra encuesta demostró que el 68 % tiene dificultades para dormir al menos una vez a la semana.[45, 46]

Entonces, ¿cómo conseguimos dormir bien? Trabajo continuamente con mis pacientes para mejorar su sueño, y he descubierto que la clave es establecer una rutina en el momento de acostarse que les permita conciliar el sueño rápida y fácilmente, y continuar durmiendo de forma ininterrumpida toda la noche. La rutina puede incluir cualquier cosa que te parezca adecuada: un baño, escribir una lista de tareas para el día siguiente, una breve meditación o incluso simplemente leer un poco en la cama. Dicho esto, hay algunos elementos que siempre recomiendo incluir:

---

43. Shearer, W.T., Reuben, J.M., Mullington, J.M., *et al.*: «Soluble TNF-alpha receptor 1 and IL-6 plasma levels in humans subjected to the sleep deprivation model of spaceflight», *Journal of Allergy and Clinical Immunology*, vol. 107(1), pp. 165-170 (2001). doi:10.1067/mai.2001.112270.

44. Meier-Ewert, H.K., Ridker, P.M., Rifai, N., *et al.*: «Effect of sleep loss on C-reactive protein, an inflammatory marker of cardiovascular risk», *Journal of the American College of Cardiology*, vol. 43(4), pp. 678-683 (2004). doi:10.1016/j.jacc.2003.07.050.

45. «Lack of sleep is affecting Americans, finds the National Sleep Foundation», *Sleep Foundation*. www.sleepfoundation.org/press-release/lack-sleep-affecting-americans-finds-national-sleep-foundation. Acceso el 4 de septiembre de 2020.

46. Reports BCCR: «Why Americans can't sleep. Consumer Reports». www.consumerreports.org/sleep/why-americans-cant-sleep/ Acceso el 4 de septiembre de 2020.

- **Apaga todos los aparatos electrónicos una hora antes de acostarte:** Es decir, teléfonos móviles, ordenadores y tabletas. Estos dispositivos emiten luz azul y hacen que nos sintamos más despiertos; también reducen la producción de melatonina, una hormona cuya producción debe aumentar justo antes de irnos a la cama. Si no puedes apagarlos 60 minutos antes de acostarte, al menos hazlo 30 minutos antes. Trata leer, escribir en tu diario, escuchar un audiolibro o practicar unos minutos de yoga.
- **No tomes café después de la comida:** Demasiado café a lo largo del día puede interferir en nuestro sueño. Por eso siempre recomiendo evitar el café después de la hora de la comida. De ese modo tu organismo tendrá tiempo suficiente para metabolizarlo antes de acostarte. En lugar de café, prueba un té de hierbas, agua con gas o una infusión de cúrcuma con leche vegetal.
- **Da un paseo:** Es verdad que te he recomendado evitar el exceso de ejercicio físico durante el plan de ayuno flexible de 4 semanas, pero mover el cuerpo de alguna manera todos los días, incluso si se trata de una simple caminata de 15 minutos, puede resultar muy beneficioso para conciliar el sueño. De hecho, un estudio del *Sleep Health Journal* ha demostrado que la actividad física diaria puede estar directamente relacionada con la calidad del sueño.[47]

Si ya no utilizas los aparatos electrónicos antes de acostarte y has eliminado de tu dieta la cafeína por las tardes pero, aun así, sigues teniendo problemas para conciliar el sueño por la noche, ha llegado el momento de recurrir a remedios naturales como las hierbas y los suplementos. A continuación, tienes mis hierbas y suplementos favoritos para dormir:

---

47. Sullivan Bisson, A.N., Robinson, S.A., Lachman, M.E.: «Walk to a better night of sleep: testing the relationship between physical activity and sleep», *Sleep Health*, vol. 5(5), pp. 487-494 (2019). doi:10.1016/j.sleh.2019.06.003.

- **Manzanilla:** Es una de las hierbas más famosas. Históricamente, se ha recomendado para numerosos problemas, desde el insomnio y la ansiedad hasta las afecciones gastrointestinales como el malestar estomacal, los gases o la diarrea. Estudios más recientes han demostrado que puede mejorar la calidad del sueño en adultos con insomnio crónico.[48] Te recomiendo tomar una infusión de manzanilla después de la cena.
- **Magnesio:** Es conocido como la pastilla natural contra los resfriados. Puede ser muy eficaz para ayudar a conciliar el sueño gracias a sus propiedades para fomentar la relajación muscular y mejorar los indicadores del insomnio, tal y como se enumeran en el índice de gravedad del insomnio (ISI): la eficiencia del sueño; el tiempo de sueño y la latencia media al inicio del sueño; insomnio temprano por la mañana y la concentración de renina plasmática, melatonina y cortisol plasmático.[49] Algunos estudios incluso han demostrado que el magnesio puede regular el ciclo de sueño-vigilia.[50] No hay un momento «adecuado» para tomar magnesio. Sin embargo, debido a sus efectos calmantes, tomarlo justo antes de acostarse puede ser la mejor manera de aprovechar sus propiedades para aumentar los niveles de GABA y relajar los músculos. El magnesio puede encontrarse en múltiples formas, y recomiendo empezar con 200 mg después de la cena.

---

48. Zick, S.M., Wright, B.D., Sen, A., Arnedt, J.T.: «Preliminary examination of the efficacy and safety of a standardized chamomile extract for chronic primary insomnia: a randomized placebo-controlled pilot study», *BMC Complementary Medicine and Therapies*, vol. 11, p. 78 (22 de septiembre de 2011). doi:10.1186/1472-6882-11-78.
49. Abbasi, B., Kimiagar, M., Sadeghniiat, K., *et al.*: «The effect of magnesium supplementation on primary insomnia in elderly: A double-blind placebo-controlled clinical trial», *Journal of Research in Medical Sciences*, vol. 17(12), pp. 1161-1169 (2012).
50. Feeney, K.A., Hansen, L.L., Putker, M., *et al.*: «Daily magnesium fluxes regulate cellular timekeeping and energy balance», *Nature*, vol. 532(7599), pp. 375-379 (2016). doi:10.1038/nature17407.

- **Valeriana:** Es una hierba que se ha utilizado para tratar el nerviosismo, los temblores, los dolores de cabeza, el insomnio y las palpitaciones del corazón desde la antigua Grecia y Roma.[51] Recomiendo tomarla en forma de infusión después de la cena.
- **L-teanina:** Es otro de mis suplementos naturales preferidos para conciliar el sueño. Este compuesto se encuentra de forma natural en el té verde y, cuando se toma como suplemento, fomenta una mejor calidad del sueño.[52] De hecho, un estudio que suministró L-teanina (en una dosis de 400 mg diarios) a varios niños de 8-12 años concluyó que éstos habían experimentado una mejora en la calidad del sueño sin ningún efecto secundario destacado.[53] Aunque a mis pacientes les recomiendo que empiecen con 100 mg, los adultos sanos pueden tomar hasta 400 mg diarios.
- **Melatonina:** Ya hemos hablado sobre la importancia de la melatonina para lograr un sueño saludable. Pero ¿sabías que puedes tomar melatonina como suplemento? Pues sí. Si ninguna de las estrategias anteriores te funciona, y sigues estando muy despierto cuando deberías estar durmiendo, prueba con un suplemento de melatonina. Esta hormona ha sido objeto de numerosos estudios, especialmente para combatir el insomnio relacionado con el *jet lag*, y los resultados son prometedores. Un artículo de revisión mostró cómo, en nueve de los diez estudios evaluados, tomar melatonina poco antes de la hora de acostarse en el lugar de destino (entre las 22 h y la medianoche) disminuía el *jet lag* de los pasajeros que cruzaban zonas hora-

51. Office of Dietary Supplements–Valerian. https://ods.od.nih.gov/factsheets/Valerian-HealthProfessional/ Acceso el 4 de septiembre de 2020.

52. Ota, M., Wakabayashi, C., Sato, N., *et al.*: «Effect of L-theanine on glutamatergic function in patients with schizophrenia», *Acta Neuropsychiatrica*, vol. 27(5), pp. 291-296 (2015). doi:10.1017/neu.2015.22.

53. Lyon, M.R., Kapoor, M.P., Juneja, L.R.: «The effects of L-theanine (Suntheanine®) on objective sleep quality in boys with attention deficit hyperactivity disorder (ADHD): a randomized, double-blind, placebo-controlled clinical trial», *Alternative Medicine Review*, vol. 16(4), pp. 348-354 (2011).

rias.[54] Si tienes problemas para dormir durante el plan de ayuno flexible de 4 semanas, intenta tomar 5 mg de melatonina unos 30 minutos antes de acostarte.

A continuación, vamos a tratar un tema que es todo lo contrario del sueño: el ejercicio físico. Siempre que les sugiero a mis pacientes que hagan ayuno, ellos me preguntan cómo pueden encajar el ejercicio físico en el plan. Aunque el plan de ayuno flexible de 4 semanas es también una gran oportunidad para volver a ejercitar tu cuerpo, hay muchas más cosas que debes saber sobre el modo en que el ejercicio físico encaja en un estilo de vida de ayuno intermitente. Sigue leyendo para descubrir todo lo que necesitas saber.

Ejercicio físico y ayuno intermitente

Cada vez que escribo, hablo o converso con mis pacientes acerca del ayuno intermitente, siempre me hacen preguntas relacionadas con el tema del ejercicio físico. ¿Cómo puedo encajar el ejercicio físico con el plan de ayuno? ¿Tengo que hacerlo antes, durante o después del ayuno? ¿Puedo practicar todo tipo de ejercicio físico?

Lamentablemente, no hay una respuesta sencilla para la cantidad de ejercicio físico que una persona debe hacer durante las 4 semanas que dura el plan. La respuesta depende del nivel de actividad que la persona tenía antes de empezarlo, de su inflexibilidad metabólica, de los desequilibrios de salud subyacentes y de si tiene algún síntoma de gripe cetogénica o agotamiento durante las 4 semanas. En esta sección encontrarás la información necesaria para que puedas decidir la cantidad de ejercicio físico más adecuada para ti durante el plan de ayuno flexible de 4 semanas.

---

54. Herxheimer, A., Petrie, K.J.: «Melatonin for the prevention and treatment of jet lag», *Cochrane Database of Systematic Reviews*, vol. (2), p. CD001520 (2002). doi:10.1002/14651858.CD001520.

Una advertencia previa: éste no es el mejor momento de empezar a entrenar para una maratón o de probar el *CrossFit* por primera vez. Muchos de mis pacientes sienten la tentación de empezar a hacerlo todo a la vez durante el plan de ayuno flexible de 4 semanas, pero si te excedes, acabarás muerto de hambre, dolorido y agotado. Como regla general, te recomiendo que te plantees *mantener tu nivel actual de actividad física* y estés preparado para reducir la intensidad o la duración según sea necesario. Siempre debes escuchar a tu cuerpo. Algunos días estarás rebosante de energía y puede que incluso realices algunos de los mejores entrenamientos de tu vida; otros, tu nivel de energía puede ser bajo a medida que tu cuerpo se adapta a fuentes de energía alternativas, y puede que te sientas aletargado desde el principio o que te topes con un muro en mitad del entrenamiento. Si te ocurre esto, no fuerces la máquina ni te des una paliza. Durante el plan de ayuno se producen importantes cambios metabólicos en tu organismo; dale a tu cuerpo el tiempo y el espacio que necesita para alcanzar la flexibilidad metabólica.

Una vez hayas completado las 4 semanas del plan, puedes aumentar la intensidad de los entrenamientos. Es probable que te sientas preparado y con la energía suficiente para subir a la cinta de correr, salir al terreno de juego o la cancha y ejercitarte en la sala de pesas. Pero, por ahora, no te estreses demasiado por la intensidad con la que ejercitas tu cuerpo; simplemente asegúrate de hacer un mínimo de ejercicio físico o de mantener tu nivel actual de entrenamiento.

Entrenamientos en ayunas *versus* entrenamiento sin ayuno

Pasemos ahora a tratar otras cuestiones relacionadas con la logística: ¿cuándo debes hacer ejercicio físico? ¿Es mejor hacerlo con el estómago vacío antes de terminar el ayuno o durante la ventana de ingesta? Por desgracia, la respuesta a esto tampoco es tan sencilla como cabría esperar. La buena noticia es que podemos obtener beneficios tanto de los entrenamientos en ayunas como de los que realizamos sin ayunar.

Cuando ayunamos, no disponemos de glucosa en la sangre a la que recurrir para obtener energía, y los carbohidratos almacenados (denominados glucógenos) probablemente estarán agotados, lo que significa que nuestro cuerpo quemará más grasa, especialmente si hacemos cardio.[55] Un estudio ha puesto de manifiesto los beneficios de entrenar en ayunas.[56] Los investigadores dividieron a 50 hombres activos y sanos en 3 grupos: uno que no hizo ningún tipo de ejercicio físico; otro que lo hizo después de un desayuno rico en carbohidratos y que tomó bebidas isotónicas durante el entrenamiento, y un tercero que sólo bebió agua e hizo la primera comida después del entrenamiento. Los investigadores hicieron que los 3 grupos aumentaran el consumo de calorías y grasas. Los resultados mostraron que los hombres del primer y segundo grupo ganaron peso y también mostraron signos metabólicos poco saludables, como la resistencia a la insulina. Sin embargo, el tercer grupo, el de los entrenamientos en ayunas, casi no ganó peso y no mostró ningún signo de resistencia a la insulina. De hecho, los resultados muestran que quemaron la grasa adicional que consumían de forma más eficaz. Además, entrenar con el estómago vacío también hace que la mañana sea más sencilla y evita la posible indigestión que puede producirse al comer y luego practicar ejercicio físico intenso mientras el cuerpo está haciendo la digestión.

Éstos son algunos consejos para hacer ejercicio físico en ayunas que deberías tener en cuenta:

- Empieza con ejercicios cardiovasculares de baja intensidad: te recomiendo hacer *footing* ligero, caminar o montar en bicicleta.
- Aumenta lentamente la intensidad de los entrenamientos en ayunas a medida que tu cuerpo se vaya adaptando a ellos.
- Haz los entrenamientos más intensos los días de ayuno más cortos y los días de dieta alta en carbohidratos limpios. De este

55. Aird, T.P., Davies, R.W., Carson, B.P.: «Effects of fasted vs fed-state exercise on performance and post-exercise metabolism: a systematic review and meta-analysis», *Scandinavian Journal of Medicine & Science in Sports*, vol. 28(5), pp. 1476-1493 (2018). doi:10.1111/sms.13054.

56. Van Proeyen, K., Szlufcik, K., Nielens, H., *et al.*: «Training in the fasted state improves glucose tolerance during fat-rich diet», *The Journal of Physiology*, vol. 588(Pt. 21), pp. 4289-4302 (2010). doi:10.1113/jphysiol.2010.196493.

modo, podrás salir a correr, levantar pesas, dar un largo paseo o hacer cualquier tipo de ejercicio de alta intensidad y después comer carbohidratos. El ejercicio te hará más sensible a la insulina y a la leptina, y agotará tus reservas de glucógenos, lo que significa que tu cuerpo estará perfectamente preparado para quemar los carbohidratos en lugar de almacenarlos en forma de grasa.

- Intenta hacer ejercicio físico justo antes de romper el ayuno para poder reponer tu cuerpo con grasas saludables, proteínas, vegetales y carbohidratos mientras tu metabolismo aún está acelerado como resultado del entrenamiento.
- Lleva un control exhaustivo de tu nivel de energía para asegurarte de que tu rendimiento no se resiente.

Al principio, es posible que tengas poca energía y te sientas un poco atontado (sí, se trata de un término técnico). Esto se debe no sólo a que estás quemando grasa para alimentar el cerebro y las funciones biológicas básicas, sino que también estás exigiendo a tus músculos que aprendan a utilizar menos glucosa almacenada y a usar la grasa como combustible. Una vez te hayas adaptado a esta nueva forma de hacer ejercicio, es posible que te parezca que tienes más energía cuando entrenas en ayunas o que tu cuerpo es más ligero y ágil.

Dicho esto, los estudios mencionados no son la panacea. De hecho, también hay estudios que cuestionan si realmente quemamos más grasa al entrenar con el estómago vacío.[57] También es posible que te encuentres con un muro en mitad del entrenamiento en ayunas o que notes que no puedes entrenar con la misma intensidad cuando recurres a la grasa como combustible. Esto probablemente se deba a que el glucógeno, que es la forma que adquiere la glucosa cuando está almacenada en el cuerpo, está agotado después de varias

57. Melanson, E.L., MacLean, P.S., Hill, J.O.: «Exercise improves fat metabolism in muscle but does not increase 24-h fat oxidation», *Exercise and Sport Sciences Reviews*, vol. 37(2), pp. 93-101 (2009). doi:10.1097/JES.0b013e31819c2f0b.

semanas de ayuno y de alimentación baja en carbohidratos. El agotamiento de las reservas de glucógeno también puede alterar determinadas hormonas como la progesterona, la hormona tiroidea y la leptina. Por eso no te recomiendo que realices toda tu actividad física en ayunas. Lo más adecuado es variar; por ejemplo, puedes hacer un ejercicio de cardio intenso para quemar grasas en ayuno y dejar los ejercicios de levantamiento de pesas o de tonificación para la ventana de ingesta. De este modo, dispondrás de glucógeno disponible almacenado en los músculos y el hígado al que podrás recurrir rápidamente para permitirte superar cualquier bajada de rendimiento.

Movimiento consciente

Uno de los mayores errores que la gente comete al hacer ejercicio físico es que suelen considerar que éste se limita a un auténtico «entrenamiento». Evidentemente, «hacer ejercicio» puede ser un entrenamiento HIIT (entrenamiento de intervalos de alta intensidad) de 45 minutos con abundantes «*burpees*», sentadillas y saltos de tijera, pero no tiene por qué ser así. Debemos ampliar la definición de entrenamiento para incluir cualquier actividad física que nos haga ejercitar el cuerpo durante un tiempo determinado. Lo diré más alto para la gente sentada en la última fila: *un entrenamiento es cualquier cosa que hagas para ejercitar tu cuerpo durante un período de tiempo determinado*; por ejemplo, bailar tu canción favorita, subir escaleras en lugar de coger el ascensor e incluso caminar por el centro comercial durante varias horas. También incluye jugar al tenis, trabajar en el jardín o jugar al baloncesto con tu hijo. A menudo sobrevaloramos el término «entrenamiento». ¿Qué hacemos las otras 23 horas del día? Convierte el movimiento en un estilo de vida.

Si nunca has hecho ejercicio físico o no tienes ningún deporte o actividad favorita, plantéate la posibilidad de convertir el paseo en un hábito. Caminar es sencillo: no necesitas ningún tipo de material especial ni apuntarte a un gimnasio, y la mayoría de las veces ni siquiera tienes que cambiarte de ropa antes o después. Puedes caminar por la acera, por el patio de tu casa o por el barrio. Mucha gente se muestra reticente ante los beneficios de caminar, pero te aseguro, sin miedo a equivocarme, que se trata de la forma más saludable de ejercicio físico. De hecho, al igual que otras formas de ejercicio, se ha demostrado que caminar mejora los factores de riesgo cardiovascular, como el colesterol alto, la presión arterial, la diabetes, la obesidad, la rigidez y la inflamación vascular, e incluso el estrés mental. Además, también ayuda a evitar la demencia, la arteriopatía periférica, la obesidad, la diabetes, la depresión, el cáncer de colon e incluso la disfunción eréctil.[58]

Las personas con una mayor esperanza de vida no tienen gimnasios *Equinox* ni lujosos relojes Apple para controlar el ejercicio físico que hacen. En lugar de eso, se dedican a cultivar un huerto, dejan el coche en casa cuando van comprar y van a todas partes caminando. De hecho, en las comunidades de la antigua orden Amish, las mujeres caminan de media unos 14 000 pasos al día; estas comunidades también tienen una de las tasas de obesidad más bajas de Estados Unidos.[59]

Esto no es una coincidencia. Los beneficios de caminar son indiscutibles. Por ejemplo, un estudio realizado a 12 000 adultos reveló que las personas que viven en ciudades tienen un riesgo mucho menor de padecer sobrepeso y obesidad que aquellas que viven en las afueras.[60] Por ejemplo, en la ciudad de Atlanta, el 45 % de los hombres que vivían en las afueras tenían sobrepeso, frente a sólo el 37 % de los hombres que vivían en el centro de la ciudad. ¿Cuál es el motivo? Seguramente ya lo habrás adivinado: los urbanitas van más a pie y menos en coche.

---

58. «Publishing HH. Walking: your steps to health», *Harvard Health*. www.health.harvard.edu/staying-healthy/walking-your-steps-to-health. Publicado en agosto de 2009. Acceso el 4 de septiembre de 2020.

59. Bassett, D.R., Schneider, P.L., Huntington, G.E.: «Physical activity in an Old Order Amish community», *Medicine & Science in Sports & Exercise*, vol. 36(1), pp. 79-85 (2004). doi:10.1249/01.MSS .0000106184.71258.32.

60. Garden, F.L., Jalaludin, B.B.: «Impact of urban sprawl on overweight, obesity, and physical activity in Sydney, Australia», *Journal of Urban Health*, vol. 86(1), pp. 19-30 (2009). doi:10.1007/s11524-008-9332-5.

Con todo esto pretendo decir que ampliar nuestra perspectiva sobre lo que significa hacer ejercicio es fundamental durante el plan de ayuno flexible de 4 semanas porque, muy probablemente, algunos días no tendrás ganas de hacer una típica rutina de entrenamiento de 45 minutos o una hora. Aunque es algo normal, tampoco deberías quedarte sentado en el sofá todo el día. Prueba a dar un paseo de 20 minutos, correr 10 minutos o a hacer 5 minutos de estiramientos antes de acostarte. Estas pequeñas rutinas de movimiento ayudarán a tu cuerpo a alcanzar la flexibilidad metabólica, a mantener activos tanto tu metabolismo como tus músculos a lo largo del día, a combatir el estrés y a dormir mejor, lo cual, como ya hemos visto, es clave para tu bienestar.

Recomiendo el ejercicio físico para robustecer la salud general, pero también como un buen remedio siempre que empieces a plantearte la posibilidad de romper el ayuno antes de tiempo. Si tienes hambre, antojos o sientes algún síntoma de gripe cetogénica, intenta hacer 5 minutos de ejercicio y comprueba cómo te sientes. Lo más probable es que te despeje la cabeza y te ayude a sentirte menos anquilosado, y así podrás seguir adelante con el ayuno.

Cómo disminuir el estrés para optimizar la flexibilidad metabólica

Confío en que, a estas alturas, ya sepas que no se trata sólo de alimentar el cuerpo, sino también la mente y el alma. El estrés puede deteriorar el sistema endocrino, elevar el nivel de glucosa en sangre, afectar al sueño, arruinar la flexibilidad metabólica y hacernos sentir desconectados de nuestra intuición. El estrés es una de las razones ocultas por las que algunas personas tienen dificultades para entrar en cetosis, además de estar asociado a un sinfín de enfermedades. De hecho, algunas investigaciones sugieren que alrededor del 90 % de las consultas médicas están relacionadas con trastornos provocados por el estrés, desde enfermedades cardiovasculares, dolores de cabeza y ansiedad hasta diabetes, asma o depresión.

Por desgracia, la mayoría de las personas no se sienten capaz de gestionar con eficacia el estrés que experimentan, y ése es también un problema durante el plan de ayuno flexible de 4 semanas. Las dietas bajas en carbohidratos prolongadas pueden significar un estrés adicional en las glándulas suprarrenales, lo que puede exacerbar un problema existente y provocar incómodos síntomas como la fatiga, el insomnio y la ansiedad. De hecho, en mi experiencia en el mundo de la medicina funcional, no recomiendo a mis pacientes hacer dietas bajas en carbohidratos muy largas hasta haber solucionado sus problemas de estrés.

Hasta aquí las malas noticias. La buena es que si has mejorado la calidad del sueño y has empezado a practicar ejercicio, ya has dado dos saltos gigantescos hacia la gestión efectiva del estrés. Dormir bien y hacer ejercicio físico son piezas fundamentales del rompecabezas de la gestión del estrés. Además, si sufres de estrés crónico, no lo dudes ni un instante, tienes que probar el ciclo de carbohidratos limpios, ya que, como hemos visto, necesitas más carbohidratos para gestionar el estrés de un modo eficaz.

No cabe duda de que el ciclo de carbohidratos limpios, dormir bien y practicar ejercicio son piezas fundamentales para el manejo del estrés, pero existen otras estrategias que también pueden ayudarte a pasar un día mejor. Si sabes que tienes un problema de estrés, tranquilo, no eres el único. Yo a veces todavía tengo dificultades para manejarlo en mi día a día. Tras años practicando *mindfulness*, éstas son las prácticas que tanto a mis pacientes como a mí nos han ayudado a gestionar el estrés y a aprovechar al máximo la salud física y mental:

Disfruta de la mañana

En lugar de apagar varias veces el despertador, tómate tu tiempo para despertarte lentamente y empezar el día con buen pie. Disfruta en silencio de tu bebida favorita de la mañana, ya sea café, té o simplemente un vaso de agua, mientras te concentras en el día que tienes por delante. Recorrer la casa apresuradamente por falta de tiempo hace que empecemos el día de un modo frenético y extenuante.

Haz una lista (razonable) de tareas

Y cuando digo razonable, quiero decir razonable. Si todos los días te exiges demasiado, siempre tendrás la sensación de ir con retraso, lo que provocará un estrés innecesario. Eso te obligará a eliminar aquellas tareas que no sean absolutamente prioritarias para aquel día. Te recomiendo que escribas una lista de tareas por la mañana, cuando tengas unos minutos para reflexionar sobre las prioridades del día. Empieza por las necesidades más urgentes y ve avanzando hacia los objetivos a largo plazo. A continuación, disfruta de la sensación de ir tachando cosas de la lista a medida que avanza el día. Este enfoque te ayudará a recomponer el desorden mental, organizándolo todo en una lista ordenada. Pero recuerda también que, si no lo haces todo hoy, tranquilo, ya lo harás mañana.

No intentes hacer dos cosas a la vez

A medida que avanzas en la lista diaria de tareas, intenta concentrarte todo lo que puedas en la tarea que tienes entre manos. Pensar en el futuro o en el pasado puede provocar ansiedad, disminuye la eficacia y causa mucho estrés. Esto ocurre incluso si la tarea en cuestión es aburrida, frustrante o tediosa. No te limites a mirar cómo pasan las horas; por muy mundana que sea la tarea que debes realizar, dedícale toda tu atención. Aceptar plenamente la tarea que tienes entre manos disminuye el estrés y puede ayudarte a alcanzar la paz interior.

Entra en contacto con la naturaleza

Está científicamente demostrado que la naturaleza nos tranquiliza y aumenta nuestra calidad de vida.[61] Diversos estudios han demostrado que las personas que pasan tiempo en una zona verde tienen

61. Van den Berg, M.M., Maas, J., Muller, R., *et al.*: «Autonomic nervous system responses to viewing green and built settings: differentiating between sympathetic and parasympathetic activity», *International Journal of Environmental Research and Public Health*, vol. 12(12), pp. 15860-15874 (14 de diciembre de 2015). doi:10.3390/ijerph121215026.

un 50 % menos de probabilidades de sufrir estrés y que las personas que viven a más de un kilómetro de distancia de ella tienen un 50 % más de probabilidades de sufrir estrés que las que viven a tan sólo 300 metros.[62] Las investigaciones realizadas en Corea del Sur y Japón sobre las terapias de la naturaleza son bastante convincentes. El término japonés es *shinrin-yoku. Shinrin* significa 'bosque' y *yoku*, 'baño'. Siempre que puedas, te recomiendo pasar algún tiempo en la naturaleza todos los días. «Báñate en el bosque» tanto como puedas o, simplemente, da un paseo por el parque más cercano, túmbate en la hierba o pasea los fines de semana.

Ordena tu espacio vital

Ordenar tu espacio puede transformar el estado mental. El desorden exterior provoca un desorden interior, así que dedica un tiempo cada semana a limpiar la casa, la oficina o tu espacio de trabajo. Tira todo lo que no tenga un propósito positivo o práctico. Ordenar también puede ser un gran remedio para hacer frente a los antojos durante el plan de ayuno flexible de 4 semanas. ¿Hoy te sientes abrumado y tienes ganas de comerte una bolsa entera de palomitas de maíz? Tómate 5-10 minutos para organizar tu espacio y percibe cómo te aporta tranquilidad… y alivio contra los antojos.

Establece límites en el uso de las redes sociales

Hablando de ordenar tu vida, el plan de ayuno flexible de 4 semanas es una excelente oportunidad para rebajar la dependencia de los

62. Parks and improved mental health and quality of life | Fact Sheets | Parks and Health | National Recreation and Park Association (Los parques y la mejora de la salud mental y la calidad de vida | Hojas informativas | Parques y salud | Asociación Nacional de Parques y Actividades Recreativas).
www.nrpa.org/our-work/Three-Pillars/health-wellness/ParksandHealth/fact-sheets/parks-improved-mental-health-quality-life/#:~:text=People%20living%20more%20than%201,meters%20from%20a%20green%20space.&text=Results%20also%20showed%20that%20the,the%20less%20stress%20they%20experienced
Acceso el 4 de septiembre de 2020.

dispositivos y las redes sociales. Si te sientes hostigado con algún contenido que te provoca una subida de la adrenalina o que te hace pensar que deberías estar haciendo más cosas, no lo dudes ni un instante y aparta ese tipo de contenidos de tu día a día. El desplazamiento interminable de contenidos en línea, que induce el síndrome FOMO y aumenta el estrés, es perjudicial para la salud. A veces, cuidarnos a nosotros mismos significa silenciar los dispositivos, dejar de seguir a alguien o desactivar las notificaciones sin pensártelo dos veces. Plantéate la posibilidad de hacer ayunos telefónicos intermitentes. También puedes establecer límites de tiempo para las redes sociales; por ejemplo, no consultarlas antes del mediodía o después de las ocho de la tarde, dejando para las horas centrales del día la actividad de compartir o darle al «me gusta». Si no estás seguro de poder comprometerte a hacer algo así a largo plazo, al menos pruébalo durante las cuatro semanas del plan de ayuno flexible para comprobar cómo te sientes; te garantizo que te sentirás más presente, feliz y satisfecho con tu vida al pasar menos tiempo al día en la vida de los demás.

Si puedes establecer límites, poner en orden tu casa y tu oficina y encontrar un tiempo de respiro por las mañanas, es posible que notes cómo desaparece tu estrés diario crónico. Dicho esto, está claro que todos tenemos, de vez en cuando, algún día en que no podemos más. Para esos momentos, te recomiendo el ejercicio de respiración que aparece al final de este mismo capítulo. Según estudios minuciosos, resulta de gran ayuda para la gestión del estrés agudo.

Cómo crear una comunidad de amigos del ayuno

En este capítulo nos hemos centrado en todas aquellas cosas que podemos hacer para optimizar el plan de ayuno flexible de 4 semanas no relacionadas con el ayuno y la alimentación. Y uno de los elementos más útiles es la creación de una comunidad de apoyo que nos ayude a mantenernos motivados.

Algunas personas tienen la suerte de contar con un círculo de amigos y familiares que les apoyan en sus esfuerzos por alcanzar la flexibilidad metabólica y probar el ayuno. ¡E incluso es probable que se animen a probarlo con ellos! Hay personas que se sienten mucho más motivadas cuando forman parte de un grupo; si tú eres una de ellas, comparte este libro con otros y probadlo juntos.

No obstante, antes de involucrar a tus amigos, dedica un minuto a pensar si realmente crees que te ayudarán en tu misión. Todos tenemos personalidades distintas, y a algunas personas se les da mejor hacer cosas como ésta por su cuenta.

Tanto si decides hacer el plan en solitario o con un grupo grande, es posible que acabes por sentirte solo. Al fin y al cabo, aunque tengas compañía, cambiar tu dieta y tu estilo de vida puede provocar cierto aislamiento. Incluso es posible que recibas comentarios o alguna crítica por parte de las personas que te rodean. Si crees que esto es algo que puede ocurrirte a ti, recuerda siempre: el hecho de que algo sea habitual no significa que sea normal. Sentirse mal y comer alimentos poco saludables es un tema controvertido para mucha gente, por lo que cambiar la forma en que comemos puede levantar algunas ampollas. Mi consejo es que escribas en una hoja por qué has decidido emprender este viaje y la leas cada vez que alguien haga un comentario que te provoque dudas sobre tu decisión.

Si te preocupa cómo afectará a tu vida social este plan, o el ayuno en general, te entiendo. Gran parte de nuestra vida social se centra en salir a comer (habitualmente en este tipo de comidas se consume mucho pan y postres) y en beber alcohol, dos cosas que están ausentes en el plan de ayuno flexible de 4 semanas. Sin embargo, eso no significa que tengas que encerrarte y convertirte en un recluso durante 4 semanas; de hecho, te desaconsejo encarecidamente que te quedes en casa durante un mes. Es extremadamente peligroso pensar que tener una vida social y llevar un estilo de vida saludable son mutuamente excluyentes. Para evitarlo, lo mejor es encontrar formas de socializar que sean compatibles con el ayuno. Aquí tienes algunas ideas para empezar:

- Camina o practica ejercicio con tu mejor amigo o tu pareja.
- Programa las actividades sociales para que coincidan con los días de dieta alta en carbohidratos limpios, de ese modo tendrás una mayor flexibilidad para comer fuera de casa.
- Haz una excursión y prepara un picnic cetotariano.
- Organiza una cata de tés en lugar de una de vinos.
- Haz un maratón de películas y prepara aperitivos cetotarianos como chocolate negro, aceitunas y bayas.

Con un poco de planificación y creatividad, el plan de ayuno flexible de 4 semanas no tiene por qué ser una experiencia de aislamiento social. De hecho, incluso puede ayudarte a conectar con una nueva comunidad, consolidar las amistades y relacionarte con tu círculo social mediante algo nuevo y diferente. Y, como siempre, si recibes alguna crítica o tienes dudas sobre tu decisión, vuelve a conectar con tu propósito y mantente firme. Quién sabe, puede que incluso inspires a los detractores a cambiar de opinión.

Haz que la comida y el ayuno sean tus mejores amigos

Los trastornos alimentarios y de imagen corporal están muy extendidos. Aunque nunca les hayan diagnosticado un trastorno alimentario, son muchas las personas que se enfrentan a diario con problemas relacionados con la apariencia física, las dietas yoyó y los pensamientos obsesivos en torno a la comida. Esto puede hacer que nos sintamos perpetuamente infelices y agotados.

Si te sientes identificado con lo anterior, quiero que recuerdes que el objetivo de este libro no es otro que desechar lo viejo y dar la bienvenida a lo nuevo. Y voy a pedirte que cambies radicalmente tu perspectiva sobre la comida, el ayuno y también sobre ti mismo. Porque la verdad es que, a pesar de ayunar 18 horas por la noche y comer una dieta cetotariana perfecta, en mi experiencia, si tu relación con la comida y tu cuerpo no es saludable, no obtendrás todos los beneficios que ofrece el plan de ayuno de 4 semanas. Mis años de experiencia médica me han enseñado que cualquier cambio en el estilo de vida es más eficaz cuando nace del respeto a uno mismo y de una relación saludable con la comida.

Por eso, a lo largo de este libro, quiero que te conviertas en el mejor amigo tanto de la comida como del ayuno y que los veas como lo que realmente son: increíbles herramientas para ayudarte a sentirte mejor. La clave consiste en comer y ayunar de un modo consciente y amándote a ti mismo. Eliminar aquellos alimentos que no te hacen sentir bien durante el plan no es una forma de castigar tu cuerpo, sino de demostrarte a ti mismo que te respetas. Quiérete a ti mismo lo suficiente como para nutrir tu cuerpo con la mejor medicina alimentaria posible. Tu cuerpo está vivo gracias a unos increíbles procesos bioquímicos; céntrate, en cada comida, en el modo en que te nutres.

Puedes atenuar los pensamientos negativos y estresantes leyendo o escuchando cosas positivas. Por ejemplo, la música clásica o de meditación, un agradable (como el de un servidor), un libro de autoayuda o simplemente el silencio pueden ser formas perfectas para aquietar la mente. Algunas investigaciones señalan que podemos remodelar nuestro cerebro haciendo algo con asiduidad, así que convierte la positividad en un hábito. Aunque esta herramienta no es cuantificable, se trata del terreno fértil del que crecen todas las prácticas de bienestar sostenible.

EJERCICIO DE RESPIRACIÓN PARA LOS MOMENTOS ESTRESANTES

Cuando estamos estresados y agarrotados por la tensión, la respiración puede volverse superficial, lo que, por desgracia, sólo ayuda a agravar la ansiedad. Ser conscientes de nuestra respiración es fundamental para alcanzar la quietud interior. Te recomiendo la respiración consciente para anclarte en el momento presente. Siempre que estés estresado en el trabajo, o con la familia o tu pareja, tómate unos momentos para respirar con naturalidad y céntrate en la respiración, dejando que las preocupaciones y ansiedades se difuminen y alejen. Si necesitas un ejercicio de respiración un poco más estructurado, te recomiendo la respiración 4-7-8, una forma increíblemente sencilla de controlar el estrés. Sólo tienes que inhalar durante 4 segundos, mantener el aire durante 7 segundos y luego exhalar por la nariz durante 8 segundos. Este ejercicio de respiración fue creado por el Dr. Andrew Weil, fundador de uno de los mayores centros médicos holísticos del mundo, y a veces se ha descrito como un «tranquilizante natural para el sistema nervioso».

Una advertencia: gestionar de forma eficaz el estrés crónico no consiste únicamente en tachar tareas de la «lista de tareas para la gestión del estrés». De hecho, a veces es necesario un cambio radical de perspectiva que nos obliga a dejar de vivir en el pasado o de preocuparnos por el futuro y, en su lugar, nos sitúa en el momento presente, observando nuestros propios pensamientos y comportamientos sin juzgarlos. Convertir el hecho de cuidarnos a nosotros mismos es una forma de autoestima. Después de muchos años de ayudar a mis pacientes a superar sus problemas de estrés, puedo decir que la auténtica clave para reconciliarte con tu mente y tu cuerpo y disminuir el estrés no es otra que la conciencia. Aunque hemos hablado de ello al tratar el tema de la alimentación consciente, me gustaría que siguieras ejercitándola en todos los aspectos de tu vida durante estas 4 semanas. Ser consciente es como un músculo: tienes que usarlo para fortalecerlo y, si no lo usas, lo pierdes.

Lo que más me gusta de la conciencia es que no se trata de solventar un problema ni de convertirte en nada, sino de observarnos a nosotros mismos, nuestros pensamientos, las reacciones ante los factores de estrés en nuestra vida y comprendernos mejor. Si la practicas el tiempo suficiente, llegarás a verte a ti mismo como el observador de tus pensamientos, no como su víctima.

A menudo recomiendo a mis pacientes que la pongan en práctica para ser más *conscientes* tanto de sus decisiones relativas a la salud como de los patrones de pensamientos negativos y repetitivos, y de ese modo llegar a estar más presentes en su vida. Cuando te vuelves más consciente, entras en contacto con la persona que eres realmente, con tu auténtica valía, haciendo que las decisiones que afectan a tu salud surjan de una forma mucho más natural. Cuando seas consciente de ti mismo, serás capaz de dejar de lado la vergüenza o las normas sobre la comida y centrarte en nutrir a tu cuerpo. Estás ante el precipicio que lleva a la curación de la relación con tu propio cuerpo y contigo mismo. Cuando descubras que eres profundamente digno de amor y cuidados, los actos de bienestar radiante fluirán de una forma natural desde ese espacio. Ésta es la génesis del bienestar sostenible.

Capítulo 11

Guía rápida del plan de ayuno flexible de 4 semanas

Tras haber hablado de todos los beneficios del plan de ayuno flexible de 4 semanas, de por qué lo hacemos y de los variados y deliciosos alimentos con los que podemos nutrirnos cuando no estamos ayunando, ha llegado el momento de detallar qué harás exactamente durante estas 4 semanas. Utiliza este capítulo (y las correspondientes recetas y planes de comida que encontrarás en la cuarta parte del libro) como hoja de referencia y guía rápida mientras realizas el plan. En este capítulo encontrarás toda la información que necesitas para saber qué puedes comer, cuándo puedes hacerlo y en qué prácticas saludables debes centrarte durante esta fase del plan.

Antes de entrar en materia, hagamos un recordatorio de algunos aspectos esenciales: éste es un plan de ayuno flexible, y hago hincapié en el término *flexible*. Aunque he esbozado las reglas y los objetivos generales del plan, no quiero que fuerces el cuerpo más allá de sus límites. Si notas que tu cuerpo se estresa en exceso con los objetivos de ayuno que recomiendo en este libro, escúchalo y haz lo que te parezca más adecuado. Alcanzar la flexibilidad metabólica no es una carrera.

Por ejemplo, si la primera semana del plan de ayuno flexible de 4 semanas (la semana de reinicio) se te hace cuesta arriba y te preocupa el hecho de tener que seguir profundizando en el ayuno, repite la semana de reinicio y después pasa a la semana de recarga. El objetivo de este plan es recuperar la comunicación con tu propio cuerpo, no castigarlo ni obligarlo a pasar por el aro de forma innecesaria.

Teniendo esto en cuenta, a continuación encontrarás una versión reducida del plan de ayuno flexible de 4 semanas:

Primera semana: Reinicio

La primera semana del plan tiene dos objetivos: **reiniciar el cuerpo** y establecer los principios básicos de la **flexibilidad metabólica**. Y vamos a lograrlo de dos formas: mediante un **plan alimentario de horario restringido para principiantes** y una **dieta cetotariana.** Esto es lo que debes hacer esta semana:

- Ayuna **12 horas al día**, es decir, deja una ventana de ayuno entre la cena y el desayuno del día siguiente.
- Durante la ventana de ingesta de 12 horas, come con la frecuencia y la cantidad de alimentos que desees. Recuerda: **no restrinjas las calorías**.
- Durante la ventana de ayuno, consume sólo líquidos sin calorías y sin azúcar, como, por ejemplo, café, té y agua.
- **Elimina el picoteo después de la cena:** intenta no comer nada durante al menos 2 horas antes de acostarte. Esto te ayudará a conciliar el sueño y facilitará el establecimiento de la flexibilidad metabólica.
- Sigue las pautas de la **dieta cetotariana** tanto como puedas, lo que significa que debes nutrirte del siguiente modo:
  - El 60-75 % de las calorías deben proceder de la grasa.
  - El 15-30 % de las calorías deben proceder de las proteínas.
  - El 5-15 % de las calorías deben proceder de carbohidratos saludables.
- Intenta consumir **20-55 g de carbohidratos netos al día.**
- Anota en una hoja de papel cuáles son tus motivaciones para seguir el plan de ayuno flexible de 4 semanas. Vuelve a leerlo cada vez que te plantees romper el ayuno antes de tiempo o comer alimentos no recomendados por el plan.

Durante la primera semana, es posible que experimentes síntomas de **abstinencia al azúcar** y de **gripe keto**, como, por ejemplo, fatiga, dolor de cabeza, antojos, náuseas, insomnio, irritabilidad y malestar estomacal. Si te ocurre, intenta lo siguiente:

- Bebe más agua.
- Camina.
- Duerme las horas que necesites. Para facilitar el sueño, asegúrate de convertir tu dormitorio en una zona libre de tecnología y evita mirar las pantallas al menos una hora antes de acostarte. También es recomendable que el dormitorio esté oscuro, fresco y silencioso. Todos estos factores combinados te ayudarán a dormir más profundamente. Si, a pesar de todo, sigues teniendo problemas para conciliar el sueño, prueba a tomar magnesio, L-teanina, melatonina o manzanilla.

La primera semana está pensada para que te introduzcas en el plan de ayuno de una forma suave e intuitiva para tu cuerpo. Te recomiendo que evites todo lo siguiente tanto durante la primera semana como a lo largo de todo el plan de ayuno:

- **El exceso de cafeína:** Aunque es tentador pasarte el día bebiendo café cuando estás en ayunas, te recomiendo que mantengas el mismo consumo de cafeína que tenías antes de empezar el plan durante esta primera semana de ayuno. Demasiada cafeína puede provocar hambre, irritabilidad, temblores y alterar las hormonas del estrés.
- **Reducir las calorías:** Si uno de tus objetivos del plan es perder peso, es posible que sientas la tentación de reducir las calorías de inmediato. ¡Por favor, no lo hagas! Tu cuerpo necesita mucho combustible para adaptarse a los cambios de tu nueva conducta alimenticia. Dale lo que necesita, tanto esta semana como a lo largo de todo el plan de ayuno flexible de 4 semanas, y come hasta saciarte.

- **Hacer demasiado ejercicio físico:** Es increíble estar comprometido con el plan, y el ejercicio físico es una pieza importante del rompecabezas. No obstante, esta primera semana no es el mejor momento de apuntarse a *CrossFit* o de empezar a entrenar para un triatlón. En su lugar camina, haz algún tipo de ejercicio físico suave o simplemente mantén tu nivel habitual de actividad física.

El objetivo de la primera semana es muy sencillo: introducir a tu cuerpo en un plan de ayuno suave y una dieta baja en carbohidratos. De este modo, aprenderá a quemar grasas como combustible, y para ello necesitará esta semana para acostumbrarse. Durante ésta sentarás las bases de la flexibilidad metabólica, preparando tu cuerpo para los ayunos más prolongados de la segunda y tercera semanas. Eso no quiere decir que no puedas notar ya algunos beneficios inmediatos, entre ellos:

- Pérdida de peso y de grasa
- Reducción de los antojos de azúcar y del hambre
- Alivio de algunos problemas digestivos
- Reducción de los niveles de inflamación

Esta semana se lleva a cabo la transición a la quema de grasas del modo más suave pero más eficaz posible. Es importante **seguir el plan lo más estrictamente posible esta semana**, sobre todo por lo que se refiere a la ingesta de azúcar y carbohidratos. Algo tan insignificante como un pequeño caramelo o media magdalena pueden poner en peligro tus esfuerzos para convertir a tu cuerpo en un quemador de grasa eficaz, así que ésta no es la mejor semana para mostrarte permisivo con lo que comes. Utiliza los planes alimentarios y las recetas de la cuarta parte del libro, te ayudarán a conseguir el equilibrio de nutrientes adecuado. La buena noticia es que, si eres capaz de ceñirte al plan esta semana, las siguientes tres te resultarán mucho más fáciles.

Segunda semana: Recarga

El objetivo de la segunda semana es **recargar el metabolismo**, es decir, el restablecimiento de un nivel saludable de azúcar en sangre y la mejora de la salud cardíaca y de los marcadores metabólicos, como los niveles de lípidos en sangre. Para lograrlo, seguirás un **plan de alimentación intermedio de horario restringido** con la introducción de un **día opcional de dieta alta en carbohidratos** una o dos veces por semana.

Esto es lo que debes hacer esta semana:

- Ayuna **14-18 horas diarias.** No te doy un marco de tiempo exacto porque, dado que éste es un plan de ayuno *intuitivo*, quiero que empieces a escuchar a tu propio cuerpo.
- Durante la ventana de ingesta de 6-10 horas, come con la frecuencia y la cantidad de alimentos que desees.
- Añade días de **dieta alta en carbohidratos una o dos veces durante la semana** si experimentas irritabilidad, hambre o tienes problemas para dormir. Es decir, aumenta la ingesta de carbohidratos netos de 75-150 g diarios y reduce la ingesta de grasas saludables para compensar dicho aumento.
- El resto de los días, continúa con la dieta cetotariana normal, rica en grasas y baja en carbohidratos (inferior a 55 g de carbohidratos netos al día).
- **Practica la alimentación consciente.** Respira profundamente unas cuantas veces antes de comer y evita las distracciones como el móvil o la televisión.

Esta semana harás ayunos más prolongados, lo que se traducirá en períodos de tiempo más largos sin comer. A continuación, tienes algunos de mis mejores consejos para completar ayunos más largos y maximizar los beneficios de la segunda semana:

- **Bebe té:** El té orgánico es una fantástica bebida durante las ventanas de ayuno. Es más agradable que el agua para tus papilas gustativas, tiene menos cafeína que el café y contiene catequinas (compuesto que favorece la disminución de la hormona del hambre, la grelina, por eso hace que el ayuno sea un poco más fácil).

- **Prioriza la ingesta de grasas y proteínas saludables:** La grasa y las proteínas proporcionan una energía más duradera que los carbohidratos. Durante esta semana, asegúrate de incorporar algún tipo de grasa saludable y proteína limpia en todas las comidas e incluso en los tentempiés. Para la cena, prueba la receta de Trucha ahumada y arroz con aguacate (página 332) o, para la merienda, el Granizado de almendras (página 285).
- **Intenta practicar ejercicio en ayunas:** Empieza con ejercicios cardiovasculares de baja intensidad –te recomiendo hacer *footing* ligero, caminar o ir en bicicleta– y aumenta paulatinamente la intensidad de la actividad física en ayunas a medida que tu cuerpo se adapta al ayuno.

Esta semana, los ayunos moderados te ayudarán a **recargar el metabolismo**, el cual seguramente habrá sufrido las consecuencias de una cultura alimentaria repleta de tentempiés y carbohidratos. Esta semana sentarás las bases de la flexibilidad metabólica, lo que te permitirá **profundizar en la cetosis** y propiciar cambios duraderos en el metabolismo. A continuación, se describen algunos de los beneficios que obtendrás durante esta segunda semana. Tenlos siempre presentes para continuar estando motivado:

- Mejora de los niveles de glucosa en sangre
- Marcadores cardiometabólicos más saludables, entre ellos, los lípidos en sangre
- Niveles de energía y estado de ánimo más estables

Aunque la semana anterior puede que hayas experimentado algunos incómodos efectos secundarios, esta semana seguramente empezarás a sentirte mejor de lo que te has sentido en mucho tiempo. Si te encuentras bien, sáltate los días de dieta alta en carbohidratos; no son obligatorios y sólo debes recurrir a ellos si lo necesitas. Si te sientes un poco perdido a la hora de las comidas durante las ventanas de ayuno, prueba con las «comidas metafísicas», escribe en tu diario o crea un ritual alternativo para sustituir los hábitos de la hora de la comida.

Tercera semana: Renovación

Esta semana realizarás los **ayunos más prolongados** de todo el plan, por tanto, es muy importante que reduzcas al máximo el nivel de estrés y te asegures de comer lo suficiente durante las ventanas de ingesta. Puedes probar con algunas técnicas de *mindfulness* y otras prácticas de apoyo para facilitar el ayuno.

Esto es lo que debes hacer esta semana:

- Ayuna, **en días alternos, 20-22 horas diarias, completando 3-4 ayunos casi-OMAD no consecutivos** (*véase* página 120).
- Los demás días, ayuna durante 12 horas, como en la primera semana.
- Haz una **dieta cetotariana baja en carbohidratos limpios** todos los días de esta semana para aprovechar sus beneficios parecidos a los del ayuno.
- No te aísles de los demás: sal a dar un paseo, organiza una noche de cine o programa un picnic keto con amigos.
- **Incorpora aceites TCM en tu día a día:** Los TCM de alimentos como el aceite de coco y el *ghee* facilitan el ayuno. Si quieres dar un toque sofisticado a tu vida, añade estos aceites al café o al té y bébelos antes de hacer ejercicio físico. Una excelente forma de añadir aceites TCM a tu rutina es convertir el café de la mañana en keto (*véase* página 198). No te olvides de los electrolitos: esta semana no será suficiente con beber agua. Al profundizar en la cetosis, como te ocurrirá esta semana, es posible que corras el riesgo de sufrir una deficiencia de electroli-

tos, como, por ejemplo, de sodio, magnesio o potasio. La buena noticia es que esto es algo fácil de solucionar tomando un suplemento de electrolitos o añadiendo al agua un poco de sal marina.

- **Haz ejercicio físico los días de ayuno más corto:** Deja la actividad física para los días de ayuno más ligero. De este modo, evitarás forzar el cuerpo después de haber estado ayunando 20-22 horas; además, el hambre que suele producirse después de la actividad física siempre coincidirá con la ventana de ingesta.

Gracias a los ayunos más prolongados de esta semana, mecanismos como la autofagia y la cetosis dispondrán de más tiempo para funcionar a todo rendimiento. El resultado de esto será la **renovación celular**, lo que se traducirá en beneficios como los siguientes:

- Prevención de enfermedades a largo plazo, por ejemplo, enfermedades autoinmunes, neurodegenerativas, inflamatorias y las relacionadas con el estilo de vida (el cáncer, las enfermedades cardiovasculares y la diabetes)
- Aumento de la longevidad
- Mejora en los síntomas de ciertas enfermedades crónicas
- Aumento de la autofagia o renovación celular
- Incremento de las células madre (necesarias para la reparación del organismo)

Para algunas personas, al principio el ayuno prolongado puede resultar abrumador. Es posible que sientas algo de inquietud ante la posibilidad de marearte o de no completar el ayuno. Es normal. Si estás muy nervioso, recurre a los **consejos para el control del estrés,** como ordenar la casa o entrar en contacto con la naturaleza. Para los momentos de mayor estrés, prueba la **respiración 4-7-8** para relajar el sistema nervioso. ¡Eres más fuerte y resistente de lo que crees!

Resolución de problemas relacionados con el ayuno

Si tienes dificultades para completar los ayunos, lo primero que debes preguntarte es si has estado comiendo alimentos que te ayudan o te perjudican. Créeme cuando te digo que si sigues el plan de nutrición que te propongo en este libro, el ayuno te resultará mucho más fácil. Los alimentos que he incluido en el libro ayudan a disminuir la inflamación, a reducir el azúcar en sangre y a conseguir unos niveles de leptina saludables que te permitan pasar períodos más largos sin comer de un modo fácil e intuitivo. Si estás siguiendo el plan de alimentación propuesto, responde a las siguientes preguntas:

- ¿Estás restringiendo las calorías? Si es así, aumenta la cantidad de calorías que consumes durante las ventanas de ingesta.
- ¿Puedes añadir más vegetales, proteínas y grasas saludables a tus comidas?
- ¿Estás bebiendo suficiente agua? ¿Has olvidado añadir electrolitos?
- ¿Has practicado demasiado ejercicio físico? ¿Puedes tomarte un día de descanso hoy o mañana?
- ¿Has hecho la suficiente actividad física?
- ¿Has estado controlando el nivel de estrés?
- ¿Crees que un té de hierbas caliente te ayudaría a calmar los antojos?
- ¿Has tomado demasiada cafeína?
- ¿Has dormido al menos 7 horas por las noches?
- ¿Has apagado el móvil, el ordenador y la televisión al menos una hora antes de acostarte?
- Si te sientes excitado, estresado, malhumorado o ansioso, ¿por qué no pruebas a seguir un día de dieta alta en carbohidratos limpios mañana para comprobar cómo te sientes?

Si has repasado la lista anterior y sigues sintiendo la necesidad de romper el ayuno, prueba a tomar una taza de caldo, una cucharada de mantequilla de frutos secos sin azúcar o unas cuantas cucharadas de aguacate.

Cuarta semana: Reequilibrio

Esta semana nos centraremos en el **equilibrio hormonal**, lo que significa que volveremos a un **plan alimentario de horario restringido para principiantes** e incorporaremos **el ciclo de carbohidratos limpios** para reponer las reservas de glucógeno del cuerpo y asegurarnos de que la leptina está equilibrada.

Esto es lo que debes hacer esta semana:

- Para priorizar el equilibrio hormonal, volverás al **ayuno de 12 horas todos los días**.
- También combinarás la dieta cetotariana con la **dieta alta en carbohidratos limpios 2- 4 días**.
- Deberías recurrir al ciclo de carbohidratos limpios si experimentas alguno de estos tres síntomas: problemas para conciliar el sueño, objetivos estancados o desequilibrios hormonales.
- Los días de dieta alta en carbohidratos limpios, añade a tu dieta frutas con un alto contenido en fructosa, arroz, legumbres y verduras con almidón, de modo que llegues a consumir 75 y 150 g de carbohidratos netos al día. Dos de mis recetas favoritas para estos días son el Estofado de batata + mantequilla de nueces (página 316) y la Ensalada de zanahorias y lentejas (página 290). Ten precaución con los días de dieta alta en carbohidratos limpios si tienes resistencia a la insulina o sobrepeso u obesidad.

Si esta semana deseas priorizar el **plan cetotariano cíclico**, aquí tienes una guía rápida:

- Si estás tratando de superar una meseta de adelgazamiento, haz la dieta alta en carbohidratos limpios 2-4 días.
- Si deseas equilibrar las hormonas sexuales, plantéate hacer 4 días de dieta alta en carbohidratos limpios al mes, 2 en el primer y segundo días del ciclo menstrual y los otros 2 en los días siguientes a la ovulación, es decir, alrededor de los días 19 y 20 del ciclo, que vendrían a ser unos 5 días después de la

ovulación. No dudes en mover estos días a cualquier momento del mes para sincronizarlos con tu ciclo.

- Como norma general, intenta restringir el ejercicio físico intenso a los días de dieta alta en carbohidratos limpios, preferiblemente justo antes de la ingesta principal de carbohidratos.

El objetivo de la cuarta semana es reequilibrar las hormonas más complejas del organismo, lo que significa que estás en el proceso de adaptar tu estilo de vida para mejorar:

- La salud de la tiroides y de las hormonas sexuales
- El equilibrio de la leptina y la grelina, lo que se traducirá en unas señales del hambre más equilibradas
- La producción saludable de melatonina y serotonina, es decir, la mejora de la calidad del sueño y un estado de ánimo más saludable

Una de las prioridades de esta semana es **promover una relación más sana** tanto con la comida como contigo mismo. Una de las formas de conseguir esto es a través de la conciencia plena: ser consciente de tus pensamientos y sentimientos en relación con la comida. Hazte la siguiente pregunta: antes de empezar este plan, ¿qué hábitos me aportaban cosas positivas y cuáles no? Plantéate qué patrones de pensamiento te gustaría dejar atrás y cuáles quieres seguir aprovechando en el futuro.

A medida que avances en esta última semana del plan y termines de decidir cómo vas a incorporar el ayuno intermitente a tu vida, escucha esa vocecilla interior que llamamos intuición.

Llegados a este punto, ya habrás establecido cierta flexibilidad metabólica y **podrás confiar en tu intuición para decidir mejor lo que necesita tu cuerpo**. Si te sientes mejor comiendo más carbohidratos, no pasa nada. Si te sientes cómodo con la dieta keto a largo plazo, ¡adelante! El objetivo de esta semana es reducir la velocidad, cuidarte más a ti mismo y elaborar un plan con el que te sientas cómodo a largo plazo.

Capítulo 12

Después de las 4 semanas

Si has completado el plan de ayuno flexible de 4 semanas, ¡felicidades! No hace falta que te diga que has logrado hacer algo increíble. Durante estas cuatro semanas, has obtenido una mayor flexibilidad metabólica, has equilibrado la leptina, has disminuido la inflamación, has equilibrado el nivel de glucosa en sangre, has logrado restaurar la salud intestinal, has mejorado la autofagia y has activado muchos otros mecanismos curativos de tu cuerpo.

Has aprendido a alargar y comprimir las ventanas de ayuno o el ciclo de carbohidratos limpios y has hecho ejercicio físico tanto en ayunas como durante las ventanas de ingesta. Has tomado medidas para mejorar la calidad del sueño y ejercitar más el cuerpo y te has esforzado para disminuir el estrés crónico y crear un círculo de amistades sano y solidario. Has pasado los períodos de tiempo más largos sin comer probablemente de toda tu vida. Has dejado de comer con el piloto automático y, en su lugar, has reconectado con las auténticas señales fisiológicas del hambre y tus hormonas. Has dado los primeros pasos para mejorar tu salud cardiovascular y neurológica, aumentar la longevidad, mantener un peso saludable, prevenir la obesidad y la diabetes, favorecer un sistema digestivo y un microbioma saludables, y optimizar los niveles de energía. Has analizado detenidamente la relación emocional que te une a la comida, le has dado la vuelta como un calcetín y has descubierto su auténtica naturaleza. Has experimentado cómo te sientes con diferentes ventanas de ayuno y proporciones de macronutrientes. En sólo 4 semanas, has aprendido más sobre tu cuerpo y tu salud que muchas personas en una década. Qué digo, más de lo que algunas personas aprenden en toda su vida.

Adelante, date a ti mismo una buena palmadita en la espalda. Y después no te cortes, hazme la pregunta que te reconcome. Ya sé cuál es: *¿Y a partir de ahora qué hago?*

Seguramente no te gustará lo que voy a decirte, pero no voy a darte ninguna regla rígida sobre cómo debes hacer ayunos intermitentes y vivir tu vida de ahora en adelante. Porque ha llegado el momento de que recojas los frutos de todo tu esfuerzo, un trabajo que te ha permitido recuperar la intuición sobre la comida. En este capítulo voy a ayudarte a utilizar todo lo que has aprendido y logrado durante estas 4 semanas para que puedas aplicarlo a tu vida cotidiana. Te enseñaré a mantenerte metabólicamente flexible para siempre.

Test de flexibilidad metabólica una vez terminado el plan de ayuno flexible de 4 semanas

Gracias al plan de ayuno flexible de 4 semanas, has logrado grandes avances en la corrección de algunos desequilibrios subyacentes, has alcanzado la flexibilidad metabólica y, seguramente, te sientes *muy bien*, mucho mejor de lo que recuerdas haberte sentido en mucho tiempo.

Pero ¿cómo puedes estar absolutamente seguro de que estás sacando todo el potencial a la flexibilidad metabólica total? El cuestionario que tienes a continuación sirve para comprobar exactamente eso. Puntúa con 1, 2 o 3 puntos cada una de las aseveraciones según se adecúe a tu propia experiencia.

1 = no me identifico en absoluto
2 = me identifico en parte
3 = me identifico totalmente

1. Me paso el día picando y siempre tengo un tentempié a mano.
2. Me cuesta mucho saltarme una comida.
3. Tengo antojos frecuentes o constantes de azúcar o carbohidratos.
4. Todos los días desayuno inmediatamente después de levantarme.
5. Casi siempre tengo hambre después de cenar y de comer antes de acostarme.
6. La idea de ayunar durante 18 horas seguidas me parece inconcebible.
7. Mis niveles de energía a lo largo del día son muy irregulares; me levanto atontado.
8. Tengo un fuerte bajón a las tres de la tarde y a menudo me despierto aturdido.
9. El cerebro no me funciona bien si no he comido hace poco; cuando tengo hambre no puedo pensar.
10. Recurro más de lo que debería a la cafeína y al azúcar para obtener energía.
11. Planeo el ejercicio físico en torno a las comidas.
12. Suelo estar enojado o tener temblores si no como cada pocas horas.
13. No puedo practicar ejercicio físico a primera hora de la mañana si antes no como algo.
14. Dedico más tiempo del que debería a pensar lo que voy a comer y cuándo.
15. A menudo tengo hambre justo después de comer o al cabo de pocas horas.
16. Cuando como azúcar, no me siento satisfecho; todo lo contrario, tengo ganas de comer más.
17. Si tengo que saltarme o retrasar una comida me siento ansioso.
18. Recurro a los carbohidratos para obtener chutes de energía.
19. Me siento a merced del hambre y de mis hábitos alimentarios; no tengo el control.

20. Sé que muchas de mis decisiones alimentarias tienen una raíz emocional.
21. A veces decido comer algo pese a no tener hambre.
22. Suelo recurrir a la comida como un medio para aliviar el estrés.
23. Mis intentos anteriores de reducir el consumo de azúcar no han funcionado.
24. Una vida sin azúcar o pan me resulta aterradora y deprimente.
25. A menudo sufro niebla cerebral o tengo dificultades para concentrarme.

Ahora suma todos los puntos. Recuerda que cuando hiciste el test por primera vez, los resultados indicaban si eras poco flexible, bastante o totalmente flexible. Esta vez vamos a interpretar los resultados en función de cuánto ha mejorado tu puntuación.

Disminución de 10 puntos o menos

Si tu puntuación ha bajado 10 puntos o menos, significa que has hecho *importantes avances* hacia la flexibilidad metabólica. Si tu puntuación global sigue siendo superior a 40 puntos, te recomiendo repetir el plan. Asegúrate de incluir los días de dieta alta en carbohidratos limpios y no olvides la importancia que tiene el sueño, el ejercicio físico y la gestión del estrés en el establecimiento de la flexibilidad metabólica.

Disminución de 10-20 puntos

Si tu resultado ha bajado más de 10 puntos, date una palmadita en la espalda. ¡Has hecho un gran progreso! Es evidente que tu metabolismo ha respondido bien al plan. Si tu puntuación todavía está por encima de los 30 puntos, te recomendaría que volvieras a hacer el plan o que, al menos, repitieras las dos últimas semanas. No olvides priorizar los ayunos más largos y añadir aceites TCM para asegurarte de que entras en cetosis profunda.

Disminución de 20 puntos o más

Si has reducido tu inflexibilidad metabólica en más de 20 puntos, es hora de sacar la fruta baja en fructosa y las grasas saludables para celebrarlo. Se trata de un logro asombroso. No me cabe duda de que te has tomado muy en serio el capítulo dedicado a la caja de herramientas del ayuno intuitivo y que no has descuidado los niveles de estrés, el ejercicio físico ni las horas de sueño durante todo el plan.

Si tienes la sensación de no haber llegado a la tierra prometida de la flexibilidad metabólica, no te preocupes. Lo importante es la progresión, no la perfección. Todo el mundo empieza el plan de ayuno desde niveles distintos. Algunas personas tienen desequilibrios subyacentes más profundos y hábitos alimentarios que corregir, mientras que otras ya llevan cierto tiempo optimizando su bienestar y el plan de ayuno flexible de 4 semanas es tan sólo la guinda del pastel. Sea cual sea tu situación, debes saber que tus esfuerzos contribuyen considerablemente a la mejora de tu salud general y al establecimiento de la flexibilidad metabólica.

Si eres consciente de que aún te queda un buen trecho por recorrer antes de alcanzar la auténtica flexibilidad metabólica, te sugiero que repitas el plan de ayuno flexible de 4 semanas. De este modo le estarás proporcionando a tu cuerpo 4 semanas más para que se reinicie, recargue, renueve y reequilibre. Lo más probable es que tengas algunos desequilibrios subyacentes persistentes que necesitan algo más de espacio y tiempo para resolverse. Lo mejor del plan de ayuno flexible de 4 semanas es que, a diferencia de las limpiezas, dietas y desintoxicaciones restrictivas, puedes repetirlo tantas veces como quieras hasta alcanzar tus objetivos.

No importa cuántos ciclos necesites para establecer la flexibilidad metabólica. El resultado final es el mismo: la desaparición de los antojos, los temblores y la inestabilidad en los niveles de hambre, energía y estado de ánimo. Es difícil explicar lo bien que uno se siente al alcanzar la flexibilidad metabólica; tienes que experimentarlo.

Si tras completar dos veces el plan de ayuno flexible de 4 semanas no notas mejoras apreciables tanto en tu salud general como en tu flexibilidad metabólica, te recomiendo que recurras a un profesional de medicina integral o funcional. Yo atiendo a personas de todo el mundo a través de la página web www.drwillcole.com; también puedes consultar la página www.functionalmedicine.org para encontrar un profesional en tu zona. Aunque el plan de ayuno flexible de 4 semanas está pensado para todo tipo de personas y para corregir los problemas de salud subyacentes más comunes que suelo encontrarme con mis pacientes, a veces es necesario acudir a un profesional experimentado para descubrir qué nos impide avanzar. En mi consulta de medicina funcional, utilizo pruebas de diagnóstico y análisis a los que rara vez se recurre en los entornos convencionales para descubrir las causas ocultas de la inflexibilidad metabólica. Me siento muy orgulloso de ofrecer una orientación médica personalizada a mis pacientes, además de proporcionarles un entorno reconfortante e inspirador. A diferencia de las visitas médicas convencionales que, de media, suelen durar unos 17 minutos, a menudo me paso más de una hora con mis pacientes, escuchándoles, haciéndoles preguntas y comportándome como un investigador privado para descubrir la raíz de sus problemas de salud.

Si notas que has alcanzado la flexibilidad metabólica, ¡felicidades! Me alegro de que el plan te haya funcionado. Es posible que te sientas con más energía y más fuerte de lo que te has sentido en muchos años. O que sientas una increíble sensación de liberación, tanto mental como física. También es posible que te sientas más satisfecho después de cada comida y que notes que ya no eras una víctima de tu metabolismo, de tus antojos ni de los desajustes del microbioma y la inflamación. Si notas todos estos beneficios, continúa profundizando en ellos y disfruta de cada segundo de tu nueva vida, pues has llegado hasta aquí después de un gran esfuerzo. Gracias a tu disposición por probar algo nuevo y salir de tu zona de confort, has conseguido experimentar todos estos beneficios.

Así que sólo nos falta hacernos la última pregunta: ¿y a partir de ahora qué?

Cómo mantenerse toda la vida metabólicamente flexible

De cara al futuro, te recomiendo que sigas haciendo algún tipo de plan de ayuno intermitente. La flexibilidad metabólica es como un músculo: si no se usa, se atrofia. La buena noticia es que, ahora que eres metabólicamente flexible, el ayuno y los ciclos bajos en carbohidratos te resultarán algo muy natural. Ahora que eres capaz de quemar grasa y azúcar para obtener energía y que has reducido la inflamación, mejorado los niveles de glucosa en sangre y la salud intestinal, no sentirás la tentación de volver a tus antiguos hábitos. Querrás seguir experimentando la sensación de estabilidad y libertad que has logrado.

Durante el plan, es probable que hayas notado que algunos días, o semanas, te sentías mejor que otros. Si algún aspecto del plan te atrae especialmente, ha encajado bien con tu horario y te ha hecho sentir bien, incorpóralo a tu plan a largo plazo. ¿Los ayunos más cortos y la dieta cetotariana le han sentado de maravilla a tu cuerpo? Sigue así. ¿Te has sentido mejor con ayunos más largos pero estabas agotado sin los días de dieta alta en carbohidratos? Sigue así. Mientras te haga sentir bien, continúa con lo que estás haciendo. En definitiva, sigue adelante con lo que te sienta bien y confía en que tu cuerpo te diga si debes ajustar algo en el futuro.

Tanto si te preparas la comida como si comes fuera de casa, sigue estos consejos cetotarianos básicos:

1. Come alimentos reales.
2. Mantén una ingesta baja de carbohidratos.
3. Mantén una ingesta alta de grasas saludables.
4. Si comes verduras sin almidón, añade algún tipo de grasa saludable.
5. Si comes algún tipo de grasa saludable, añade verduras sin almidón.
6. Come cuando tengas hambre.
7. Come hasta estar saciado.

Sigue recurriendo al ciclo de carbohidratos limpios para optimizar el sueño, el equilibrio hormonal o los objetivos estancados. Utiliza como guía la lista de alimentos cetotarianos; es posible que descubras que no echas de menos tanto como pensabas los alimentos y las bebidas que has evitado ingerir durante el plan. Si deseas volver a consumir algunos de tus alimentos favoritos, elige los que más echabas de menos e incorpóralos progresivamente, de uno en uno, mientras observas cómo te sientan. Deja pasar una semana entre uno y otro para tener tiempo suficiente de valorar cómo te afectan.

Por ejemplo, pongamos que lo que más echas de menos es el vino tinto, el queso de cabra y el pan de masa madre. Reincorporarlos a tu dieta con moderación y de uno en uno a lo largo de tres semanas. ¿Te sientes tan bien como te sentías durante el plan al consumir esos alimentos? Si la respuesta es no, considera la posibilidad de eliminarlos definitivamente. Si la respuesta es sí, cómelos con moderación y continúa atento a cómo te sientan. A medida que acalles el ruido producido por los desequilibrios internos y ganes flexibilidad metabólica, oirás con más claridad la serena vocecilla de tu intuición.

Puede que ahora mismo estés pensando: «¡Un momento, Dr. Cole! ¡Ésa es demasiada responsabilidad para dejarla en mis manos!». En efecto, pero ahora que has establecido la flexibilidad metabólica, puedes confiar en que tu propio cuerpo te enviará las señales adecuadas. A fin de cuentas, tú conoces tu cuerpo mejor de lo que yo podría conocerlo nunca.

Si aún no tienes claro qué plan de ayuno es el más adecuado para ti a largo plazo, te recomiendo que al menos te propongas ayunar 12 horas todas las noches, como has hecho durante la primera y cuarta semana de este plan; intenta también, en la medida de lo posible, mantener una dieta cetotariana flexible, añadiendo días de ingesta alta en carbohidratos cuando lo consideres oportuno. A partir de ahí, puedes prolongar el ayuno 18-22 horas unas cuantas veces por semana o al mes.

Mientras recuperas tu ritmo de vida normal, ten siempre a mano el test de flexibilidad metabólica. Si notas que tus necesidades están cambiando y vuelves a ser inflexible metabólicamente, recurre de nuevo al plan de ayuno flexible de 4 semanas. Yo mismo suelo volver a él cada cambio de estación para reiniciar, recargar, renovar y reequilibrar mi cuerpo, pero puedes hacerlo en cualquier momento del año. Si alguna semana en concreto del plan te ha resultado especialmente eficaz, sigue su protocolo durante dos semanas o las cuatro semanas completas. Se llama plan de ayuno *flexible* por algo.

Ésa es una de las cosas que más me gustan del ayuno intermitente. No se basa en dogmas ni en etiquetas, ni tampoco pretende encajar en una única filosofía nutricional o alimentaria. Todo lo contrario, su objetivo es que cada persona encuentre una forma de comer que le funcione, tanto a ella misma como a su horario y a su estilo de vida.

Disfrutando bajo el resplandor de la paz alimentaria

Durante las últimas 4 semanas has puesto patas arriba todo lo que sabías sobre el modo en que comemos (¡y sobre cómo no comemos!). Has abandonado hábitos que te habían acompañado durante años, décadas o incluso desde que tenías uso de razón. En esta última sección del libro, quiero asegurarme de no pasar por alto la valentía que has demostrado al hacerlo. Los hábitos, especialmente los alimentarios, nos dan seguridad, nos ayudan a sobrellevar las situaciones y, a menudo, recurrimos a ellos para regular las emociones. Deshacernos de estos hábitos puede ser bastante aterrador. Sin embargo, tú has perseverado.

Al dejar atrás las antiguas normas y restricciones alimentarias, has sido capaz de acallar el ruido y reconectar con tu intuición. Has demolido completamente tu estilo de vida anterior y lo has vuelto a reconstruir basándote en el amor que sientes por ti mismo. Hazte la siguiente pregunta: ¿qué necesito realmente para sentirme bien? ¿Qué intenta decirme mi cuerpo? ¿Cómo puedo darle el espacio que necesita y reconectarlo con un estilo alimentario más en consonancia con la forma en que fue diseñado, no sólo a nivel metabólico, sino también a nivel celular?

Gracias a tu valentía, esfuerzo y trabajo diligente, al final del plan de ayuno, la voz interior que antes sonaba apagada ahora suena clara y segura. Ahora que has alcanzado la flexibilidad metabólica, puedes respirar, sentarte completamente inmóvil y descubrir lo que necesitas para progresar.

En las últimas 4 semanas has liberado tu mente para que deje de preocuparse y de estresarse por la comida, para que no vuelva a ser víctima de la inflexibilidad metabólica y de los desequilibrios subyacentes. Y ahora que has vuelto a reconectar con tu propio cuerpo, el ayuno dejará de ser tan pesado. De hecho, te resultará algo natural y fácil, una bendición que aceptarás con una ligereza tan radiante que tendrás ganas de llorar de alegría al haberte liberado de los dogmas alimentarios. Tras haberte arrancado los grilletes de la vergüenza alimentaria, dentro de unos meses es posible que te sientes a comer para romper el ayuno y te des cuenta de que acabas de ayunar durante 18 horas y no te ha significado esfuerzo alguno. Puede que llegues a un punto en el que te despiertes por la mañana y tu cuerpo te diga, «Esta mañana tengo hambre», y te sientes a comer un maravilloso y nutritivo desayuno. Al día siguiente, esa misma voz puede que te diga: «No, todavía no tengo hambre», y continuarás adelante con el ayuno.

Aunque comer sólo cuando se tiene hambre de verdad parece algo terriblemente sencillo, llegar a un punto en el que tu cuerpo te diga lo que tienes que comer, en lugar de lo que te están diciendo tus antojos, emociones o las arbitrarias normas alimentarias de la sociedad, es el auténtico objetivo de este libro. Sin embargo, no es una meta fácil de alcanzar.

¿Comer sólo cuando tengo hambre de verdad? ¿Comer hasta que esté saciado? ¿Sin sentir que estoy restringiéndome o castigándome? Eso, amigo mío, es la definición de la paz alimentaria.

Al fin y al cabo, este libro no trata realmente de ayunar durante 18 horas al día o de seguir una dieta perfecta baja en carbohidratos, sino de conseguir el equilibrio necesario para poder escuchar a nuestro propio cuerpo, porque sabemos que él no nos llevará por el mal camino. Esto significa que, si un día no te apetece ayunar, no lo hagas. En cuanto hayas establecido la flexibilidad metabólica, podrás confiar en tu cuerpo, saltarte ese día y retomar el ayuno al siguiente.

Mucha gente vive con el temor a una recaída; tienen miedo de que si no completan un ayuno, se iniciará una espiral que los llevará de vuelta a una vida de malas elecciones tanto alimentarias como de su estilo de vida. Y cuando eres metabólicamente inflexible, ese miedo está más que justificado. Intentar comer de forma saludable mientras se es metabólicamente inflexible es como intentar cada día que una presa no se rompa mientras se forman grietas y el agua se escapa por todas partes. Tomar decisiones saludables cuando se es metabólicamente inflexible es difícil y puede tener consecuencias negativas; hay que ser «perfecto» o todo se vendrá abajo. Por desgracia, el resultado de todo esto es una vida de antojos, vergüenza y negación, una vida en la que nos sentimos perpetuamente insatisfechos y temerosos de lo que puede ocurrir si cometemos un error.

Sin embargo, una vez alcanzas la flexibilidad metabólica, tomar decisiones saludables respecto a tu estilo de vida será como navegar a favor de la corriente y con seguridad en el barco de la paz que tú mismo has construido. En cuanto hallas la paz alimentaria, puedes confiar en que tu cuerpo hará lo correcto, consciente de que su instinto natural será siempre optar por una forma de comer y vivir saludables.

Si tuviera que describir la sensación que se experimenta al alcanzar la paz alimentaria, diría que es una quietud y un conocimiento vibrantes, la ausencia de pensamientos obsesivos de vergüenza y ansiedad sobre lo que vas a comer y cuándo vas a hacerlo. Te sientes el creador de tu propio estilo de vida en lugar de su víctima, lo que te permite centrarte de verdad en las cosas importantes, como el trabajo, la familia y la capacidad de estar presente y disfrutar de la vida. En lugar de estar pensando a todas horas qué y cuándo voy a comer, las cosas se vuelven mucho más sencillas, más honestas.

La paz alimentaria es un tipo de bienestar completamente sostenible que brota de la conciencia de nuestro valor intrínseco y que nace del respeto por nosotros mismos. Cuando comprendes que eres una hermosa creación que recibe amor y es capaz de amarse a sí misma, llevas a cabo actos de bienestar radiante de una forma instintiva. La paz alimentaria es aprender a apreciar el hecho de sentirte bien más de lo que deseas comer el tipo de comida que te hace sentir mal. Y cuando comes algo que no le sienta bien a tu cuerpo, ya no te avergüenzas por ello. Lo comes, eres consciente de cómo te hace sentir, aprendes de ello y sigues adelante. Bienestar imbuido de bendición y ligereza. Eso es la paz alimentaria. Eso es la alimentación intuitiva y la clave del *ayuno intuitivo*.

Ha llegado el momento de hacerte la pregunta más importante de este libro: ahora que dispones de más claridad y libertad, ¿qué vas a hacer con ellas?

Sí, el objetivo de este libro es establecer la flexibilidad metabólica, conectar con la intuición y encontrar la paz en la comida. Pero también, aprovechar que hemos conseguido disipar muchas de las preocupaciones en torno a la comida para canalizar esta nueva capacidad y energía en otros terrenos.

Tras alcanzar la paz alimentaria, ¿a qué dedicarás todo el tiempo libre de que ahora dispones? ¿Qué quieres crear o hacer? ¿En qué quieres centrar ahora tus pensamientos? Lo cierto es que preocuparse por la comida todo el día es agotador y, sinceramente, muy aburrido. Estás destinado a hacer cosas más importantes.

Son muchas las personas que se mantienen alejadas de su auténtico ser, que están condicionadas por sus desequilibrios, separadas de su intuición. Como una flor que nunca ha florecido, estancada en un invierno eterno.

Espero que tú, tras haber permanecido dormido hasta ahora, florezcas con vigor.

¿Te centrarás en ser más creativo, en estar más presente, en ser más reflexivo? ¿Prestarás más atención, te concentrarás más profundamente y serás más empático? ¿Canalizarás la energía hacia tu carrera, tu pareja, tus hijos? No se pueden pedir peras al olmo.

Hemos dedicado las últimas 4 semanas a reiniciar, recargar, renovar y reequilibrar nuestro olmo. Ha llegado el momento de que redirijas tu nueva energía, firmeza y serenidad hacia los demás para comprobar de lo que eres capaz.

CUARTA PARTE

Recetas para el ayuno intuitivo y plan de alimentación

Capítulo 13

La práctica del ayuno intuitivo: Las recetas

Nota: Aunque la primera, segunda y tercera comidas son intercambiables, debemos tener en cuenta que para los ayunos más largos de la tercera semana, lo mejor para romper el ayuno es recurrir a una opción ligera como primera comida.

Plan de alimentación cetotariano de 4 semanas

Primera semana

Renovación del cuerpo: Ayuno 12:12 (cetotariano)

Pautas nutricionales diarias: grasas: 60-75 %; proteínas: 15-30 %; carbohidratos: 5-15 %; carbohidratos netos: <55G

	Domingo	Lunes	Martes
	1391 calorías; 75 % de grasa, 18 % de proteínas, 7 % de carbohidratos; 26 g de carbohidratos netos	1512 calorías; 75 % de grasa, 16 % de proteínas, 9 % de carbohidratos; 35 g de carbohidratos netos	1694 calorías; 77 % de grasa, 13 % de proteínas, 10 % de carbohidratos; 43 g de carbohidratos netos
Primera comida	Granizado de almendras (p. 285)	Mini *frittata* de brócoli y «queso» (p. 286). Servir con ⅓ taza de fresas	Pudín de chía con limón y frambuesa (p. 287)
Segunda comida	Fletán a la parrilla con verduras al *tzatziki* (p. 305). Servir con ¼ de taza de nueces tostadas.	Ensalada de col rizada, coles de Bruselas y arándanos (p. 353)	Sopa fría de guisantes y aguacate (p. 307)
Tentempié	Huevos con aceite de chile picante (p. 363)	Aperitivo cremoso con hierbas y vegetales (p. 364)	8 galletas de linaza con 2 cucharadas de mantequilla de almendras
Tercera comida	Cuenco con tacos de coliflor (p. 333)	Pollo a la cúrcuma (p. 334). Servir con *Bok Choy* de anacardo y jengibre (p. 361).	Champiñones portobello rellenos de espinacas y *ricotta* (p. 335). Servir con Ensalada de tomates y *pepperoncini* (p. 354).

Miércoles	Jueves	Viernes	Sábado
1624 calorías; 73 % de grasa, 15 % de proteínas, 12 % de carbohidratos; 48 g de carbohidratos netos	1406 calorías; 68 % de grasa, 24 % de proteínas, 8 % de carbohidratos; 29 g de carbohidratos netos	1569 calorías; 72 % de grasa, 17 % de proteínas, 11 % de carbohidratos; 41 g de carbohidratos netos	1557 calorías; 68 % de grasa, 22 % de proteínas, 10 % de carbohidratos; 38 g de carbohidratos netos
Huevos a la sartén con espinacas (p. 282)	Bisque de calabaza con jengibre fresco (p. 279). Servir con 2 huevos duros	Burritos de queso crema y salmón (p. 288)	Sopa de escarola y chirivía (p. 278)
Burritos rellenos de puré de frijoles (p. 308)	Ensalada de pollo, col y semillas de girasol (p. 309)	Ensalada de rúcula y pomelo (p. 310)	Apio relleno de nueces y pollo (p. 311)
Batido de arándanos y *matcha* (p. 365)	Crujientes de chocolate negro salado y almendra (p. 369)	1/3 taza de almendras tostadas	Batido verde de pepino (p. 283)
Pollo al limón (p. 336). Servir con Zanahorias asadas con salsa de jalapeños y pacanas (p. 362).	Brocheta de atún con salsa de aguacate (p. 337)	Huevos escalfados con salsa de estragón y espárragos trigueros (p. 338)	Pastel de carne al estilo casero y judías asadas (p. 339)

Segunda semana

Recarga metabólica: ayunos diarios de 14-18 horas
(incluye 2 días de dieta alta en carbohidratos)

Pautas nutricionales diarias: grasas: 60-75 % (dieta alta en carbohidratos: 65 %); proteínas: 15-30 % (dieta alta en carbohidratos: 15 %); carbohidratos: 5-15 % (dieta alta en carbohidratos: 20 %); carbohidratos netos: 5 días: <55g (en los días de dieta cetotariana) y 2 días: 75-150 g (en los días de dieta alta en carbohidratos)

	Domingo	Lunes	Martes
	1607 calorías; 79 % de grasa, 16 % de proteínas, 6 % de carbohidratos; 23 g de carbohidratos netos	Día de dieta alta en carbohidratos 1554 calorías; 70 % de grasa, 11 % de proteínas, 19 % de carbohidratos; 76 g de carbohidratos netos	1536 calorías; 72 % de grasa, 19 % de proteínas, 9 % de carbohidratos; 33 g de carbohidratos netos
Primera comida	Ensalada César de col rizada con huevos (p. 289)	Ensalada de zanahorias y lentejas (p. 290). Servir con Batido de piña (p. 368).	Ensalada de atún con limón y alcaparras acompañada de «chips» de pepino (p. 291)
Tentempié	Batido de coco y lima (p. 366). O ¼ de taza de nueces de macadamia tostadas	Aperitivo de mantequilla de almendras picante (p. 370). Servir con 2 zanahorias grandes cortadas en bastoncitos	Tazones de yogur con frutas, chía y canela (p. 371). O Trufas de almendra recubiertas de cacao (p. 375)
Segunda comida	Pollo y champiñones con reducción de vino balsámico (p. 312). Servir con fideos de calabacín salteados	Ensalada de remolacha al estragón con «picatostes» de queso crema (p. 313). Servir con ½ aguacate cortado	Revuelto de verduras picantes (p. 314)

Miércoles	Jueves	Viernes	Sábado
1308 calorías; 71 % de grasa, 17 % de proteínas, 12 % de carbohidratos; 37 g de carbohidratos netos	Día de dieta alta en carbohidratos 1584 calorías; 69 % de grasa, 12 % de proteínas, 19 % de carbohidratos; 75 g de carbohidratos netos	1297 calorías; 70 % de grasa, 20 % de proteínas, 10 % de carbohidratos; 32 g de carbohidratos netos	1413 calorías; 79 % de grasa, 14 % de proteínas, 7 % de carbohidratos; 24 g de carbohidratos netos
Verduras en caldo de jengibre (p. 284) Servir con 2 huevos grandes pasados por agua	Ensalada de eneldo fresco, gambas y *penne* (p. 292). Añadir 2 cucharadas de piñones tostados	Ternera con especias de Oriente Medio sobre espirales de zanahoria (p. 293)	Huevos con salmón curado y espinacas (p. 294)
1/3 taza de nueces tostadas o 1/4 de taza de arándanos frescos	Batido de fresa y espirulina (p. 367) Servir con Palitos de zanahoria encurtida (p. 357)	«Tostadas» de aguacate (p. 373) o 1/3 taza de moras frescas	Granizado de almendras (p. 285) o 1/4 de taza almendras tostadas
Vieiras a la mantequilla sobre tirabeques al ajo (p. 315). Servir con Ensalada de jícama y menta fresca (p. 355)	Estofado de batata + mantequilla de nueces (p. 316)	Tazones de *tempeh* y nueces (p. 317)	Ensalada caprese de fideos de calabacín (p. 318)

Tercera semana

Renovación celular: Ayuno en días alternos de 20-22 horas casi OMAD (los otros días, ayuno cetotariano 12:12)

Pautas nutricionales diarias: grasas: 60-75 %; proteínas: 15-30 %; carbohidratos: 5-15 %; carbohidratos netos: <55G

	Domingo	Lunes	Martes
	Día casi OMAD 1204 calorías; 78 % de grasa, 14 % de proteínas, 8 % de carbohidratos; 24 g de carbohidratos netos	1635 calorías; 68 % de grasa, 21 % de proteínas, 11 % de carbohidratos; 43 g de carbohidratos netos	Día casi OMAD 1213 calorías; 73 % de grasa, 17 % de proteínas, 10 % de carbohidratos; 30 g de carbohidratos netos
Primera comida/ Para romper el ayuno	Batido verde de pepino (p. 283)	Rollitos de ternera (p. 295)	Sopa de tomate y rúcula (p. 276)
Segunda comida	Brócoli y champiñones asados con semillas de sésamo (p. 359). Servir con ½ aguacate pequeño y ¼ de taza de anacardos tostados	Caja Bento con huevos, nueces y queso (p. 319)	Muslo de pollo a la parrilla (p. 320). Servir con Berenjena a la parrilla con salsa de tomate (p. 360) y 2 cucharadas de piñones tostados
Tentempié	Galletas saladas con queso crema de cebollino (p. 374). Servir con ¼ de taza de frambuesas	Batido de fresa y espirulina (p. 367)	Copa de yogur de frutas (p. 372)
Tercera comida	Ayuno	Salmón a la parrilla con salsa de naranja fresca y semillas de chía (p. 340)	Ayuno

Miércoles	Jueves	Viernes	Sábado
1599 calorías; 71 % de grasa, 18 % de proteínas, 11 % de carbohidratos; 42 g de carbohidratos netos	Día casi OMAD 1242 calorías; 73 % de grasa, 16 % de proteínas, 11 % de carbohidratos; 33 g de carbohidratos netos	1519 calorías; 73 % de grasa, 18 % de proteínas, 9 % de carbohidratos; 35 g de carbohidratos netos	Día casi OMAD 1281 calorías; 78 % de grasa, 14 % de proteínas, 8 % de carbohidratos; 26 g de carbohidratos netos
Cereales *keto* con canela y granola (p. 297)	Sopa cremosa de pimientos asados (p. 277)	Tazón de yogur tropical (p. 298)	2 huevos duros con 1½ tazas de leche de almendras
Gambas tailandesas al coco (p. 321)	Pollo al Dijon con coliflor y cebolleta (p. 322). Servir con 1 clementina grande	Rollitos de lechuga y huevo duro (p. 323)	Guiso rústico de pescado (p. 281). Servir con una pequeña ensalada de espinacas
Batido de arándanos y *matcha* (p. 365)	Trufas de almendra recubiertas de cacao (p. 375)	8 galletas de linaza con 2 cucharadas de mantequilla de almendras	Queso marinado y aceitunas con melón y pepino (p. 376)
Frittata vegetal con brotes verdes y un chorrito de limón (p. 341)	Ayuno	Estofado de ternera con salsa picante (p. 342). Servir con puré de nabos	Ayuno

Cuarta semana

Reequilibrio hormonal: ayunos diarios de 12:12 horas (incluye los días 1-4 dieta cetotariana y los días 5-7 dieta alta en carbohidratos)

Pautas nutricionales diarias: grasas: 60-75 % (dieta alta en carbohidratos: 65 %); proteínas: 15-30 % (dieta alta en carbohidratos: 15 %); carbohidratos: 5-15 % (dieta alta en carbohidratos: 20 %); carbohidratos netos: 4 días: <55g (en los días de dieta cetotariana) y 3 días: 75-150 g (en los días de dieta alta en carbohidratos)

	Domingo	Lunes	Martes
	1575 calorías; 73 % de grasa, 20 % de proteínas, 7 % de carbohidratos; 27 g de carbohidratos netos	1487 calorías; 74 % de grasa, 16 % de proteínas, 10 % de carbohidratos; 36 g de carbohidratos netos	1739 calorías; 74 % de grasa, 15 % de proteínas, 11 % de carbohidratos; 50 g de carbohidratos netos
Primera comida	Trucha crujiente con chalotas a la mantequilla y rúcula (p. 299). Servir con 1 taza de frutas del bosque	Miniquiche de champiñones y espinacas (p. 300)	Batido de moras y espinacas (p. 275). Servir con ¼ de taza de tus frutos secos preferidos
Segunda comida	Tabulé de coliflor (p. 324)	Hamburguesas de ternera, tirabeques y alioli de rábano picante (p. 325)	Ensalada cremosa de mostaza y huevo picado (p. 326)
Tentempié	«Tostadas» de aguacate (p. 373)	Batido de coco y lima (p. 366)	Aperitivo cremoso con hierbas y vegetales (p. 364).
Tercera comida	Pollo marinado con *ghee* de hierbas y brócoli (p. 343)	Calabaza rellena de queso crema (p. 344). Servir con Ensalada de hojas de lechuga y bayas con aderezo de semillas de chía (p. 358)	Bacalao con costra de nueces pecanas y zanahorias (p. 345). Ensalada de rúcula (p. 356)

Miércoles	Jueves	Viernes	Sábado
1459 calorías; 76% de grasa, 17% de proteínas, 7% de carbohidratos; 26 g de carbohidratos netos	Día de dieta alta en carbohidratos 1665 calorías; 66% de grasa, 14% de proteínas, 20% de carbohidratos; 82 g de carbohidratos netos	Día de dieta alta en carbohidratos 1613 calorías; 66% de grasa, 14% de proteínas, 20% de carbohidratos; 79 g de carbohidratos netos	Día de dieta alta en carbohidratos 1827 calorías; 67% de grasa, 14% de proteínas, 19% de carbohidratos; 86 g de carbohidratos netos
Guiso de calabacín y espárragos (p. 301)	Aguacate + pomelo con cobertura de coco (p. 302). Servir con 2 huevos duros	Tazones de arroz con *natto* (p. 303)	Hamburguesas de batata con yogur picante (p. 350)
Rollitos de lechuga y atún al curry (p. 327)	Ensalada de garbanzos a la menta (p. 328)	Ensalada de pasta de lentejas y espárragos (p. 329)	Ensalada de alubias rojas y huevo (p. 330)
Crujientes de chocolate negro salado y almendra (p. 369)	Aperitivo de mantequilla de almendras picante (p. 370) Servir con ½ taza de de pepino en rodajas	Pepino relleno de salmón curado (p. 377). Servir con 1 clementina grande	Batido de piña (p. 368)
Champiñones portobello con nueces y mantequilla de salvia (p. 346)	Arroz a la cúrcuma con espinacas y alcachofas (p. 347)	Salteado tailandés de sésamo con salsa de mantequilla de cítricos y nueces (p. 348)	Bagre con salsa criolla rústica (p. 349)

Código
V: Vegano
VT: Vegetariano
PT: Pescetariano
FV: Flexivegetariano
CH: Alta en carbohidratos

Romper el ayuno

275 Batido de moras y espinacas **V**
276 Sopa de tomate y rúcula **FV**
277 Sopa cremosa de pimientos asados **FV**
278 Sopa de escarola y chirivía **FV**
279 Bisque de calabaza con jengibre fresco **FV**
280 Guiso mediterráneo de berenjenas **V**
281 Guiso rústico de pescado **PT**
282 Huevos a la sartén con espinacas **VT**
283 Batido verde de pepino **V**
284 Verduras en caldo de jengibre **V**

Primera comida

285 Granizado de almendras **V**
286 Mini *frittata* de brócoli y «queso» **VT**
287 Pudín de chía con limón y frambuesa (sin horno) **V**
288 Burritos de queso crema y salmón **PT**
289 Ensalada César de col rizada con huevos **VT**
290 Ensalada de zanahorias y lentejas **V CH**
291 Ensalada de atún con limón y alcaparras acompañada de «chips» de pepino **PT**
292 Ensalada de eneldo fresco, gambas y *penne* **PT CH**
293 Ternera con especias de Oriente Medio sobre espirales de zanahoria **FV**
294 Huevos con salmón curado y espinacas **PT**
295 Rollitos de ternera **FV**
297 Cereales *keto* con canela y granola **V**
298 Tazón de yogur tropical **V**

299 Trucha crujiente con chalotas a la mantequilla y rúcula **PT**
300 Miniquiche de champiñones y espinacas **VT**
301 Guiso de calabacín y espárragos **VT**
302 Aguacate + pomelo con cobertura de coco **V CH**
303 Tazones de arroz con *natto* **V CH**
304 Medallones de pollo picante con piña **FV**

Segunda comida

305 Fletán a la parrilla con verduras al *tzatziki* **PT**
307 Sopa fría de guisantes y aguacate **V**
308 Burritos rellenos de puré de frijoles **V CH**
309 Ensalada de pollo, col y semillas de girasol **FV**
310 Ensalada de rúcula y pomelo **V**
311 Apio relleno de nueces y pollo **FV**
312 Pollo y champiñones con reducción de vino balsámico **FV**
313 Ensalada de remolacha al estragón con «picatostes» de queso crema **V CH**
314 Revuelto de verduras picantes **VT**
315 Vieiras a la mantequilla sobre tirabeques al ajo **PT**
316 Estofado de batata + mantequilla de nueces **V CH**
317 Tazones de *tempeh* y nueces **V**
318 Ensalada caprese de fideos de calabacín **V**
319 Caja Bento con huevos, nueces y queso **VT**
320 Muslo de pollo a la parrilla **FV**
321 Gambas tailandesas al coco **PT**
322 Pollo al Dijon con coliflor y cebolleta **FV**
323 Rollitos de lechuga y huevo duro **VT**
324 Tabulé de coliflor **V**
325 Hamburguesas de ternera, tirabeques y alioli de rábano picante **FV**
326 Ensalada cremosa de mostaza y huevo picado **VT**
327 Rollitos de lechuga y atún al curry **PT**
328 Ensalada de garbanzos a la menta **V CH**
329 Ensalada de pasta de lentejas y espárragos **V CH**
330 Ensalada de alubias rojas y huevo **VT CH**

331 Garbanzos al estilo *Tikka Masala* **VT CH**
332 Trucha ahumada y arroz con aguacate **PT CH**

Tercera comida

333 Cuenco con tacos de coliflor **V**
334 Pollo a la cúrcuma **FV**
335 Champiñones portobello rellenos de espinacas y *ricotta* **V**
336 Pollo al limón **FV**
337 Brocheta de atún con salsa de aguacate **PT**
338 Huevos escalfados con salsa de estragón y espárragos trigueros **VT**
339 Pastel de carne al estilo casero y judías asadas **FV**
340 Salmón a la parrilla con salsa de naranja fresca y semillas de chía **PT**
341 *Frittata* vegetal con brotes verdes y un chorrito de limón **VT**
342 Estofado de ternera con salsa picante **FV**
343 Pollo marinado con *ghee* de hierbas y brócoli **FV**
344 Calabaza rellena de queso crema **V**
345 Bacalao con costra de nueces pecanas y zanahorias **PT**
346 Champiñones portobello con nueces y mantequilla de salvia **VT**
347 Arroz a la cúrcuma con espinacas y alcachofas **VT CH**
348 Salteado tailandés de sésamo con salsa de mantequilla de cítricos y nueces **V CH**
349 Bagre con salsa criolla rústica **PT CH**
350 Hamburguesas de batata con yogur picante **VT CH**
351 Sartén de verduras con mozzarella **V CH**
352 Espárragos al ajo + Pasta de lentejas **VT CH**

Tentempiés y acompañamientos

353 Ensalada de col rizada, coles de Bruselas y arándanos **V**
354 Ensalada de tomates y *pepperoncini* **V**
355 Ensalada de jícama y menta fresca **V**
356 Ensalada de rúcula **V**
357 Palitos de zanahoria encurtida **V**

Extra

Romper el ayuno

V

Batido de moras y espinacas

Para 1 persona - tiempo total: 5 minutos

1 taza de espinacas tiernas
½ taza de moras congeladas
½ aguacate, sin hueso y pelado
1 taza de leche de almendras sin azúcar
2 cucharadas de proteína de cáñamo en polvo
1 cucharada de aceite de linaza
Estevia líquida (opcional)

Poner en la batidora las espinacas, las moras, el aguacate, la leche de almendras, la proteína en polvo y el aceite de linaza. Tapar y batir hasta que quede homogéneo. Si se desea, añadir a la mezcla unas gotas de estevia líquida.

Información nutricional (por ración)

Calorías 401
Carbohidratos 31 g (fibra 16 g, azúcares 11 g)
Grasa 32 g (grasa saturada 3,5 g)
Proteínas 12 g
Colesterol 0 mg
Sodio 236 mg
Macros: 73 % de grasa, 12 % de proteína, 15 % de carbohidratos
Carbohidratos netos: 15 g

FV

Sopa de tomate y rúcula

Para 2 personas - preparación: 5 minutos - cocción: 20 minutos

3 cucharadas de aceite de oliva, repartidas
½ taza de pimiento morrón verde finamente picado
⅓ de taza de zanahorias cortadas en rodajas finas
1 lata (de 400 g) de tomates cortados en dados
2 tazas de caldo de huesos de pollo*
1 taza de hojas de rúcula
Sal kosher y pimienta negra
1 cucharada de cebollino fresco picado

1. Calentar a fuego medio una cucharada de aceite en una cacerola mediana. Añadir los pimientos morrones y las zanahorias y cocinarlo todo durante 4-5 minutos o hasta que todo esté tierno y crujiente. Añadir los tomates y el caldo. Llevar a ebullición, reducir el fuego, tapar y cocinar a fuego lento durante 15 minutos.
2. Retirar del fuego y añadir la rúcula y las 2 cucharadas restantes de aceite. Añadir sal y pimienta al gusto.
3. Servir en dos cuencos y espolvorear con el cebollino.

* **Nota:** Para hacerla vegana, puedes utilizar caldo de verduras.

Información nutricional (por ración)

Calorías 283
Carbohidratos 16 g (fibra 5 g, azúcares 7 g)
Grasa 22 g (grasa saturada 2,5 g)
Proteínas 12 g
Colesterol 5 mg
Sodio 589 mg
Macros: 69 % de grasa, 16 % de proteína, 15 % de carbohidratos
Carbohidratos netos: 11 g

Sopa cremosa de pimientos asados

Para 2 personas • Preparación: 10 minutos • Cocción: 25 minutos

2 pimientos morrones rojos o verdes grandes
1½ tazas de caldo de huesos de pollo*
½ cucharadita de tomillo seco
⅓ de taza de cilantro o perejil fresco picado, repartida
1 taza de leche entera de coco
Sal kosher y pimienta negra

1. Forrar una bandeja de horno con papel de aluminio. Precalentar el gratinador.
2. Cortar los pimientos por la mitad y a lo largo y retirar los tallos, las semillas y las membranas. Aplanarlos con la palma de la mano. Colocarlos boca abajo en la bandeja para hornear. Asarlos a unos 5 o 7 cm de la fuente de calor durante 7 minutos o hasta que empiece a separarse la piel, dándoles la vuelta de vez en cuando.
3. Retirarlos del horno y dejarlos reposar 5 minutos o hasta que se enfríen lo suficiente como para poder manipularlos y retirarles la piel.
4. Colocar los pimientos en una cacerola mediana con el caldo y el tomillo. Llevar a ebullición y, entonces, reducir el fuego y cocer a fuego lento, sin tapar, durante 15 minutos. Incorporar el cilantro, reservando 1 cucharada. Retirar la olla del fuego.
5. En dos tandas, pasar a una batidora, colocar la tapa, cubrir con un paño limpio y batir hasta obtener un puré suave. Verter la sopa de nuevo en la cacerola y añadir la leche de coco. Calentar a fuego medio 2-3 minutos. Sazonar al gusto con sal y pimienta.
6. Servir en 2 cuencos y espolvorear con la cucharada restante de cilantro.

* **Nota**: Para convertir esta sopa en vegana *keto*, puedes utilizar caldo de verduras.

Información nutricional (por ración)

Calorías 295
Carbohidratos 12 g (fibra 4 g, azúcares 4 g)
Grasa 24 g (grasa saturada 21,4 g)
Proteínas 11 g
Colesterol 0 mg
Sodio 253 mg
Macros: 75 % de grasa, 15 % de proteína, 10 % de carbohidratos
Carbohidratos netos: 8 g

Sopa de escarola y chirivía

Para 2 personas - preparación: 5 minutos - cocción: 20 minutos

2 cucharadas de aceite de oliva, repartidas
¾ de taza de chirivías picadas
2 tazas de caldo de huesos de pollo o caldo de verduras*
225 g de escarola picada
Sal kosher
50 g de queso feta vegano, desmenuzado
2 huevos duros, pelados y picados

1. En una cacerola mediana, calentar a fuego medio una cucharada de aceite. Añadir las chirivías y cocinar durante 5 minutos o hasta que empiecen a ablandarse, removiendo de vez en cuando. Añadir el caldo y llevar a ebullición. Reducir el fuego, tapar y cocer a fuego lento durante 10 minutos o hasta que las chirivías estén tiernas.
2. Añadir la escarola, continuar cocinando a fuego lento hasta que la escarola esté casi tierna, normalmente al cabo de 5 minutos.
3. Retirar del fuego. Añadir sal al gusto.
4. Servir en 2 cuencos, cubrir con cantidades iguales de queso feta y huevo, y rociar uniformemente con la cucharada de aceite restante.

* **Nota:** Para hacerla vegetariana, puedes utilizar caldo de verduras.

Información nutricional (por ración)

Calorías 362
Carbohidratos 17 g (fibra 6 g, azúcares 2,9 g)
Grasa 27 g (grasa saturada 10,6 g)
Proteínas 18 g
Colesterol 186 mg
Sodio 601 mg
Macros: 68 % de grasa, 20 % de proteína, 12 % de carbohidratos
Carbohidratos netos: 11 g

Bisque de calabaza con jengibre fresco

Para 4 personas - preparación: 6 minutos - cocción: 25 minutos

2 cucharadas de *ghee* o aceite de oliva
1 taza de zanahorias en rodajas
2 tazas de caldo de huesos de pollo o de verduras*
1 lata (425 g) de puré de calabaza
1 cucharadita de curry en polvo
½ cucharadita de comino molido
1 taza de leche entera de coco
2 cucharaditas de jengibre fresco rallado
2-4 gotas de estevia líquida, o al gusto
¼ de taza de cebollino fresco picado
½ taza de yogur natural vegano sin azúcar

1. Calentar una cacerola grande a fuego medio-alto. Añadir el *ghee*. Cuando éste se haya derretido, agregar las zanahorias y guisarlas durante 5 minutos o hasta que empiecen a dorarse ligeramente, removiendo con frecuencia. Añadir el caldo, la calabaza, el curry en polvo, el comino y la leche de coco. Llevar a ebullición, reducir el fuego, tapar y cocinar a fuego lento durante 20 minutos o hasta que las zanahorias estén tiernas, removiendo de vez en cuando.
2. Retirar del fuego. Incorporar el jengibre y la estevia. Utilizar la batidora de brazo directamente en la olla para licuar la sopa (o, en distintas tandas, colocar la mezcla en una batidora de vaso, poner la tapa, cubrir con un paño y hacer un puré bien fino).
3. Servir con el aderezo del cebollino y el yogur.

* **Nota:** Para hacer una sopa vegana *keto*, puedes usar caldo vegetal.

Información nutricional (por ración)

Calorías 266
Carbohidratos 15 g (fibra 7 g, azúcares 5 g)
Grasa 22 g (Grasa saturada 15,1 g)
Proteínas 9 g
Colesterol 14 mg
Sodio 190 mg
Macros: 73 % de grasa, 14 % de proteína, 13 % de carbohidratos
Carbohidratos netos: 8 g

V

Guiso mediterráneo de berenjenas

Para 2 personas - preparación: 10 minutos - cocción: 25 minutos

3 cucharadas de aceite de aguacate, repartidas
¾ de taza de pimiento morrón verde picado grueso
225 g de berenjenas cortadas en cubitos de 2 cm
1 calabaza amarilla o calabacín (de unos 175 g) picada en trozos grandes
1½ tazas de tomate cherry pera cortados por la mitad
12 aceitunas *kalamata* sin hueso
½ cucharadita de semillas de hinojo secas
¼ de taza de albahaca fresca picada, repartida
Sal kosher
115 g de queso mozzarella vegano, rallado

1. Calentar 1 cucharada de aceite en una cacerola grande a fuego medio-alto. Añadir los pimientos y dorarlos durante 4 minutos o hasta que estén tiernos y crujientes. Incorporar la berenjena, la calabaza, los tomates, las aceitunas y las semillas de hinojo. Llevar todo a ebullición, reducir el fuego, tapar y cocinar a fuego lento 20-25 minutos o hasta que los pimientos estén tiernos.
2. Retirar del fuego, añadir 3 cucharadas de albahaca y las 2 cucharadas restantes de aceite. Añadir sal al gusto. Tapar y dejar reposar 10 minutos para que absorba los sabores.
3. Servir en 2 cuencos poco profundos, espolvorear el queso uniformemente y cubrir todo con la cucharada restante de albahaca.

Información nutricional (por ración)

Calorías 473
Carbohidratos 25 g (fibra 7 g, azúcares 9,8 g)
Grasa 42 g (grasa saturada 13,8 g)
Proteínas 6 g

Colesterol 0 mg
Sodio 623 mg
Macros: 80 % de grasa, 5 % de proteína, 15 % de carbohidratos
Carbohidratos netos: 18 g

Guiso rústico de pescado

Para 2 personas - preparación: 5 minutos - cocción: 16 minutos

2 cucharadas de aceite de oliva
1 taza de pimiento morrón verde picado grueso
1 taza de raíz de nabo picada
1 lata (de 415 g) de tomates cortados en dados
½ cucharadita de tomillo seco
2 cucharadas de *ghee*
¼ de taza de perejil fresco picado, repartido
½ cucharadita de sal kosher
Filete de bacalao de 225 g, lavado y cortado en cubos de 1,5 cm

1. En una cacerola grande, calentar el aceite a fuego medio. Cuando esté caliente, añadir el pimiento morrón y guisarlo durante 5 minutos o hasta que empiece a dorarse ligeramente, removiendo con frecuencia.
2. Añadir el nabo, los tomates, 1 taza de agua y el tomillo. Llevar a ebullición, reducir el fuego, tapar y cocer a fuego lento 8-10 minutos o hasta que el nabo esté tierno.
3. Añadir el *ghee*, todo el perejil menos una cucharada, la sal, y remover hasta que todo quede bien mezclado. Incorporar el pescado y remover con cuidado. Llevar a ebullición, reducir el fuego, tapar y cocinar a fuego lento durante 3 minutos o hasta que el pescado quede opaco en el centro. No remover. Retirar del fuego. Tapar y dejar que repose durante 10 minutos para que absorba todos los sabores.
4. Servir en 2 cuencos y espolvorear con la cucharada restante de perejil.

Información nutricional (por ración)

Calorías 398
Carbohidratos 17 g (fibra 5 g, azúcares 10 g)
Grasa 29 g (grasa saturada 10,4 g)
Proteínas 23 g
Colesterol 71 mg
Sodio 582 mg
Macros: 65 % de grasa, 23 % de proteína, 12 % de carbohidratos
Carbohidratos netos: 12 g

Huevos a la sartén con espinacas

Para 2 personas - preparación: 5 minutos - cocción: 5 minutos

2 cucharadas de *ghee*
2 cucharaditas de zumo de limón fresco
¼ de cucharadita de chile en polvo
250 g (unas 5½ tazas) de espinacas frescas
Sal kosher y pimienta negra
4 huevos grandes
½ taza de tomates picados

1. En una sartén grande, calentar el *ghee* a fuego medio-alto. Cuando se haya derretido, retirar una cucharada y colocarla en un bol pequeño con el zumo de limón y el chile en polvo. Reservar.
2. Sobre el *ghee* restante de la sartén, añadir las espinacas y ¼ de cucharadita de sal; guisar durante 1 minuto hasta que las espinacas empiecen a pocharse, utilizando para ello 2 utensilios para removerlas como si fuera un salteado.
3. Practicar 4 huecos en la superficie de las espinacas. Cascar con cuidado 4 huevos y colocarlos en cada uno de los huecos. Cocer 3-4 minutos o hasta que cuajen las claras.
4. Retirar del fuego. Rociar la mezcla de *ghee* que se ha reservado, espolvorear con los tomates y sazonar ligeramente con sal y pimienta al gusto.

Información nutricional (por ración)

Calorías 300
Carbohidratos 8 g (fibra 4 g, azúcares 2 g)
Grasa 24 g (grasa saturada 11,6 g)
Proteínas 17 g
Colesterol 394 mg
Sodio 490 mg
Macros: 72 % de grasa, 22 % de proteína, 6 % de carbohidratos
Carbohidratos netos: 4 g

V

Batido verde de pepino

Para 1 persona - preparación: 5 minutos

¾ de taza de leche de almendras sin azúcar
½ taza de espinacas tiernas
½ taza de pepino sin semillas picado grueso
¼ de taza de melón verde congelado en cubos
2 cucharadas de hojas de menta fresca
1 cucharada de zumo de limón fresco
1 cucharada de proteína de cáñamo en polvo
1½ cucharaditas de polvo de espirulina
4 cucharaditas de aceite de coco
Sal marina
Estevia líquida (opcional)

Añadir al vaso de la batidora la leche de almendras, las espinacas, el pepino, el melón, la menta, el zumo de limón, la proteína en polvo, la espirulina en polvo, el aceite de coco y una pizca de sal marina. Tapar y batir hasta obtener una mezcla homogénea. Si se desea, añadir unas gotas de estevia líquida.

Información nutricional (por porción)

Calorías 266
Carbohidratos 13 g (fibra 4 g, azúcares 5 g)
Grasa 22 g (grasa saturada 16 g)
Proteínas 9 g
Colesterol 0 mg
Sodio 519 mg
Macros: 73 % de grasa, 13 % de proteína, 14 % de carbohidratos
Carbohidratos netos: 9 g

V

Verduras en caldo de jengibre

Para 2 personas - preparación: 5 minutos - cocción: 11 minutos

2 cucharadas de aceite de sésamo tostado
1 cucharada de jengibre fresco rallado
2 tazas de caldo de verduras
1 cucharada de aminos de coco
1 cucharadita de zumo de lima fresco
4 tazas de espinacas tiernas
2 tazas de *bok choy* tierno picado
1 taza de brotes de soja frescos
¼ de taza de cilantro fresco picado
¼ de taza de albahaca fresca picada

1. Calentar el aceite en una cacerola mediana y, a continuación, añadir el jengibre y cocinarlo 30 segundos o hasta que suelte su fragancia. Agregar el caldo, 1 taza de agua, los aminos de coco y el zumo de lima. Llevar a ebullición, reducir el fuego, tapar y cocer a fuego lento 10 minutos.
2. Retirar del fuego, añadir las espinacas, el *bok choy* y los brotes de soja. Tapar y dejar reposar 5 minutos o hasta que el *bok choy* esté tierno. Incorporar el cilantro y la albahaca.
3. Servir en 2 tazones.

Información nutricional (por ración)

Calorías 246
Carbohidratos 12 g (fibra 3 g, azúcares 5 g)
Grasa 19 g (grasa saturada 2 g)
Proteínas 11 g
Colesterol 0 mg
Sodio 1147 mg
Macros: 69 % de grasa, 17 % de proteína, 14 % de carbohidratos
Carbohidratos netos: 9 g

Primera comida

V

Granizado de almendras

Para 2 personas - tiempo total: 5 minutos

1½ tazas de leche de almendras sin azúcar
¼ de taza de mantequilla de almendras
1 cucharada de proteína de cáñamo en polvo
6-9 gotas de estevia líquida, o al gusto
½ cucharadita de extracto de vainilla
¼ cucharadita de extracto de almendra
1 taza de cubitos de hielo

Colocar todos los ingredientes en una batidora, asegurar la tapar y batir bien hasta obtener un puré suave. Servir inmediatamente.

Información nutricional (por porción)

Calorías 226
Carbohidratos 8 g (fibra 5 g, azúcares 2 g)
Grasa 20 g (grasa saturada 2,1 g)
Proteínas 9 g
Colesterol 0 mg
Sodio 165 mg
Macros: 78 % de grasa, 16 % de proteína, 6 % de carbohidratos
Carbohidratos netos: 3 g

VT

Mini *frittata* de brócoli y «queso»

Para 1 persona - preparación: 5 minutos - horneado: 16 minutos

1 cucharada de *ghee*, más otra para engrasar el ramequin
2 huevos grandes
⅓ de taza de brócoli picado, ligeramente cocido al vapor
1 cucharada de pimiento rojo asado finamente picado
1 cucharadita de levadura nutricional
Sal marina y pimienta negra

1. Precalentar el horno a 175° C. Engrasar un ramequin de 170-225 cm con un poco de *ghee*.
2. En un bol mediano, batir los huevos. Incorporar el brócoli, el pimiento asado, la cucharada de *ghee*, la levadura nutricional y una pizca de sal y otra de pimienta.
3. Verter la mezcla en el ramequin que hemos preparado previamente. Hornear 16-18 minutos o hasta que esté bien cocido.

Información nutricional (por ración)

Calorías 273
Carbohidratos 3 g (fibra 1 g, azúcares 1 g)
Grasa 24 g (grasa saturada 11,5 g)
Proteínas 13 g
Colesterol 381 mg
Sodio 493 mg
Macros: 78% de grasa, 20% de proteína, 2% de carbohidratos
Carbohidratos netos: 2 g

V

Pudín de chía con limón y frambuesa (sin horno)

Para 1 persona - preparación: 5 minutos - enfriado: toda la noche

⅔ de taza de leche entera de coco
2 cucharadas de proteína de cáñamo en polvo
1½ cucharadas de semillas de chía
½ cucharadita de ralladura de limón
1½ cucharaditas de zumo de limón fresco
⅛ de cucharadita de extracto de vainilla
Sal marina
Estevia líquida (opcional)
¼ de taza de frambuesas frescas
¼ de taza de pistachos picados
1 cucharada de semillas de cáñamo

1. En un tarro de cristal con tapa de unos 240 ml o en un bol pequeño, añadir la leche de coco, la proteína en polvo, las semillas de chía, la ralladura y el zumo de limón, la vainilla, una pizca de sal marina y, si se desea, unas gotitas de estevia líquida. Remover hasta que quede bien mezclado.
2. Cubrir el tarro y dejar toda la noche en el frigorífico.
3. Cuando esté listo para comer, añadir encima las frambuesas, los pistachos y las semillas de cáñamo.

Información nutricional (por porción)

Calorías 404
Carbohidratos 18 g (fibra 12 g, azúcares 5 g)
Grasa 35 g (grasa saturada 21,5 g)
Proteínas 16 g
Colesterol 0 mg
Sodio 199 mg
Macros: 78 % de grasa, 16 % de proteína, 6 % de carbohidratos
Carbohidratos netos: 6 g

PT

Burritos de queso crema y salmón

Para 2 personas - tiempo total: 10 minutos

115 g de queso crema vegano
2 cucharadas de cebolla roja finamente picada
2 cucharaditas de alcaparras pequeñas
½ cucharadita de orégano seco
1 taza de espinacas picadas
2 tortillas de harina de coco
¼ de taza de pepino cortado en rodajas finas
115 g de salmón ahumado
2 huevos duros, pelados y picados

1. En un bol mediano, mezclar el queso crema, la cebolla, las alcaparras y el orégano. Añadir las espinacas y remover hasta que todo quede bien mezclado.
2. Cubrir las 2 tortillas con cantidades iguales de la mezcla de queso crema y extender uniformemente. Cubrir con cantidades iguales de pepino, salmón y huevo. Enrollar las tortillas o servir abiertas para comer con cuchillo y tenedor.

Información nutricional (por ración)

Calorías 415
Carbohidratos 17 g (fibra 4 g, azúcares 5 g)
Grasa 29 g (grasa saturada 13,1 g)
Proteínas 25 g
Colesterol 199 mg
Sodio 769 mg
Macros: 63 % de grasa, 24 % de proteína, 13 % de carbohidratos
Carbohidratos netos: 13 g

Ensalada César de col rizada con huevos

Para 1 persona - tiempo total: 10 minutos

2 tazas de col rizada o col crespa (*torn kale*)
1½ cucharadas de aceite de oliva virgen extra, repartidas
Sal marina
1 cucharadita de anchoas finamente picadas
1 diente de ajo pequeño, picado
1½ cucharaditas de zumo de limón fresco
1 cucharadita de levadura nutricional
½ cucharadita de mostaza de Dijon
2 cucharadas de piñones tostados
2 cucharadas de semillas de cáñamo
2 huevos duros grandes, pelados y cortados en cuartos

1. En un cuenco mediano, masajear la col rizada con 1½ cucharaditas del aceite de oliva y una pizca de sal hasta que la col empiece a estar tierna, de 1 a 2 minutos; reservar.
2. En una tabla de cortar, machacar las anchoas y el ajo hasta formar una pasta. Pasar la pasta a otro bol mediano y añadir el zumo de limón, la levadura nutricional y la mostaza. Incorporar la cucharada de aceite de oliva restante y agitar todo. Incorporar las hojas de col rizada masajeadas y remover bien hasta que queden cubiertas por la mezcla. Servir en un plato grande y espolvorear por encima los piñones y las semillas de cáñamo. Colocar encima los huevos.

Información nutricional (por ración)

Calorías 469
Carbohidratos 8 g (fibra 3 g, azúcares 2 g)
Grasa 44 g (grasa saturada 4,5 g)
Proteínas 14 g
Colesterol 10 mg
Sodio 636 mg
Macros: 84 % de grasa, 12 % de proteína, 4 % de carbohidratos
Carbohidratos netos: 5 g

V | **CH**

Ensalada de zanahorias y lentejas

Para 2 personas - preparación: 5 minutos - cocción: 22 minutos

¼ de taza de lentejas secas
¾ de taza de pimiento morrón rojo picado
½ de taza de zanahorias cortadas en bastoncitos
1 cucharadita de jengibre fresco rallado
1 diente de ajo picado
⅛-¼ de cucharadita de copos de chile triturados
2 cucharadas de aceite de oliva virgen extra
1 cucharada de vinagre de sidra
½ cucharadita de sal kosher
1 cucharada de aceite de aguacate
⅓ de taza de almendras fileteadas
½ cucharadita de semillas de alcaravea
½ cucharadita de semillas de hinojo secas
¼ de cucharadita de comino molido
½ taza de cilantro fresco picado

1. Cocer las lentejas según las instrucciones del paquete o hasta que estén cocidas pero sigan crujientes. Ponerlas en un colador de malla fina y enjuagarlas con agua fría para detener el proceso de cocción y enfriarlas rápidamente. Colocarlas en un bol mediano y añadir el pimiento, las zanahorias, el jengibre, el ajo, el chile, el aceite de oliva, el vinagre y la sal. Reservar.
2. En una sartén grande, calentar el aceite de aguacate a fuego medio y añadir las almendras, las semillas de alcaravea, las semillas de hinojo y el comino. Freír hasta que las semillas empiecen a saltar, al cabo de unos 2 minutos, sin dejar de remover. Incorporar todo a la mezcla de las lentejas, añadir el cilantro y mezclar todo bien.

Información nutricional (por porción)

Calorías 388
Carbohidratos 26 g (fibra 7 g, azúcares 5 g)
Grasa 30 g (grasa saturada 3,6 g)
Proteínas 11 g
Colesterol 0 mg
Sodio 508 mg
Macros: 69% de grasa, 11% de proteína, 20% de carbohidratos
Carbohidratos netos: 19 g

PT

Ensalada de atún con limón y alcaparras acompañada de «chips» de pepino

Para 1 persona - tiempo total: 10 minutos

1 lata (140 g) de atún blanco salvaje, escurrida
2 cucharadas de perejil fresco picado
2 cucharadas de piñones tostados
1 cucharada de alcaparras
1 cucharada de chalota picada
2 cucharadas de aceite de oliva virgen extra
½ cucharadita de ralladura de limón
1 cucharada de zumo de limón fresco
½ cucharadita de mostaza de Dijon
Sal kosher y pimienta negra
½ taza de rodajas de pepino

En un bol mediano, mezclar el atún, el perejil, los piñones, las alcaparras y la chalota. En un bol pequeño, batir el aceite de oliva, la ralladura y el zumo de limón, la mostaza y una pizca de sal y pimienta. Verter sobre la mezcla de atún y mezclar bien. Servir con rodajas de pepino.

Información nutricional (por ración)

Calorías 547
Carbohidratos 6 g (fibra 2 g, azúcares 2 g)
Grasa 44 g (grasa saturada 6 g)
Proteínas 35 g
Colesterol 30 mg
Sodio 628 mg
Macros: 72 % de grasa, 25 % de proteína, 3 % de carbohidratos
Carbohidratos netos: 4 g

PT | CH

Ensalada de eneldo fresco, gambas y *penne*

Para 2 personas - preparación: 6 minutos - cocción: 7 minutos

¾ de taza de pasta *penne* de garbanzos sin cocer
170 g de gambas crudas peladas
½ taza de guisantes congelados
½ taza de pepino picado
½ taza de apio picado
⅓ de taza de cebolla roja picada
2-3 cucharadas de eneldo fresco picado
¼ de taza de aceite de oliva extra virgen
3-4 cucharadas de zumo de limón fresco, al gusto
2 dientes de ajo picados
1 cucharadita de mostaza de Dijon
Sal y pimienta negra
55 g de queso feta vegano, desmenuzado

1. Cocer la pasta según las instrucciones del paquete. Añadir las gambas 4 minutos antes de que termine la cocción. Escurrir en un colador. Añadir los guisantes congelados a la mezcla de pasta en el colador y pasar por agua fría para que se enfríe; esto detendrá el proceso de cocción y descongelará los guisantes rápidamente. Escurrir bien para eliminar el exceso de líquido.
2. Mientras, en un bol mediano, añadir el pepino, el apio, la cebolla roja, el eneldo, el aceite de oliva, el zumo de limón, el ajo y la mostaza. Mezclar todo bien.
3. Añadir la mezcla de pasta escurrida y remover hasta que quede bien cubierta con la salsa. Sazonar al gusto con sal y pimienta.

4. Servir la pasta en 2 platos y espolvorear con queso uniformemente.

Información nutricional (por ración)

Calorías 541
Carbohidratos 32 g (fibra 5 g, azúcares 5 g)
Grasa 39 g (grasa saturada 11,2 g)
Proteínas 21 g
Colesterol 107 mg
Sodio 801 mg
Macros: 65 % de grasa, 15 % de proteína, 20 % de carbohidratos
Carbohidratos netos: 27 g

Ternera con especias de Oriente Medio sobre espirales de zanahoria

Para 2 personas - preparación: 5 minutos - cocción: 20 minutos

3 cucharadas de aceite de coco, repartidas; ¼ de taza de nueces pacanas picadas; 225 g de carne picada de solomillo, magra en un 93 % y de pasto ecológico; ¾ de taza de pimiento morrón rojo picado; ½ taza de cebolla picada; ½ cucharadita de canela molida; ¼ de cucharadita de comino molido; ⅛ de cucharadita de pimienta de Jamaica molida; ½ cucharadita de sal kosher; pimienta negra; ¼ de taza de menta fresca picada, repartida; 2-4 gotas de estevia líquida (opcional); 1 paquete (340 g) de espirales de zanahoria congelada; ¼ de taza de yogur vegano natural sin azúcar

1. En una sartén mediana, calentar 1 cucharada de aceite a fuego medio-alto, inclinando la sartén para cubrir ligeramente todo el fondo. Añadir las nueces y cocinar 2-3 minutos o hasta que estén fragantes y empiecen a dorarse ligeramente; remover con frecuencia. Reservar en un plato.
2. En la misma sartén, calentar 1 cucharada de aceite, añadir la carne de ternera y saltearla 2 minutos, removiendo constantemente. Incorporar el pimiento y la cebolla y cocinarlo todo durante 8 minutos o hasta que la cebolla esté tierna, removiendo con frecuencia. Incorporar las nueces, la canela, el comino, la pimienta de Jamaica, la sal y la pimienta negra al gusto. Cocinar durante 1 minuto, removiendo constantemente. Retirar del fuego, añadir 3 cucharadas de menta, 2 cucharadas de agua y, si se desea, la estevia. Tapar la sartén para conservar el calor.
3. Mientras, cocinar las espirales de zanahoria según las instrucciones del paquete. Escurrirlas bien y verter la cucharada de aceite restante sobre las espirales. Servir en 2 platos. Verter la mezcla de carne sobre las espirales y cubrir con el yogur y la cucharada restante de menta.

Información nutricional (por ración)

Calorías 551
Carbohidratos 26 g (fibra 10 g, azúcares 13 g)
Grasa 41 g (grasa saturada 22 g)
Proteínas 29 g
Colesterol 73 mg
Sodio 680 mg
Macros: 67 % de grasa, 21 % de proteína, 12 % de carbohidratos
Carbohidratos netos: 16 g

Huevos con salmón curado y espinacas

Para 1 persona - tiempo total: 10 minutos

2 huevos duros, pelados y cortados por la mitad
1½ cucharadas de mayonesa de aceite de aguacate
2 cucharaditas de eneldo fresco picado
1 cucharadita de mostaza de Dijon
1 cucharadita de alcaparras picadas
Sal marina y pimienta negra
55 g de salmón curado o ahumado, cortado en trozos pequeños
1½ tazas de espinacas tiernas
1 cucharada de aceite de oliva virgen extra
1 cucharada de zumo de limón fresco

1. Poner las yemas de huevo en un bol pequeño. Añadir la mayonesa, el eneldo, la mostaza, las alcaparras y una pizca de sal y pimienta. Machacar con un tenedor. Incorporar las claras de huevo. Cubrir con los trozos de salmón.
2. En un bol mediano, mezclar las espinacas, el aceite de oliva y el zumo de limón. Sazonar con una pizca de sal y otra de pimienta negra.
3. Servir los huevos con la ensalada de espinacas.

Información nutricional (por ración)

Calorías 476
Carbohidratos 4 g (fibra 2 g, azúcares 0 g)
Grasa 41 g (grasa saturada 6,5 g)
Proteínas 25 g
Colesterol 386 mg
Sodio 1028 mg
Macros: 78 % de grasa, 21 % de proteína, 2 % de carbohidratos
Carbohidratos netos: 2 g

FV

Rollitos de ternera

Para 2 personas - preparación: 6 minutos - cocción: 8 minutos

1 cucharada de aceite de aguacate
225 g de carne picada de solomillo, magra en un 93 % y de pasto ecológico
1 chile poblano, sin tallo ni semillas, picado
¼ de taza de cebolla picada
1 cucharadita de pimentón ahumado
½ cucharadita de comino molido
¼ de cucharadita de sal kosher
2 huevos grandes, bien batidos (opcional)
¼ de taza de yogur vegano natural sin azúcar
2 cucharaditas de zumo de lima fresco
1 cucharada de cilantro fresco finamente picado
2 tortillas de sacha inchi, calentadas previamente, como las Keto Thin Traditional Wraps de Julian Bakery
1 aguacate, sin hueso, pelado y en rodajas
2 cucharaditas de salsa picante, o al gusto

1. En una sartén mediana, calentar el aceite de aguacate a fuego medio. Añadir la carne de ternera y sofreír 2 minutos. Agregar el chile poblano, la cebolla, el pimentón, el comino y la sal; cocinar todo 6 minutos o hasta que las verduras estén tiernas, removiendo ocasionalmente. Si se desea, incorporar los huevos y cocinarlos 1 minuto o hasta que estén listos, removiendo ocasionalmente.
2. Mientras, mezclar el yogur, el zumo de lima y el cilantro en un bol pequeño y reservar.
3. Poner las tortillas en 2 platos y colocar en el centro las rodajas de aguacate. Servir la mezcla de carne de ternera sobre el aguacate, aderezar con la salsa picante, añadir la mezcla de yogur por encima y enrollar.

Información nutricional (por porción)

Versión sin huevos:

Calorías 473
Carbohidratos 20 g (fibra 13 g, azúcares 4 g)
Grasa 36 g (grasa saturada 6,9 g)
Proteínas 30 g
Colesterol 73 mg
Sodio 530 mg
Macros: 68 % de grasa, 26 % de proteína, 6 % de carbohidratos
Carbohidratos netos: 7 g

Versión con huevos:

Calorías 542
Carbohidratos 21 g (fibra 13 g, azúcares 4 g)
Grasa 41 g (grasa saturada 8,5 g)
Proteínas 37 g
Colesterol 259 mg
Sodio 601 mg
Macros: 67 % de grasa, 27 % de proteína, 6 % de carbohidratos
Carbohidratos netos: 8 g

V

Cereales *keto* con canela y granola

Para 1 persona - cocción: 5 minutos

¼ de taza de almendras picadas
2 cucharadas de semillas de calabaza (pepitas)
2 cucharadas de semillas de girasol
1 cucharada de aceite de aguacate
½ cucharadita de canela molida
Estevia líquida (opcional)
⅓ de taza de leche de almendras sin azúcar

1. En una sartén grande, añadir las almendras, las semillas de calabaza y de girasol y el aceite de aguacate. Cocinar a fuego medio 4-5 minutos o hasta que estén doradas y fragantes, removiendo frecuentemente. Incorporar la canela y retirar del fuego. Si se desea, añadir unas gotas de estevia líquida.
2. Servir con leche de almendras.

Información nutricional (por ración)

Calorías 554
Carbohidratos 14 g (fibra 7 g, azúcares 2 g)
Grasa 50 g (grasa saturada 5,5 g)
Proteínas 19 g
Colesterol 0 mg
Sodio 210 mg
Macros: 81 % de grasa, 14 % de proteína, 5 % de carbohidratos
Carbohidratos netos: 7 g

V

Tazón de yogur tropical

Para 1 persona - tiempo total: 5 minutos

½ taza de yogur griego natural vegano
Estevia líquida (opcional)
¼ de taza de kiwi pelado y picado grueso
1 cucharada de copos de coco seco sin azúcar, tostados
1 cucharada de semillas de cáñamo
1 cucharada de anacardos picados, tostados

Colocar el yogur en un bol grande. Si se desea, añadir unas gotas de estevia. Cubrir el yogur con el kiwi, los copos de coco, las semillas de cáñamo y los anacardos.

Información nutricional (por ración)

Calorías 310
Carbohidratos 16 g (fibra 3 g, azúcares 6 g)
Grasa 22 g (grasa saturada 3,5 g)
Proteínas 15 g
Colesterol 0 mg
Sodio 156 mg
Macros: 64% de grasa, 20% de proteína, 16% de carbohidratos
Carbohidratos netos: 13 g

Trucha crujiente con chalotas a la mantequilla y rúcula

Para 2 personas - preparación: 8 minutos - cocción: 7 minutos

2 cucharadas de *ghee*, repartidas
¼ de taza de chalotas finamente picadas
1 cucharada de zumo de limón fresco
¼ de taza de harina de almendra
2 filetes de trucha con la piel (170 g cada uno), enjuagados y bien secos
1 cucharada de aceite de aguacate
Una pizca de pimienta de cayena
Sal kosher y pimienta negra
2 tazas de rúcula
½ limón
2 cucharadas de perejil fresco picado

1. Calentar una sartén antiadherente grande a fuego medio-alto y añadir una cucharada de *ghee*. Cuando éste se haya derretido, añadir las chalotas y saltearlas hasta que empiecen a dorarse ligeramente. Retirar del fuego, incorporar la cucharada de zumo de limón y reservar en un bol pequeño.
2. Poner harina en un plato grande y plano. Rebozar los filetes por ambos lados, sacudiendo el exceso de harina.
3. En la misma sartén, calentar el aceite y la cucharada restante de *ghee* a fuego medio-alto. Cuando el *ghee* se haya derretido, reducir el fuego a medio, añadir el pescado y cocinar durante 2 minutos. Dar la vuelta a los filetes con cuidado y espolvorearlos con la cayena, ¼ de cucharadita de sal y pimienta negra al gusto. Cocinar 2 minutos o hasta que el pescado se desmenuce fácilmente con un tenedor. Retirar la sartén del fuego.
4. Repartir la rúcula en 2 platos y exprimir uniformemente sobre ella la mitad del limón. Salpimentar al gusto. Colocar el pescado sobre la rúcula. Batir la mezcla de chalota, servir sobre el pescado y espolvorear el perejil por encima.

Información nutricional (por ración)

Calorías 455
Carbohidratos 7 g (fibra 2 g, azúcares 3 g)
Grasa 34 g (grasa saturada 11,3 g)
Proteínas 32 g
Colesterol 105 mg
Sodio 326 mg
Macros: 68 % de grasa, 28 % de proteína, 4 % de carbohidratos
Carbohidratos netos: 5 g

Miniquiche de champiñones y espinacas

Para 1 persona - preparación: 5 minutos - cocción: 6 minutos - horneado: 16 minutos

1 cucharada de *ghee* y otra para engrasar el ramequin
½ taza de champiñones cortados en rodajas
2 tazas de espinacas baby
2 huevos grandes, batidos
Sal marina y pimienta negra
1 loncha de queso mozzarella vegano

1. Precalentar el horno a 175° C. Engrasar un ramequin de 170-225 cm con un poco de *ghee*.
2. En una sartén pequeña, calentar una cucharada de *ghee* a fuego medio. Cuando se haya derretido, añadir las setas y cocinar hasta que se ablanden, 5-6 minutos. Incorporar las espinacas y cocinar 1 minuto o justo hasta que empiecen a ablandarse. Retirar del fuego.
3. En un bol mediano, combinar los huevos batidos con la mezcla de setas y una pizca de sal y pimienta. Verter la mezcla en el ramequin que hemos preparado previamente. Cubrir con el queso. Hornear 16-18 minutos o hasta que esté bien cocido.

Información nutricional (por porción)

Calorías 412
Carbohidratos 10 g (fibra 3 g, azúcares 2 g)
Grasa 35 g (grasa saturada 19 g)
Proteínas 18 g
Colesterol 390mg
Sodio 426 mg
Macros: 76 % de grasa, 17 % de proteína, 7 % de carbohidratos
Carbohidratos netos: 7 g

Guiso de calabacín y espárragos

Para 1 persona - preparación: 5 minutos - cocción: 5 minutos

2 cucharadas de *ghee*, repartidas
½ taza de calabacín picado
½ taza de espárragos picados
Sal marina y pimienta negra
2 huevos grandes
1 cucharadita de levadura nutricional

1. En una sartén pequeña, calentar una cucharada de *ghee* a fuego medio-alto. Cuando se haya derretido, añadir el calabacín y los espárragos y cocinarlos 3-4 minutos, o hasta que estén tiernos y crujientes. Sazonar con una pizca de sal y otra de pimienta. Añadir la cucharada de *ghee* restante a la sartén. Cascar los huevos sobre las verduras. Espolvorear con la levadura nutricional y otra pizca de sal y pimienta.
2. Tapar y cocinar, sin remover, 2 minutos o hasta que los huevos alcancen el grado de cocción deseado.

Información nutricional (por ración)

Calorías 416
Carbohidratos 3 g (fibra 1 g, azúcares 1 g)
Grasa 38 g (grasa saturada 20 g)
Proteínas 15 g
Colesterol 410 mg
Sodio 276 mg
Macros: 83 % de grasa, 14 % de proteína, 3 % de carbohidratos
Carbohidratos netos: 2 g

V | **CH**

Aguacate + pomelo con cobertura de coco

Para 2 personas - tiempo total: 10 minutos

¼ de taza de leche entera de coco
1 cucharada de zumo de lima
½ cucharadita de jengibre fresco rallado
2-4 gotas de estevia líquida, o al gusto
1 aguacate, sin hueso, pelado y en rodajas
1 pomelo rosa en gajos
⅓ de taza de pistachos, picados gruesos
2 cucharadas de copos de coco seco sin azúcar

1. En un bol pequeño, añadir la leche de coco, el zumo de lima, el jengibre y la estevia. Remover hasta que queden bien mezclados.
2. Repartir el aguacate y el pomelo en dos platos. Verter la mezcla de leche de coco uniformemente sobre cada porción y espolvorear con los pistachos y el coco.

Información nutricional (por ración)

Calorías 409
Carbohidratos 32 g (fibra 11 g, azúcares 14 g)
Grasa 33 g (grasa saturada 11 g)
Proteínas 8 g
Colesterol 0 mg
Sodio 13 mg
Macros: 72 % de grasa, 8 % de proteína, 20 % de carbohidratos
Carbohidratos netos: 21 g

V | CH

Tazones de arroz con *natto*

Para 2 personas - tiempo total: 10 minutos (si se utiliza arroz precocido); 25 minutos (si se utiliza arroz sin cocer)

2 paquetes (50 g) de *natto* (soja fermentada)
½ cucharadita de mostaza de Dijon (o mostaza amarilla japonesa picante)
¼ cucharadita de pasta de *wasabi* (opcional)
½ taza de arroz blanco cocido caliente, preferiblemente de grano corto
2 cucharaditas de aminos de coco, o al gusto
¼ de taza de cebolletas finamente picadas
2 aguacates, sin hueso, pelados y picados

1. En un bol pequeño, disponer el *natto* con la mostaza y la pasta de *wasabi* (si se utiliza). Remover enérgicamente hasta que quede bien mezclado.
2. Servir el arroz en 2 cuencos y cubrir con cantidades iguales de la mezcla de *natto*, los aminos de coco, las cebolletas y el aguacate. Servir inmediatamente.

Consejo breve: Ten siempre arroz cocido en el congelador para usarlo cuando lo necesites. Recaliéntalo en el microondas o en un poco de agua hirviendo.

Información nutricional (por ración)

Calorías 438
Carbohidratos 38 g (fibra 17 g, azúcares 4 g)
Grasa 34 g (grasa saturada 5,3 g)
Proteínas 13 g

Colesterol 0 mg
Sodio 410 mg
Macros: 69 % de grasa, 12 % de proteína, 19 % de carbohidratos
Carbohidratos netos: 21 g

Medallones de pollo picante con piña

Para 2 personas - preparación: 8 minutos - cocción: 6 minutos

225 g de carne picada de pollo
¼ de taza de pimiento morrón rojo finamente picado
2 cucharadas de cebolla roja finamente picada
2 cucharadas de menta fresca picada
2 cucharaditas de jengibre fresco rallado
⅛ de cucharadita de sal kosher
⅛ de cucharadita de pimienta negra
2 cucharadas de aceite de coco
1 taza de rodajas de piña fresca de aproximadamente 2,5 cm
⅛ de cucharadita de copos de chile (opcional)

1. En un bol mediano, añadir el pollo, el pimiento, la cebolla, la menta, el jengibre, la sal y la pimienta negra. Formar 4 medallones pequeños, de unos 5-6 cm de diámetro.
2. Calentar el aceite de coco en una sartén grande a fuego medio e inclinar la sartén para cubrir todo el fondo con el aceite. Cuando esté caliente, añadir los medallones y las rodajas de piña formando una sola capa. Espolvorear con copos de chile, si se desea. Freír 3 minutos por un lado. Dar la vuelta al medallón y a la piña y freír 3-4 minutos o hasta que los medallones ya no estén rosados en el centro.
3. Servir los medallones en 2 platos y colocar la piña como acompañamiento.

Información nutricional (por ración)

Calorías 337
Carbohidratos 14 g (fibra 2 g, azúcares 9 g)
Grasa 23 g (grasa saturada 14 g)
Proteínas 21 g
Colesterol 98 mg
Sodio 217 mg
Macros: 61 % de grasa, 25 % de proteína, 14 % de carbohidratos
Carbohidratos netos: 12 g

SEGUNDA COMIDA

PT

Fletán a la parrilla con verduras al *tzatziki*

Para 2 personas - preparación: 10 minutos - cocción: 8 minutos

SALSA

½ taza de yogur natural vegano sin azúcar
1 cucharada de aceite de oliva virgen extra
2 cucharaditas de eneldo seco
1 diente de ajo picado
¼ de cucharadita de sal kosher

ENSALADA

2 filetes de fletán (115 g cada uno), enjuagados y bien secos
2 cucharadas de aceite de oliva o de aguacate, repartidas
⅛ de cucharadita de sal kosher
Pimienta negra al gusto
3 tazas de hojas de escarola
1 taza de pepino cortado en rodajas finas
¼ de taza de rábanos cortados en rodajas finas
3 cucharadas de menta fresca picada, repartida
1 limón partido por la mitad

1. Precalentar la parrilla o la sartén a fuego medio-alto.
2. Para preparar la salsa: mezclar el yogur, el aceite de oliva, 1½ cucharadas de agua, el eneldo, el ajo y la sal en un bol pequeño y reservar.
3. Untar ambos lados del pescado con 1 cucharada de aceite y salpimentar. Colocar en la parrilla o sartén y freír 4-5 minutos por cada lado o hasta que el pescado se desmenuce fácilmente con un tenedor. Romper en trozos más pequeños.

4. Para preparar la ensalada: disponer en 2 platos la escarola, el pepino, los rábanos y 2 cucharadas de menta. Cubrir con cantidades iguales de la salsa y del pescado desmenuzado. Verter el resto de la cucharada de aceite por encima y espolvorear con la cucharada restante de menta. Exprimir por encima las dos mitades del limón.

INFORMACIÓN NUTRICIONAL (POR RACIÓN)

Calorías 366
Carbohidratos 10 g (fibra 4 g, azúcares 2 g)
Grasa 27 g (grasa saturada 3,7 g)
Proteínas 25 g
Colesterol 59 mg
Sodio 467 mg
Macros: 66 % de grasa, 27 % de proteína, 7 % de carbohidratos
Carbohidratos netos: 6 g

V

Sopa fría de guisantes y aguacate

Para 2 personas - tiempo total: 10 minutos

1 aguacate
1 taza de guisantes congelados
1 taza de leche de almendras sin azúcar
¾ de taza de leche entera de coco
½ taza de cilantro fresco picado
½ taza de yogur natural vegano sin azúcar, repartido
2 cucharadas de zumo de limón
1 cucharadita de salsa picante
Sal kosher y pimienta negra

1. Cortar el aguacate por la mitad y quitarle el hueso. Con una cuchara, sacar la «carne» del aguacate y colocarla en una batidora con los guisantes, la leche de almendras, la leche de coco, el cilantro, ¼ de taza de yogur, el zumo de limón, la salsa picante y ¼ de cucharadita de sal. Asegurar con la tapa y batir hasta obtener un puré suave. Si es necesario, salpimentar al gusto.
2. Servir en 2 tazones y cubrir con el ¼ de taza de yogur restante.

Información nutricional (por ración)

Calorías 444
Carbohidratos 27 g (fibra 13 g, azúcares 5 g)
Grasa 39 g (grasa saturada 18,6 g)
Proteínas 10 g
Colesterol 4 mg
Sodio 468 mg
Macros: 78 % de grasa, 9 % de proteína, 13 % de carbohidratos
Carbohidratos netos: 14 g

V | CH

Burritos rellenos de puré de frijoles

Para 2 personas - tiempo total: 15 minutos

1 taza de alubias pintas ecológicas en conserva, enjuagadas y escurridas
3 cucharadas de aceite de oliva extra virgen, repartidas
¼ cucharadita de chipotle molido
½ cucharadita de sal kosher, repartida
2 tortillas de harina de coco
1 aguacate, sin hueso, pelado y cortado en rodajas
1 taza de col roja rallada
¼ de taza de rábanos picados
¼ de taza de cilantro fresco picado o de cebolleta
1 cucharada de zumo de lima
⅛ de cucharadita de pimienta negra
¼ de taza de yogur natural vegano sin azúcar

1. En un bol mediano, machacar los frijoles con 2 cucharadas de aceite de oliva, el chipotle molido y ¼ de cucharadita de sal hasta que quede todo bien mezclado. Colocar las tortillas de coco en 2 platos y repartir la mezcla de frijoles sobre las tortillas. Cubrir con las rodajas de aguacate.
2. En el mismo bol que hemos usado para los frijoles, añadir la col, los rábanos, el cilantro, el zumo de lima, la cucharada restante de aceite, el ¼ de cucharadita restante de sal y la pimienta negra. Remover hasta que quede todo bien mezclado.
3. Cubrir cada tortilla de coco con cantidades iguales de la mezcla de col. Verter el yogur por encima. Enrollar las tortillas o servirlas abiertas.

Información nutricional (por ración)

Calorías 535
Carbohidratos 38 g (fibra 17 g, azúcares 4 g)
Grasa 46 g (grasa saturada 12,3 g)
Proteínas 10 g
Colesterol 0 mg
Sodio 537 mg
Macros: 77 % de grasa, 8 % de proteína, 15 % de carbohidratos
Carbohidratos netos: 21 g

Ensalada de pollo, col y semillas de girasol

Para 2 personas - tiempo total: 15 minutos

Aderezo

3 cucharadas de aceite de aguacate
2 cucharadas de aminos de coco
1 cucharada de vinagre de sidra de manzana
6-9 gotas de estevia líquida, o al gusto
2 cucharaditas de jengibre fresco rallado o ralladura de naranja

Ensalada

2 cucharadas de semillas de girasol sin cáscara
3 tazas de col verde rallada
¾ de taza de tirabeques, cortados por la mitad diagonalmente
1 taza de pechuga de pollo cocida y picada
¼ de taza de cebolla roja picada
1 jalapeño rojo, cortado por la mitad longitudinalmente, sin semillas y en rodajas
¼ de taza de cilantro fresco picado

1. Para preparar el aderezo: en un bol pequeño, batir el aceite de aguacate, los aminos de coco, el vinagre de sidra, la estevia líquida y el jengibre rallado. Reservar.
2. Para preparar la ensalada: calentar una sartén mediana a fuego medio-alto. Añadir las semillas de girasol y cocinar durante 2 minutos o hasta que empiecen a dorarse ligeramente, removiendo con frecuencia. Retirar del fuego.
3. En un bol grande, añadir la col, los guisantes, el pollo, la cebolla, el jalapeño y el cilantro. Verter el aderezo sobre la mezcla y remover todo hasta que quede bien mezclado.
4. Servir la ensalada en 2 platos. Cubrir con cantidades iguales de semillas de girasol.

Información nutricional (por ración)

Calorías 395
Carbohidratos 15 g (fibra 4 g, azúcares 2 g)
Grasa 28 g (grasa saturada 3,6 g)
Proteínas 26 g
Colesterol 60 mg
Sodio 654 mg
Macros: 63 % de grasa, 26 % de proteína, 11 % de carbohidratos
Carbohidratos netos: 11 g

V

Ensalada de rúcula y pomelo

Para 1 persona - tiempo total: 10 minutos

2 tazas de rúcula baby
¼ de taza de gajos de pomelo fresco
30 g de queso mozzarella fresco vegano, cortado en cubos
2 cucharadas de semillas de calabaza (pepitas), tostadas
1 cucharada de semillas de cáñamo, tostadas
2 cucharadas de aceite de oliva virgen extra
1 cucharada de zumo de limón
1 cucharadita de levadura nutricional
Sal marina y pimienta negra

1. En un bol mediano, mezclar la rúcula, el pomelo y el queso. Servir en un plato grande. Espolvorear por encima las semillas de calabaza y las de cáñamo.
2. En un bol pequeño, batir el aceite de oliva, el zumo de limón, la levadura nutricional y una pizca de sal y pimienta. Aderezar la mezcla de rúcula.

Información nutricional (por ración)

Calorías 541
Carbohidratos 17 g (fibra 4 g, azúcares 7 g)
Grasa 48 g (grasa saturada 10,5 g)
Proteínas 14 g
Colesterol 0 mg
Sodio 242 mg
Macros: 80 % de grasa, 11 % de proteína, 10 % de carbohidratos
Carbohidratos netos: 13 g

FV

Apio relleno de nueces y pollo

Para 1 persona - tiempo total: 5 minutos

½ taza de pechuga de pollo cocida y desmenuzada
2 cucharadas de nueces tostadas y picadas
2 cucharadas de mayonesa de aceite de aguacate
1 cucharada de zumo de limón
1 cucharadita de mostaza de Dijon
Sal kosher y pimienta negra
2 tallos de apio, cortados en trozos de unos 7 cm
1 cucharada de semillas de chía

1. En un bol mediano, mezclar el pollo, las nueces, la mayonesa, el zumo de limón, la mostaza y una pizca de sal y otra de pimienta.
2. Rellenar los tallos de apio con la ensalada de pollo. Espolvorear con semillas de chía.

Información nutricional (por ración)

Calorías 438
Carbohidratos 7 g (fibra 3 g, azúcares 2 g)
Grasa 36 g (grasa saturada 4,5 g)
Proteínas 25 g
Colesterol 98 mg
Sodio 844 mg
Macros: 74 % de grasa, 23 % de proteína, 4 % de carbohidratos
Carbohidratos netos: 4 g

FV

Pollo y champiñones con reducción de vino balsámico

Para 2 personas - preparación: 10 minutos - cocción: 30 minutos

½ cucharadita de sal kosher, repartida; pimienta negra al gusto; 2 pechugas de pollo deshuesadas y sin piel (115 g cada una), aplastadas hasta conseguir un grosor uniforme; 2 cucharadas de aceite de oliva, repartidas; 3 cucharadas de perejil fresco picado, repartido; 115 g de champiñones portobello (*cremini*) en rodajas; 1 cebolleta finamente picada; ⅓ de taza de vino tinto; 1½ cucharadas de vinagre balsámico; 2 cucharadas de *ghee*

1. Precalentar el horno a 200° C. Sazonar ambos lados de las piezas de pollo con ¼ de la cucharadita de sal y la pimienta negra.
2. Calentar una sartén mediana a fuego medio-alto. Añadir 1 cucharada de aceite e inclinar la sartén para cubrir ligeramente todo el fondo. Freír el pollo por un lado 3 minutos o hasta que esté ligeramente dorado. Colocar el pollo, con el lado dorado hacia arriba, en una fuente de horno de 1000-1500 ml o en una tartera poco profunda. Espolvorear 2 cucharadas del perejil.
3. Añadir la cucharada restante de aceite a la sartén. Incorporar los champiñones y la cebolleta a la sartén y cocinarlos a fuego medio-alto durante 4 minutos o hasta que empiecen a dorarse, removiendo de vez en cuando. Incorporar el ¼ de cucharadita de sal restante. Verter la mezcla sobre el pollo.
4. Añadir el vino y el vinagre a la sartén. Llevar a ebullición a fuego medio-alto y cocer 2-3 minutos o hasta que reduzca a 2 cucharadas de líquido. Retirar del fuego y añadir el *ghee*. Verter la mezcla de champiñones y sazonar con la pimienta negra.
5. Hornear, sin tapar, 20-22 minutos o hasta que el pollo ya no esté rosado en el centro. Añadir por encima el perejil restante. Dejar reposar 5 minutos para que absorba los sabores.

Información nutricional (por ración)

Calorías 422
Carbohidratos 9 g (fibra 2 g, azúcares 5 g)
Grasa 31 g (grasa saturada 11,1 g)
Proteínas 28 g
Colesterol 105 mg
Sodio 550 mg
Macros: 67 % de grasa, 27 % de proteína, 6 % de carbohidratos
Carbohidratos netos: 7 g

V | CH

Ensalada de remolacha al estragón con «picatostes» de queso crema

Para 2 personas - preparación: 15 minutos - cocción: 20 minutos

280 g de remolacha, con los extremos recortados; 3 cucharadas de aceite de oliva, repartidas; 1 cucharada de semillas de sésamo; 1 cucharada de semillas de cáñamo; 115 g de queso crema vegano, cortado en cubos de aproximadamente 1 cm; 2 tazas de espinacas baby; 2 tazas de hojas de escarola; ½ taza de cebolla roja cortada en rodajas finas; 2 cucharadas de vinagre balsámico; ½ cucharadita de ralladura de naranja (opcional); 1 cucharadita de salsa picante; 1 cucharada de estragón fresco picado grueso; Sal kosher y pimienta negra

1. Precalentar el horno a 220° C. Forrar una bandeja para hornear con papel de aluminio.
2. Pelar las remolachas debajo del grifo. Cortarlas rápidamente en trozos de aproximadamente 1 cm de grosor y enjuagarse los dedos inmediatamente. Secar las remolachas con papel de cocina y rociarlas con 1 cucharada de aceite. Colocarlas en la bandeja de horno preparada previamente y asar durante 10 minutos. Dar la vuelta y seguir asándolas durante 7-8 minutos más o hasta que estén tiernas al pincharlas con un tenedor. Dejar enfriar en la bandeja de horno.
3. Mientras, calentar una sartén mediana a fuego medio. Añadir las semillas de sésamo y de cáñamo y cocinar 3-4 minutos o hasta que estén ligeramente tostadas, removiendo de vez en cuando. Colocarlas en una sartén poco profunda y dejarlas enfriar 1-2 minutos. Añadir en fases los cubos de queso crema; remover hasta que queden uniformemente cubiertos con la mezcla de semillas.
4. En un bol grande, agregar las espinacas, la escarola y la cebolla. En un bol pequeño, batir las 2 cucharadas restantes de aceite, el vinagre, la ralladura de naranja (si se usa) y la salsa picante. Verter sobre la mezcla de espinacas y mezclar hasta que queden bien cubiertas.
5. Servir la mezcla de espinacas en 2 platos, cubrir con las remolachas y los «picatostes» de queso y espolvorear con el estragón. Sazonar al gusto.

Información nutricional (por ración)

Calorías 500
Carbohidratos 33 g (fibra 8 g, azúcares 16 g)
Grasa 39 g (grasa saturada 7,3 g)
Proteínas 13 g
Colesterol 0 mg
Sodio 373 mg
Macros: 70% de grasa, 10% de proteína, 20% de carbohidratos
Carbohidratos netos: 25 g

Revuelto de verduras picantes

Para 2 personas - preparación: 7 minutos - cocción: 8 minutos

5 huevos
¼ de cucharadita de comino molido
Sal kosher y pimienta negra
2 cucharadas de aceite de aguacate, repartidas
1 chile poblano mediano, sin semillas y picado
½ cebolla mediana, cortada en rodajas finas
225 g de champiñones en rodajas
3 tazas de rúcula
1 tomate de pera, finamente picado
Salsa picante

1. En un bol mediano, batir los huevos con el comino, la sal y la pimienta negra al gusto.
2. Calentar una sartén grande a fuego medio. Añadir 1 cucharada de aceite e inclinar la sartén para cubrir ligeramente todo el fondo. Incorporar el chile poblano y la cebolla, y cocinarlo todo 3 minutos o hasta que estén tiernos y crujientes. Agregar los champiñones y saltearlos 4-5 minutos o hasta que empiecen a dorarse ligeramente, removiendo con frecuencia. Sazonar con sal y pimienta al gusto.
3. Servir la rúcula en 2 platos. Colocar la mezcla de setas sobre la rúcula.
4. En la misma sartén, añadir la cucharada de aceite restante e inclinar la sartén para cubrir uniformemente el fondo. Añadir los huevos y cocinar 1-2 minutos; levantarlos de vez en cuando para permitir que las porciones crudas se cocinen y así lograr una consistencia de huevo revuelto.
5. Repartir el huevo revuelto sobre los champiñones y la rúcula. Cubrir con el tomate picado y sazonar al gusto con la salsa picante.

Información nutricional (por ración)

Calorías 374
Carbohidratos 15 g (fibra 3 g, azúcares 8 g)
Grasa 27 g (grasa saturada 5,6 g)
Proteínas 22 g
Colesterol 465 mg
Sodio 437 mg
Macros: 64 % de grasa, 24 % de proteína, 13 % de carbohidratos
Carbohidratos netos: 12 g

Vieiras a la mantequilla sobre tirabeques al ajo

Para 2 personas - preparación: 5 minutos - cocción: 10 minutos

340 g de vieiras
1½ cucharadas de aceite de oliva
1½ tazas de tirabeques, sin tallos
2 dientes de ajo, picados
¼ de cucharadita de sal kosher, repartida
⅛ cucharadita de pimentón
Pimienta negra
2 cucharadas de *ghee*, repartidas
¼ de taza de chalotas finamente picadas
2 cucharadas de perejil fresco picado
2 gajos de limón

1. Colocar las vieiras sobre varias capas de papel de cocina y presionar suavemente para que suelten el líquido. Reservar.
2. Calentar el aceite a fuego medio-alto en una sartén grande, inclinándola para cubrir uniformemente el fondo. Añadir los tirabeques y cocinarlos 3 minutos o hasta que empiecen a dorarse en los bordes, removiéndolos suavemente. Añadir el ajo y ⅛ de cucharadita de sal; cocinar 30 segundos, removiendo constantemente. Reservar en un plato aparte. Cubrir para mantener el calor.
3. Sazonar las vieiras con pimentón, ⅛ de cucharadita de sal restante y pimienta negra al gusto.
4. En la misma sartén, derretir 1 cucharada del *ghee* a fuego medio. Añadir las vieiras (sin apilarlas) y cocinar 3 minutos. Dar la vuelta y cocinar 2 minutos más, o hasta que estén opacas. Reservar en otro plato.
5. Añadir a la sartén la cucharada de *ghee* restante. Sofreír las chalotas a fuego medio 3-4 minutos, removiendo de vez en cuando, o hasta que estén bien doradas. Incorporar las vieiras y remover hasta que queden bien cubiertas.
6. Servir los tirabeques en 2 platos. Colocar encima la mezcla de vieiras, espolvorear con perejil y servir acompañadas con los gajos de limón.

Información nutricional (por ración)

Calorías 368
Carbohidratos 14 g (fibra 2 g, azúcares 4 g)
Grasa 26 g (grasa saturada 10,2 g)
Proteínas 23 g
Colesterol 63 mg
Sodio 914 mg
Macros: 62 % de grasa, 25 % de proteína, 13 % de carbohidratos
Carbohidratos netos: 12 g

V **CH**

Estofado de batata + mantequilla de nueces

Para 2 personas - preparación: 10 minutos - cocción: 35 minutos

2 cucharadas de aceite de coco
½ taza de cebollas picadas
1 batata mediana, cortada en cubos de aproximadamente 1 cm
½ lata (425 g) de alubias rojas, enjuagadas y escurridas
¾ de taza de tomates picados
1 taza de caldo de verduras
3 cucharadas de mantequilla de almendras
1 cucharadita de comino molido
¼ de cucharadita de canela molida
⅛ de cucharadita de pimienta de cayena
2-3 gotas de estevia líquida, o al gusto
⅔ de taza de almendras laminadas
¼ de taza de yogur natural vegano sin azúcar
2 cucharadas de cilantro fresco picado

1. Calentar el aceite en una cacerola mediana a fuego medio-alto. Añadir las cebollas y cocinar sin dejar de remover durante 6 minutos o hasta que estén bien doradas.
2. Añadir la batata, las judías, los tomates, el caldo, la mantequilla de almendras, el comino, la canela y la cayena. Llevar a ebullición, reducir el fuego, tapar y cocer a fuego lento, removiendo de vez en cuando, 25-30 minutos o hasta que las batatas estén muy tiernas. Retirar del fuego y añadir la estevia.
3. Servir el estofado en 2 cuencos y cubrir con las almendras, el yogur y el cilantro.

Información nutricional (por ración)

Calorías 483
Carbohidratos 35 g (fibra 10 g, azúcares 8 g)
Grasa 37 g (grasa saturada 14,2 g)
Proteínas 14 g
Colesterol 2 mg
Sodio 575 mg
Macros: 68 % de grasa, 12 % de proteína, 20 % de carbohidratos
Carbohidratos netos: 25 g

Tazones de *tempeh* y nueces

Para 2 personas - preparación: 10 minutos - cocción: 8 minutos

225 g de *tempeh*
1 cucharada de aceite de aguacate
⅓ de taza de nueces picadas
2 dientes de ajo picados
2 cucharaditas de comino molido
½ cucharadita de chipotle molido, repartido
½ cucharadita de sal kosher
¼ de taza de yogur natural vegano sin azúcar
2 tazas de lechuga romana, rallada
1 aguacate, sin hueso, pelado y picado
2 cebolletas picadas finamente
¼ de taza de cilantro fresco picado
2 gajos de lima

1. Desmenuzar el *tempeh* con las manos o pasar por un procesador de alimentos hasta obtener una consistencia gruesa y desmenuzada pero no demasiado.
2. Calentar una sartén grande a fuego medio-alto. Añadir el aceite e inclinar la sartén para cubrir uniformemente el fondo. Agregar el *tempeh* y cocinarlo 4-5 minutos o hasta que empiece a dorarse; durante el proceso, romper los trozos más grandes. Agregar las nueces, el ajo, el comino, ¼ de cucharadita de chipotle molido y la sal. Cocinarlo todo 3 minutos o hasta que esté fragante, removiendo frecuentemente.
3. En un tazón pequeño, mezclar el yogur y el ¼ de cucharadita restante de chipotle molido.
4. Para servir, repartir la lechuga en 2 tazones. Cubrir con la mezcla de *tempeh*, la mezcla de yogur, el aguacate, las cebollas verdes y el cilantro. Servir con gajos de lima.

Información nutricional (por porción)

Calorías 523
Carbohidratos 31 g (fibra 20 g, azúcares 3 g)
Grasa 41 g (grasa saturada 5,2 g)
Proteínas 29 g
Colesterol 0 mg
Sodio 506 mg
Macros: 70 % de grasa, 22 % de proteína, 8 % de carbohidratos
Carbohidratos netos: 11 g

Ensalada caprese de fideos de calabacín

Para 1 persona - preparación: 5 minutos

1½ tazas de fideos de calabacín en espiral
½ taza de tomates cherry pera, cortados por la mitad
30 g de queso mozzarella fresco vegano, cortado en cubos
2 cucharadas de albahaca fresca
1 cucharada de piñones tostados
1 cucharada de semillas de cáñamo
2 cucharadas de aceite de oliva virgen extra
1½ cucharaditas de vinagre balsámico
Sal marina y pimienta negra

En un bol mediano, mezclar los fideos de calabacín, los tomates, el queso, la albahaca, los piñones y las semillas de cáñamo. Pasar la mezcla a un plato grande. Sazonar con el aceite de oliva y el vinagre. Añadir una pizca de sal y otra de pimienta.

Información nutricional (por ración)

Calorías 494
Carbohidratos 19 g (fibra 3 g, azúcares 7 g)
Grasa 46 g (grasa saturada 9 g)
Proteínas 8 g
Colesterol 0 mg
Sodio 247 mg
Macros: 81 % de grasa, 7 % de proteína, 12 % de carbohidratos
Carbohidratos netos: 16 g

Caja Bento con huevos, nueces y queso

Para 1 persona - tiempo: 5 minutos

2 huevos duros, pelados y cortados por la mitad
¼ de taza de almendras tostadas
¼ de taza de tomates cherry pera
¼ de taza de zanahorias baby
2 cucharadas de queso crema vegano con sabor a cebollino
6 aceitunas *kalamata* sin hueso

En una fiambrera con varios compartimentos, colocar los huevos, las almendras, los tomates cherry pera, las zanahorias, el queso crema (para mojar las zanahorias) y las aceitunas. Guardar en la nevera hasta la hora de la comida.

Información nutricional (por ración)

Calorías 534
Carbohidratos 21 g (fibra 7 g, azúcares 5 g)
Grasa 43 g (grasa saturada 9,5 g)
Proteínas 23 g
Colesterol 350 mg
Sodio 589 mg
Macros: 72 % de grasa, 18 % de proteína, 10 % de carbohidratos
Carbohidratos netos: 14 g

Muslo de pollo a la parrilla

Para 1 persona - preparación: 2 minutos - cocción: 5 minutos

1 muslo de pollo deshuesado y sin piel (115 g)
1 cucharada de aceite de aguacate
Sal marina y pimienta negra

1. Precalentar una parrilla a fuego medio.
2. Frotar el pollo con el aceite de aguacate. Sazonar con una pizca de sal y otra de pimienta.
3. Asar 5-6 minutos por cada lado o hasta que deje de estar rosado en el centro.

Información nutricional (por porción)

Calorías 261
Carbohidratos 0 g (fibra 0 g, azúcares 0 g)
Grasa 20 g (grasa saturada 3,5 g)
Proteínas 19 g
Colesterol 104 mg
Sodio 211 mg
Macros: 70% de grasa, 30% de proteína, 0% de carbohidratos
Carbohidratos netos: 0 g

Gambas tailandesas al coco

Para 2 personas - preparación: 5 minutos - cocción: 20 minutos

1 cucharada de *ghee*
115 g de champiñones en rodajas
1 diente de ajo picado
2 tomates pequeños o medianos picados
1½ cucharadas de pasta tailandesa de chile rojo asado
280 g de gambas crudas peladas
2 cucharaditas de jengibre fresco rallado
½ taza de leche entera de coco
⅓ de taza de cilantro fresco picado, repartido
Sal kosher y pimienta negra
2 cucharadas de copos de coco seco sin azúcar
2 trozos de lima

1. Calentar una cacerola mediana a fuego medio-alto y añadir el *ghee*. Cuando éste se haya derretido, agregar las setas y cocinar durante 4 minutos o hasta que estén tiernas, removiendo de vez en cuando. Incorporar el ajo y dorarlo unos 30 segundos, removiendo constantemente. Añadir los tomates, ⅓ de taza de agua y la pasta de chile. Llevar a ebullición, reducir el fuego, tapar y cocinar a fuego lento durante 10 minutos. Añadir las gambas y el jengibre. Tapar y seguir cocinando 5 minutos más o hasta que las gambas estén opacas en el centro.
2. Retirar del fuego y añadir la leche de coco y el cilantro (reservando 2 cucharadas). Tapar y dejar reposar 5 minutos para que absorba los sabores. Sazonar con sal y pimienta negra al gusto.
3. Servir en 2 cuencos. Espolvorear con el cilantro restante y los copos de coco. Servir con los gajos de lima.

Información nutricional (por ración)

Calorías 342
Carbohidratos 12 g (fibra 3 g, azúcares 5 g)
Grasas 24 g (grasas saturadas 17,5 g)
Proteínas 24 g

Colesterol 190 mg
Sodio 859 mg
Macros: 62 % de grasa, 28 % de proteína, 10 % de carbohidratos
Carbohidratos netos: 9 g

Pollo al Dijon con coliflor y cebolleta

Para 2 personas - preparación: 7 minutos - cocción: 18 minutos

3 cucharadas de aceite de oliva, repartidas
2 cucharadas de mostaza integral sin azúcares añadidos
½ cucharadita de estragón seco
2 muslos grandes de pollo deshuesados y sin piel (225 g en total), aplastados ligeramente
Pimienta negra al gusto
1 paquete (de 280 g) de arroz de coliflor congelado
⅓ de taza de cebolletas finamente picadas, repartidas
⅛ de cucharadita de sal kosher

1. En un bol pequeño, batir 2 cucharadas de aceite con la mostaza y el estragón. Reservar 2 cucharadas de la mezcla. Untar los dos lados del pollo con la mezcla de mostaza restante y sazonar con pimienta negra.
2. Calentar una sartén mediana antiadherente a fuego medio. Freír los muslos de pollo durante 6 minutos por ambos lados o hasta que dejen de estar rosados en el centro.
3. Mientras, cocinar el arroz de coliflor según las instrucciones del paquete.
4. Mezclar la coliflor cocida con ¼ de taza de las cebolletas, la cucharada restante de aceite, la sal y la pimienta negra. Servir en dos platos y colocar el pollo encima.
5. En la sartén utilizada para cocer el pollo, añadir ¼ de taza de agua y llevar a ebullición a fuego medio. Hervir 45-60 segundos o hasta que se reduzca a 2 cucharadas, removiendo y raspando el fondo de la sartén. Retirar del fuego y batir la mezcla de mostaza que se ha reservado hasta que quede homogénea. Verter la salsa uniformemente sobre el pollo y la coliflor y espolvorear con las cebolletas restantes.

Información nutricional (por ración)

Calorías 396
Carbohidratos 9 g (fibra 4 g, azúcares 4 g)
Grasa 31 g (grasa saturada 5,4 g)
Proteínas 25 g
Colesterol 76 mg
Sodio 543 mg
Macros: 70 % de grasa, 25 % de proteína, 5 % de carbohidratos
Carbohidratos netos: 5 g

VT

Rollitos de lechuga y huevo duro

Para 2 personas - tiempo total: 15 minutos

4 huevos duros grandes, pelados y picados
3 cucharadas de mayonesa de aceite de aguacate
2 cucharaditas de vinagre de sidra
½ cucharadita de mostaza integral sin azúcares añadidos
½ cucharadita de sal kosher
¾ de taza de apio picado
4-6 hojas grandes de lechuga romana
½ taza de pimiento morrón rojo picado
1 o 2 jalapeños, sin semillas y picados finamente
Pimienta negra al gusto

1. Disponer los huevos en un bol mediano con la mayonesa, el vinagre, la mostaza y la sal. Remover hasta que quede bien mezclado. Incorporar el apio.
2. Colocar las hojas de lechuga en un plato y añadir encima el pimiento rojo repartido uniformemente. Cubrir con la mezcla de huevo. Espolvorear encima los jalapeños y la pimienta negra. Doblar los lados largos para que se asemeje al panecillo de un perrito caliente.

Información nutricional (por porción)

Calorías 335
Carbohidratos 10 g (fibra 4 g, azúcares 5 g)
Grasa 28 g (grasa saturada 5,5 g)
Proteínas 15 g
Colesterol 372 mg
Sodio 693 mg
Macros: 76 % de grasa, 17 % de proteína, 7 % de carbohidratos
Carbohidratos netos: 6 g

V

Tabulé de coliflor

Para 2 personas - preparación: 15 minutos - cocción: 1 minuto

1½ tazas de arroz de coliflor fresca
1 diente de ajo pequeño, picado
¼ de taza de tomates de pera, cortados por la mitad
¼ de taza de pepino cortado en rodajas finas
¼ de taza de aceitunas *kalamata* sin hueso
¼ de taza de piñones tostados
2 cucharadas de menta fresca picada
2 cucharadas de perejil fresco picado
½ cucharadita de ralladura de limón
2 cucharadas de zumo de limón
1 cucharada de aceite de oliva virgen extra
1 cucharadita de vinagre de vino tinto
Sal marina y pimienta negra

En un recipiente mediano apto para microondas, cocer el arroz de coliflor y el ajo a temperatura alta durante 1 minuto o hasta que quede tierno y crujiente. Incorporar los tomates, el pepino, las aceitunas, los piñones, la menta, el perejil, la ralladura y el zumo de limón, el aceite de oliva, el vinagre y una pizca de sal y otra de pimienta.

Información nutricional (por ración)

Calorías 490
Carbohidratos 22 g (fibra 6 g, azúcares 6 g)
Grasa 43 g (grasa saturada 3,5 g)
Proteínas 9 g
Colesterol 0 mg
Sodio 476 mg
Macros: 80 % de grasa, 7 % de proteína, 13 % de carbohidratos
Carbohidratos netos: 16 g

Hamburguesas de ternera, tirabeques y alioli de rábano picante

Para 2 personas - preparación: 8 minutos - cocción: 18 minutos

3 cucharadas de mayonesa de aceite de aguacate, repartidas; 1 cucharadita de pasta de rábano picante; 1 diente de ajo picado, repartido; ¼ de cucharadita de romero fresco o seco, picado; 2½ cucharadas de aceite de aguacate, repartidas; ½ taza de cebolla picada; 1½ tazas de tirabeques; ½ cucharadita de sal kosher, repartida; 225 g de carne picada de solomillo, magra en un 93 % y de pasto ecológico; ¼ de cucharadita de pimienta negra

1. Para preparar el alioli: en un bol pequeño, mezclar 2 cucharadas de la mayonesa, el rábano picante, la mitad del ajo y ¼ de cucharadita de romero. Reservar.
2. En una sartén mediana, calentar 1 cucharada de aceite a fuego medio-alto. Añadir la cebolla y dorar 6-8 minutos, removiendo de vez en cuando. Añadir el resto del ajo y cocinar durante 15 segundos, removiendo constantemente. Retirar del fuego; pasar a un bol mediano y dejar reposar 5 minutos para que se enfríe ligeramente.
3. Mientras, calentar la misma sartén a fuego medio-alto. Cuando esté caliente, añadir los tirabeques y cubrirlos ligeramente con ½ cucharada de aceite. Cocinar, removiendo de vez en cuando, durante 3 minutos. Sazonar con ¼ de cucharadita de sal y reservar.
4. Añadir al bol con las cebollas, la carne de ternera, la cucharada restante de mayonesa, la pimienta negra y el ¼ de cucharadita restante de sal; remover hasta que se mezcle todo bien. Formar con cuidado 2 hamburguesas de aproximadamente 1 cm de grosor. Calentar en la sartén la cucharada restante de aceite a fuego medio-alto. Añadir las hamburguesas; freír 4 minutos por cada lado.
5. Servir las hamburguesas y los tirabeques con alioli.

Información nutricional (por ración)

Calorías 422
Carbohidratos 8 g (fibra 2 g, azúcares 3 g)
Grasa 33 g (grasa saturada 6,4 g)
Proteínas 26 g
Colesterol 71 mg
Sodio 569 mg
Macros: 71 % de grasa, 24 % de proteína, 5 % de carbohidratos
Carbohidratos netos: 6 g

VT

Ensalada cremosa de mostaza y huevo picado

Para 2 personas - tiempo total: 10 minutos

2 tazas de lechuga romana picada
1 taza de col picada
1 taza de pepino picado
½ taza de guisantes congelados, previamente descongelados
¼ de taza de cebolla roja picada
¼ de taza de mayonesa de aceite de aguacate
1 cucharada de zumo de limón
1 diente de ajo picado
2 cucharaditas de mostaza integral sin azúcares añadidos
½ cucharadita de sal kosher
4 huevos duros, pelados y cortados en cuñas
2 rábanos, cortados en rodajas finas
Pimienta negra al gusto

1. En un bol grande, mezclar la lechuga romana, la col, el pepino, los guisantes y la cebolla.
2. En un bol pequeño, mezclar la mayonesa, el zumo de limón, el ajo, la mostaza y la sal. Incorporar a la mezcla de la lechuga romana y remover hasta que todo quede bien mezclado. Cubrir con los huevos, los rábanos y la pimienta negra.

Información nutricional (por ración)

Calorías 421
Carbohidratos 16 g (fibra 5 g, azúcares 5 g)
Grasa 34 g (grasa saturada 6,2 g)
Proteínas 17 g
Colesterol 372 mg
Sodio 793 mg
Macros: 73 % de grasa, 16 % de proteína, 11 % de carbohidratos
Carbohidratos netos: 11 g

Rollitos de lechuga y atún al curry

Para 2 personas - tiempo total: 15 minutos

2 latas (140 g) de atún blanco en su jugo
1 huevo duro, pelado y picado
⅓ de taza de mayonesa de aceite de aguacate
2 cucharaditas de curry en polvo
½ cucharadita de sal kosher
6-9 gotas de estevia líquida, o al gusto
1 lata (de 225 g) de castañas de agua en rodajas, escurridas y picadas
½ taza de pimiento morrón rojo, finamente picado
12 hojas de lechuga mantecosa
1 cebolleta mediana, finamente picada

1. Escurrir el jugo del atún.
2. En un bol mediano, mezclar el atún escurrido, el huevo, la mayonesa, el curry en polvo, la sal y la estevia. Remover hasta que quede bien mezclado. Incorporar las castañas de agua y el pimiento.
3. Disponer las hojas de lechuga en 6 montoncitos de 2 hojas cada uno. Colocar cantidades iguales de la mezcla de atún en cada montoncito y cubrir con la cebolleta.

Información nutricional (por ración)

Calorías 493
Carbohidratos 13 g (fibra 3 g, azúcares 4 g)
Grasa 37 g (grasa saturada 4,8 g)
Proteínas 31 g
Colesterol 144 mg
Sodio 708 mg
Macros: 67 % de grasa, 25 % de proteína, 8 % de carbohidratos
Carbohidratos netos: 10 g

V | CH

Ensalada de garbanzos a la menta

Para 2 personas - tiempo total: 10 minutos

1 taza de garbanzos orgánicos en lata, enjuagados y escurridos
¾ de taza de pepino picado
¼ de taza de cebolla roja finamente picada
½ cucharadita de ralladura de limón
2-3 cucharadas de zumo de limón
¾ de taza de menta fresca picada
½ taza de perejil fresco picado
3 cucharadas de aceite de oliva virgen extra
1 cucharada de espirulina en polvo
¼ cucharadita de pimienta de Jamaica molida
½ cucharadita de sal kosher
⅔ de taza de almendras fileteadas
30 g de queso mozzarella vegano picado

1. En un bol mediano, mezclar los garbanzos, el pepino, la cebolla, la ralladura y el zumo de limón, la menta, el perejil, el aceite de oliva, la espirulina, la pimienta de Jamaica, la sal, las almendras y el queso. Remover hasta que quede bien mezclado.
2. Servir en 2 platos.

Información nutricional (por ración)

Calorías 545
Carbohidratos 40 g (fibra 12 g, azúcares 4 g)
Grasa 40 g (grasa saturada 6,7 g)
Proteínas 18 g
Colesterol 0 mg
Sodio 630 mg
Macros: 67 % de grasa, 13 % de proteína, 20 % de carbohidratos
Carbohidratos netos: 28 g

V | CH

Ensalada de pasta de lentejas y espárragos

Para 2 personas - preparación: 6 minutos - cocción: 10 minutos

¾ de taza de pasta de lentejas seca
1 taza de espárragos, cortados en trozos de ½ cm
½ taza de tomates de pera, cortados por la mitad
12 aceitunas *kalamata* sin hueso, partidas por la mitad
¼ de taza de aceite de oliva virgen extra
2 cucharaditas de ralladura de limón
2 cucharadas de zumo de limón
1 diente de ajo, picado
¼ de taza de albahaca fresca picada
½ cucharadita de romero fresco o seco, picado
Sal kosher y pimienta negra

1. Cocer la pasta según las instrucciones del paquete. Añadir los espárragos 2 minutos antes del final de la cocción. Escurrir inmediatamente en un colador y pasar por agua fría para que se enfríe rápidamente y detener el proceso de cocción. Escurrir bien.
2. En un bol mediano, mezclar la pasta y los espárragos con los tomates, las aceitunas, el aceite de oliva, la ralladura y el zumo de limón, el ajo, la albahaca y el romero. Añadir sal y pimienta negra al gusto.
3. Servir en 2 platos.

Información nutricional (por ración)

Calorías 437
Carbohidratos 25 g (fibra 5g, azúcares 3 g)
Grasa 35 g (grasa saturada 4,7 g)
Proteínas 10 g
Colesterol 0 mg
Sodio 636 mg
Macros: 72 % de grasa, 9 % de proteína, 19 % de carbohidratos
Carbohidratos netos: 20 g

VT | CH

Ensalada de alubias rojas y huevo

Para 2 personas - tiempo total: 15 minutos

⅓ de taza de mayonesa de aceite de aguacate
2 cucharaditas de vinagre de sidra
2-4 gotas de estevia líquida, o al gusto
¼ de cucharadita de sal kosher, o más al gusto
1 lata (425 g) de alubias rojas orgánicas, enjuagadas y escurridas
1 taza de pimiento morrón verde picado
½ taza de pimiento morrón rojo picado
1 taza de apio picado
⅓ de taza de cebolla roja picada
2 huevos duros, pelados y picados
1 pepino mediano, cortado en octavos longitudinalmente y luego por la mitad
Pimienta negra

1. En un bol mediano, mezclar la mayonesa, el vinagre, la estevia y la sal. Añadir las alubias, los pimientos verdes y rojos, el apio y la cebolla. Remover hasta que todo quede bien cubierto con la salsa. Añadir los huevos y remover suavemente.
2. Servir la mezcla de alubias en 2 platos y disponer al lado los bastoncitos de pepino. Salpimentar al gusto.

Información nutricional (por ración)

Calorías 498
Carbohidratos 33 g (fibra 10 g, azúcares 9 g)
Grasa 38 g (grasa saturada 5,8 g)
Proteínas 16 g
Colesterol 186 mg
Sodio 778 mg
Macros: 69 % de grasa, 13 % de proteína, 18 % de carbohidratos
Carbohidratos netos: 23 g

VT | CH

Garbanzos al estilo *Tikka Masala*

Para 4 personas - preparación: 10 minutos - cocción: 40 minutos

2 cucharadas de *ghee*, repartidas; 1 taza de cebolla picada; 1½ tazas de zanahorias en rodajas, frescas o congeladas; 1 lata (225 g) de salsa de tomate; 2 cucharaditas de curry en polvo; 1 lata (380 g) de leche entera de coco; 1 lata (425 g) de garbanzos orgánicos, enjuagados y escurridos; 2 cucharaditas de jengibre fresco rallado; 2 cucharaditas de salsa picante; ¼ de cucharadita de sal kosher, más al gusto; ½ taza de cilantro fresco picado, repartido; 2-4 gotas de estevia líquida, o al gusto; ⅔ de taza de arroz blanco (o arroz blanco de grano largo), cocido; ½ taza de cacahuetes picados; ¼ de taza de semillas de cáñamo

1. Calentar 1 cucharada del *ghee* en una sartén grande antiadherente a fuego medio-alto. Cuando se haya derretido, inclinar la sartén para cubrir uniformemente el fondo. Añadir la cebolla y sofreírla durante 6 minutos o hasta que empiece a dorarse ligeramente en los bordes, removiendo de vez en cuando. Agregar las zanahorias, la salsa de tomate, ½ taza de agua y el curry en polvo. Llevar a ebullición a fuego medio-alto, reducir el fuego a bajo, tapar y seguir cocinando, removiendo de vez en cuando durante 25 minutos o hasta que las zanahorias estén muy tiernas.
2. Incorporar la leche de coco, los garbanzos, el jengibre, la salsa picante y la sal a la mezcla de zanahorias y cocinar 5 minutos. Retirar del fuego, agregar la cucharada restante de *ghee*, todo el cilantro menos 2 cucharadas y la estevia. Tapar y dejar reposar durante 30 minutos para que se mezclen los sabores.
3. Justo antes de servir, en un bol pequeño apto para microondas, mezclar el arroz, los cacahuetes, las semillas de cáñamo, las 2 cucharadas restantes de cilantro y sal al gusto. Tapar y calentar en el microondas a temperatura alta durante 1 minuto.
4. Repartir la mezcla de garbanzos en 4 tazones poco profundos y verter encima la mezcla de arroz.

Información nutricional (por ración)

Calorías 579
Carbohidratos 38 g (fibra 10 g, azúcares 7 g)
Grasa 45 g (grasa saturada 24,5 g)
Proteínas 17 g
Colesterol 11 mg
Sodio 719 mg
Macros: 69 % de grasa, 12 % de proteína, 19 % de carbohidratos
Carbohidratos netos: 28 g

PT | CH

Trucha ahumada y arroz con aguacate

Para 2 personas - tiempo total: 15 minutos

⅔ de taza de arroz blanco cocido frío
¼ de taza de cilantro fresco picado o cebolleta
2 cucharaditas de semillas de sésamo tostadas
2 cucharadas de aminos de coco
2 cucharadas de aceite de sésamo tostado
1 cucharadita de jengibre fresco rallado
2 cucharaditas de salsa picante, o al gusto
1 aguacate, sin hueso, pelado y picado
55 g de filetes de trucha ahumada, cortados en trozos del tamaño de un bocado
¼ de taza de almendras fileteadas, tostadas
½ taza de trozos de piña fresca, picada en trozos de 1,5 cm
2 gajos de lima

1. Servir el arroz en 2 cuencos y cubrir con el cilantro y las semillas de sésamo.
2. En un bol pequeño, batir los aminos de coco, el aceite de sésamo, el jengibre y la salsa picante. Verter la salsa uniformemente sobre la mezcla de arroz.
3. Disponer el aguacate, la trucha, las almendras y la piña en secciones alrededor (o encima) de la mezcla de arroz. Servir con gajos de lima.

Información nutricional (por ración)

Calorías 534
Carbohidratos 37 g (fibra 10 g, azúcares 6 g)
Grasa 40 g (grasa saturada 5,4 g)
Proteínas 16 g
Colesterol 40 mg
Sodio 475 mg
Macros: 68 % de grasa, 12 % de proteína, 20 % de carbohidratos
Carbohidratos netos: 27 g

Tercera comida

V

Cuenco con tacos de coliflor

Para 1 persona - preparación: 15 minutos - cocción: 3 minutos

1 cucharada de aceite de aguacate
2 tazas de arroz de coliflor fresca
¾ de cucharadita de chile en polvo
¼ de cucharadita de comino molido
⅛ de cucharadita de sal marina
⅛ de cucharadita de pimienta negra
1 gajo de lima
¼ de taza de tomates de pera, cortados por la mitad
2 cucharadas de rábanos en rodajas
½ aguacate pequeño, sin hueso, pelado y en rodajas
2 cucharadas de semillas de calabaza (pepitas)
2 cucharadas de aceitunas españolas (manzanilla) picadas
1 cucharada de cilantro fresco picado

1. En una sartén mediana, calentar el aceite de aguacate a fuego medio-alto. Añadir la coliflor, el chile en polvo, el comino, la sal y la pimienta. Saltear 3-5 minutos o hasta que la coliflor esté tierna y empiece a dorarse. Exprimir el jugo de lima sobre la coliflor y remover para combinar bien. Pasar a un bol mediano.
2. Disponer los tomates, los rábanos, las rodajas de aguacate, las semillas de calabaza y las aceitunas sobre la coliflor. Cubrir con el cilantro.

Información nutricional (por ración)

Calorías 404
Carbohidratos 24 g (fibra 11 g, azúcares 6 g)
Grasa 34 g (grasa saturada 5 g)
Proteínas 11 g
Colesterol 0 mg
Sodio 792 mg
Macros: 76 % de grasa, 11 % de proteína, 13 % de carbohidratos
Carbohidratos netos: 14 g

FV

Pollo a la cúrcuma

Para 1 persona - preparación: 5 minutos - cocción: 5 minutos

⅛ de cucharadita de cúrcuma molida
⅛ de cucharadita de comino molido
⅛ de cucharadita de sal marina
Una pizca de pimienta de cayena
Una pizca de cilantro molido
Una pizca de jengibre molido
1 pechuga de pollo deshuesada y sin piel (115 g)
1 cucharada de aceite de coco
1 gajo de lima

1. En un bol pequeño, mezclar la cúrcuma, el comino, la sal, la pimienta de cayena, el cilantro y el jengibre. Frotar el pollo con la mezcla.
2. En una sartén pequeña, calentar el aceite de coco a fuego medio-alto. Añadir el pollo; freír 5-6 minutos por cada lado o hasta que deje de estar rosado en el centro. Servir con un gajo de lima.

Información nutricional (por ración)

Calorías 256
Carbohidratos 0 g (fibra 0 g, azúcares 0 g)
Grasa 17 g (grasa saturada 12,5 g)
Proteínas 26 g
Colesterol 83 mg
Sodio 342 mg
Macros: 60% de grasa, 40% de proteína, 0% de carbohidratos
Carbohidratos netos: 0 g

V

Champiñones portobello rellenos de espinacas y *ricotta*

Para 2 personas - preparación: 15 minutos - cocción: 25 minutos

4 champiñones portobello grandes (unos 340 g en total); limpiar con un paño húmedo
Aceite de aguacate en espray
½ taza de queso *ricotta* vegano
2 cucharaditas de orégano seco
⅛ de cucharadita de copos de chile
¼ de cucharadita de sal kosher
1½ cucharadas de aceite de oliva, repartidas
115 g de espinacas baby frescas
⅓ de taza de almendras laminadas
½ taza de salsa de tomate ecológica

1. Precalentar el horno a 220° C. Forrar una bandeja de horno con papel de aluminio.
2. Rociar ambos lados de los champiñones con el espray de aceite de aguacate y colocarlos con el tallo hacia abajo en la bandeja de horno previamente preparada. Hornear 10 minutos, darles la vuelta y hornear otros 5 minutos o hasta que estén tiernos.
3. Mientras, en un bol pequeño, mezclar la *ricotta*, el orégano, los copos de chile y la sal.
4. Calentar una sartén mediana a fuego medio. Añadir una cucharada de aceite e inclinar la sartén para cubrir uniformemente el fondo. Agregar las espinacas y las almendras, y cocinar 1-2 minutos, removiendo constantemente, o hasta que las espinacas se pongan tiernas. Retirar del fuego.
5. Verter la mitad de la salsa de tomate sobre los champiñones, cubrir con la mezcla de espinacas y verter la *ricotta* sobre las espinacas. Cubrirlo todo con la salsa de tomate restante y sazonar con la ½ cucharada de aceite restante. Hornear durante 10 minutos o hasta que esté bien caliente.

Información nutricional (por ración)

Calorías 396
Carbohidratos 22 g (fibra 9 g, azúcares 11 g)
Grasa 32 g (grasa saturada 3,2 g)
Proteínas 14 g
Colesterol 1 mg
Sodio 807 mg
Macros: 72 % de grasa, 15 % de proteína, 13 % de carbohidratos
Carbohidratos netos: 13 g

Pollo al limón

Para 1 persona - preparación: 5 minutos - cocción: 7 minutos

1 cucharada de *ghee*, repartida
1 pechuga de pollo deshuesada y sin piel (115 g)
Sal marina y pimienta negra
1 diente de ajo pequeño, picado
1 cucharada de zumo de limón

1. En una sartén pequeña, calentar ½ cucharada de *ghee* a fuego medio-alto. Sazonar el pollo con una pizca de sal y otra de pimienta. Freír el pollo 5-6 minutos por cada lado o hasta que esté hecho. Retirar de la sartén y mantenerlo caliente.
2. Añadir el ajo a la sartén y dorarlo 1 minuto. Agregar el zumo de limón y la ½ cucharada de *ghee* restante a la sartén. Cocinar 1-2 minutos, raspando el fondo de la sartén para soltar los trozos dorados. Verter la salsa sobre el pollo.

Información nutricional (por ración)

Calorías 270
Carbohidratos 2 g (fibra 0 g, azúcares 0 g)
Grasa 20 g (grasa saturada 12 g)
Proteínas 20 g
Colesterol 196 mg
Sodio 270 mg
Macros: 68 % de grasa, 29 % de proteína, 3 % de carbohidratos
Carbohidratos netos: 0 g

PT

Brocheta de atún con salsa de aguacate

Para 2 personas - preparación: 10 minutos - cocción: 4 minutos

Brochetas

Aceite de aguacate en espray; filete de atún de 225 g (de unos 2 cm de grosor), enjuagado y bien seco, cortado en dados de 2,5 cm; 8 tomates de pera; 1 cucharada de aceite de aguacate; ⅛ de cucharadita de sal kosher; pimienta negra al gusto

Salsa para la ensalada de aguacate

⅔ de taza de pepino picado; ¼ de taza de cebolla roja finamente picada; ¼ de taza de cilantro fresco picado; 2 cucharadas de aceite de oliva extra virgen; 2 cucharadas de zumo de limón; ⅛ de cucharadita de copos de chile; ¼ de cucharadita de sal kosher; 1 aguacate sin hueso, pelado y picado; 2 gajos de limón

1. Para preparar las brochetas: precalentar la parrilla o la sartén con el aceite de aguacate en espray a fuego medio-alto.
2. Ensartar sucesivamente 2 brochetas de 25-30 cm con el atún y los tomates. Untar el atún y los tomates con el aceite de aguacate y salpimentar uniformemente. Freír durante 2 minutos, dar la vuelta y freír 1½-2 minutos o hasta obtener el punto deseado. (No freírlo demasiado o quedará duro y seco. El atún debe estar muy poco hecho para conseguir que esté muy tierno y sabroso).
3. Para preparar la ensalada: en un bol mediano, mezclar el pepino, la cebolla, el cilantro, el aceite de oliva, el zumo de limón, los copos de chile y la sal. Añadir el aguacate y mezclar con cuidado.
4. Servir la mezcla de aguacate en 2 platos, colocar las brochetas a un lado y exprimir el limón sobre el atún y los tomates.

Información nutricional (por ración)

Calorías 440
Carbohidratos 13 g (fibra 6 g, azúcares 4 g)
Grasa 32 g (grasa saturada 4,5 g)
Proteínas 30 g
Colesterol 44 mg
Sodio 423 mg
Macros: 66 % de grasa, 27 % de proteína, 7 % de carbohidratos
Carbohidratos netos: 7 g

Huevos escalfados con salsa de estragón y espárragos trigueros

Para 2 personas - preparación: 8 minutos - cocción: 8 minutos

Salsa

⅓ de taza de yogur natural vegano sin azúcar; 2 cucharadas de mayonesa de aceite de aguacate; 1-1½ cucharaditas de mostaza integral sin azúcares añadidos, al gusto; 1 cucharadita de estragón fresco picado o ¼ de cucharadita de estragón seco; ¼ de cucharadita de sal kosher

Huevos y verduras

4 huevos grandes; 2 cucharaditas de vinagre blanco; 225 g de espárragos trigueros; 1 taza de guisantes congelados; sal kosher y pimienta negra

1. Para preparar la salsa: en un bol pequeño, batir el yogur, la mayonesa, 1-2 cucharadas de agua (según la consistencia deseada), la mostaza, el estragón y la sal. Reservar.
2. Cascar los huevos en un molde de flan o en un ramequin. Llenar una sartén grande con ⅔ de agua. Añadir el vinagre y cocer a fuego lento. Verter cada huevo suavemente en la sartén. Apagar el fuego, tapar y dejar reposar 5 minutos sin retirar la tapa.
3. Mientras, colocar los espárragos en un plato apto para microondas, por ejemplo, en una tartera de cristal. Añadir ½ taza de agua, tapar y cocer en el microondas 2 minutos. Agregar los guisantes y seguir cocinando, sin tapar, en incrementos de 1 minuto, hasta que los espárragos estén tiernos y crujientes.
4. Retirar los espárragos con unas pinzas y repartirlos en 2 platos. Con una cuchara, servir la salsa en la parte central de los espárragos. Escurrir bien los guisantes y echarlos por encima de los espárragos. Tapar para mantener el calor.
5. Sacar con cuidado los huevos con ayuda de una espumadera. Cubrir cada plato con 2 huevos. Salpimentar al gusto.

Información nutricional (por ración)

Calorías 343
Carbohidratos 17 g (fibra 6 g, azúcares 6 g)
Grasa 25 g (grasa saturada 5 g)
Proteínas 20 g
Colesterol 375 mg
Sodio 495 mg
Macros: 65 % de grasa, 23 % de proteína, 12 % de carbohidratos
Carbohidratos netos: 11 g

FV

Pastel de carne al estilo casero y judías asadas

Para 2 personas - preparación: 10 minutos - cocción: 50 minutos

3 cucharadas de aceite de aguacate, repartidas; ½ taza de salsa de tomate ecológica; 2 cucharaditas de aminos de coco; ½ cucharadita de salsa picante; sal kosher y pimienta negra; 225 g de carne picada de solomillo, magra en un 93 % y de pasto ecológico; ⅓ de taza de cebolla picada; ⅓ de taza de chile poblano picado; 2 yemas de huevo; ¼ de taza de harina de almendra; ½ cucharadita de orégano seco; 2 cucharaditas de vinagre balsámico; 2 gotas de estevia líquida; 225 g de judías verdes enteras, sin tallo

1. Precalentar el horno a 175° C. Forrar una bandeja de horno con papel de aluminio y untar con 1 cucharada de aceite.
2. En un tazón pequeño, batir la salsa de tomate, 1 cucharada de aceite, los aminos de coco, la salsa picante, ⅛ de cucharadita de sal y pimienta negra al gusto.
3. En un tazón mediano, mezclar la carne de ternera, la cebolla, el chile poblano, las yemas de huevo, la harina, el orégano y la mitad de la mezcla de salsa de tomate. Mezclar hasta obtener una consistencia homogénea pero sin pasarse.
4. Colocar la mezcla de carne de ternera en la bandeja de horno previamente preparada y dar forma de pan ovalado de unos 10 × 7 cm. Hornear durante 25 minutos.
5. Incorporar el vinagre y la estevia al resto de la salsa de tomate y verter uniformemente sobre la parte superior y los lados del pastel de carne. Mezclar las judías verdes con la cucharada de aceite restante y ⅛ de cucharadita de sal. Disponer las judías en una sola capa alrededor del pastel de carne. Hornear durante 25 minutos o hasta que el pastel de carne no esté rosado en el centro.
6. Dejar reposar 5 minutos antes de cortarlo.
7. Servir las porciones de pastel y las judías en 2 platos. Salpimentar al gusto.

Información nutricional (por ración)

Calorías 490
Carbohidratos 20 (fibra 6 g, azúcares 9 g)
Grasa 34 g (grasa saturada 7,1 g)
Proteínas 33 g
Colesterol 256 mg
Sodio 834 mg
Macros: 62 % de grasa, 27 % de proteína, 11 % de carbohidratos
Carbohidratos netos: 14 g

PT

Salmón a la parrilla con salsa de naranja fresca y semillas de chía

Para 2 personas - preparación: 10 minutos - cocción: 6 minutos

¼-½ cucharadita de ralladura de naranja
½ taza de gajos de naranja picados
¼ de taza de pimiento morrón rojo finamente picado
¼ de taza de cebolla roja finamente picada
2 cucharadas de copos de coco seco sin azúcar
¼ de cucharadita de semillas de chía
⅛ de cucharadita de copos de chile
1 cucharadita de vinagre balsámico
1-2 gotas de estevia líquida (opcional)
2 cucharadas de aminos de coco
2 cucharadas de aceite de sésamo tostado
225 g de filete de salmón fresco sin piel, enjuagado y bien seco
⅛ de cucharadita de sal kosher
Pimienta negra

1. Precalentar la parrilla a fuego medio-alto.
2. En un bol mediano, mezclar la ralladura de naranja, las naranjas, el pimiento, la cebolla, los copos de coco, las semillas de chía, los copos de chile, el vinagre y la estevia (si se utiliza).
3. En un bol pequeño, batir los aminos de coco y el aceite de sésamo. Reservar 2 cucharadas y untar ambos lados del salmón con la mezcla restante; salpimentar al gusto.
4. Colocar el salmón en la parrilla; cocinar 3 minutos por cada lado o hasta que se desmenuce con un tenedor.
5. Cortar el salmón por la mitad y servirlo en 2 platos. Verter la mezcla de aminos de coco reservada previamente sobre el salmón y servir la salsa encima o a un lado.

Información nutricional (por ración)

Calorías 430
Carbohidratos 13 g (fibra 2 g, azúcares 6 g)
Grasa 32 g (grasa saturada 7,9 g)
Proteínas 24 g
Colesterol 62 mg
Sodio 649 mg
Macros: 67 % de grasa, 23 % de proteína, 10 % de carbohidratos
Carbohidratos netos: 11 g

Frittata vegetal con brotes verdes y un chorrito de limón

Para 2 personas - preparación: 8 minutos - cocción: 15 minutos

5 huevos grandes; ¼ de taza de leche de almendras sin azúcar; ½ cucharadita de orégano seco; sal kosher y pimienta negra; 2 cucharadas de aceite de oliva, repartidas; 1 taza de calabacín cortado en rodajas finas; ⅓ de taza de pimiento morrón rojo picado; 2 dientes de ajo, picados; ½ lata (400 g) de corazones de alcachofa cortados en cuartos, escurridos y picados gruesos; 1 cebolleta mediana, finamente picada; 55 g de queso feta vegano, desmenuzado; 2 tazas de brotes verdes; 2 cucharaditas de zumo de limón

1. En un bol mediano, batir los huevos, la leche de almendras, el orégano, ⅛ de cucharadita de sal y pimienta negra al gusto. Reservar.
2. En una sartén mediana antiadherente, calentar 1 cucharada de aceite a fuego medio-alto. Saltear el calabacín y el pimiento durante 3-4 minutos o hasta que estén ligeramente dorados, removiendo de vez en cuando. Añadir el ajo y saltearlo 15 segundos, removiendo constantemente.
3. Bajar el fuego a temperatura media, incorporar las alcachofas y distribuir uniformemente en la sartén. Añadir por encima la cebolleta. Reducir el fuego a medio-bajo. Verter con cuidado la mezcla de huevos y cocinar tapado unos 10 minutos o hasta que el huevo se cuaje. Retirar del fuego, espolvorear con el queso, tapar y dejar reposar 5 minutos.
4. Mezclar los brotes verdes con la cucharada restante de aceite, el zumo de limón, y sal y pimienta al gusto.
5. Cortar la *frittata* en cuñas, servir en dos platos y cubrir con los brotes verdes.

Información nutricional (por ración)

Calorías 454
Carbohidratos 19 g (fibra 4 g, azúcares 3 g)
Grasas 35 g (grasas saturadas 12,9 g)
Proteínas 21 g
Colesterol 465 mg
Sodio 976 mg
Macros: 69 % de grasa, 18 % de proteína, 13 % de carbohidratos
Carbohidratos netos: 15 g

Estofado de ternera con salsa picante

Para 2 personas - preparación: 5 minutos - cocción: 12 minutos

3 cucharadas de aceite de oliva, repartidas
225 g de carne de ternera deshuesada de pasto ecológico, como solomillo o entrecot, cortada en dados de unos 2,5 cm y bien seca
Pimienta negra
¾ de taza de cebolla cortada en rodajas finas
¾ de taza de tomate picado
¼ de taza de vino tinto
12 aceitunas *kalamata* sin hueso
½ taza de salsa ecológica de tomate ligeramente picante , como la de Newman's Own
1 cucharada de orégano fresco picado
Sal kosher

1. En una sartén grande, calentar 1 cucharada de aceite a fuego medio-alto. Sazonar al gusto la carne con pimienta negra por ambos lados sin presionar. Incorporar la carne a la sartén y sofreírla 4-5 minutos, o hasta que empiece a dorarse, removiendo de vez en cuando. Reservar en un plato.
2. Añadir la cebolla a la sartén y sofreírla, removiendo de vez en cuando, 3-4 minutos o hasta que esté dorada. Añadir los tomates, el vino y las aceitunas; cocinar 2-3 minutos, removiendo de vez en cuando, o hasta que se evapore el líquido. Incorporar la salsa ecológica de tomate y el orégano. Llevar a ebullición y luego bajar a temperatura media. Agregar la carne junto con los jugos acumulados y las 2 cucharadas restantes de aceite; cocinar sin dejar de remover durante 1 minuto para que se caliente bien. Salpimentar al gusto.
3. Servir en 2 cuencos poco profundos.

Información nutricional (por porción)

Calorías 437
Carbohidratos 15 g (fibra 4 g, azúcares 6 g)
Grasa 32 g (grasa saturada 5,4 g)
Proteínas 27 g
Colesterol 68 mg
Sodio 647 mg
Macros: 66 % de grasa, 24 % de proteína, 10% de carbohidratos
Carbohidratos netos: 11 g

Pollo marinado con *ghee* de hierbas y brócoli

Para 2 personas - preparación: 6 minutos (más 2 horas de marinado) - cocción: 10 minutos

2 pechugas de pollo deshuesadas y sin piel (115 g cada una); ¼ de taza de *ghee*; 1 cucharadita de ralladura de limón; 1½ cucharadas de zumo de limón; 1 cebolleta, picada; 1 diente de ajo, picado; 1 cucharadita de albahaca seca; ½ cucharadita de eneldo seco; ½ cucharadita de sal kosher; 3 tazas de ramilletes de brócoli; 2 gajos de limón

1. Colocar las pechugas de pollo en una sola capa entre 2 hojas de papel transparente. Con la ayuda de un mazo o el fondo de una lata, aplanar las pechugas de pollo hasta obtener un grosor de aproximadamente ½ cm.
2. En un bol pequeño, mezclar el *ghee*, la ralladura de limón, el zumo de limón, la cebolleta, el ajo, la albahaca, el eneldo y la sal. Remover hasta que quede bien mezclado. Cubrir ambos lados del pollo con la mezcla de *ghee*. Disponer en una cacerola poco profunda o en un plato con borde. Cubrir y refrigerar toda la noche o al menos 2 horas.
3. Colocar ¾ de taza de agua y el brócoli en una sartén mediana. Llevar a ebullición, reducir el fuego, tapar y cocer a fuego lento 3-4 minutos o hasta que el brócoli esté tierno y crujiente. Escurrir y servir en 2 platos. Tapar para mantenerlo caliente.
4. Secar la sartén con papel de cocina y volver a llevar a fuego medio-alto. Añadir el pollo y la mezcla de *ghee* y cocinar durante 3 minutos por lado o hasta que el pollo no esté rosado en el centro. Servir en los platos.
5. Añadir ¼ de taza de agua a los jugos que han quedado en la sartén y dejar hervir durante 1 minuto o hasta que se espese ligeramente.
6. Verter la salsa sobre el pollo y servir acompañado de gajos de limón.

Información nutricional (por ración)

Calorías 417
Carbohidratos 8 g (fibra 3 g, azúcares 1 g)
Grasas 31 g (grasas saturadas 17,5 g)
Proteínas 29 g
Colesterol 127 mg
Sodio 561 mg
Macros: 68 % de grasa, 28 % de proteína, 4 % de carbohidratos
Carbohidratos netos: 5 g

V

Calabaza rellena de queso crema

Para 2 personas - preparación: 12 minutos - cocción: 25 minutos

1 cucharada de aceite de oliva + 1 cucharadita de aceite de oliva
2 calabazas amarillas (unos 400 g en total), cortadas longitudinalmente
1 cebolleta picada
¼ de taza de chile poblano finamente picado
2 cucharadas de perejil fresco picado
1 diente de ajo, picado
⅓ de taza de queso crema vegano
½ cucharadita de sal kosher, repartida
Pimentón al gusto
3 tazas de hojas de mostaza ralladas o mezcla de col baby rizada
2 cucharaditas de salsa picante
Pimienta negra
2 cucharadas de nueces finamente picadas

1. Precalentar el horno a 230 °C. Forrar una bandeja de horno con papel de aluminio y untar con 1 cucharadita de aceite de oliva.
2. Con ayuda de una cuchara, extraer la pulpa de las 4 mitades de calabaza.
3. Picar toscamente la pulpa y mezclar en un cuenco mediano con la cebolleta, el chile poblano, el perejil, el ajo, el queso crema y ¼ de cucharadita de sal. Remover hasta que quede bien mezclado. Verter la mezcla en la calabaza, presionando ligeramente para que se adhiera, y espolvorear ligeramente con pimentón. Colocar en la bandeja de horno previamente preparada. Rociar con 1 cucharada de aceite de oliva y hornear 25-30 minutos o hasta que la calabaza empiece a ponerse tierna.
4. En un bol mediano, mezclar las hojas de mostaza, la cucharada restante de aceite de oliva y la salsa picante. Mezclar todo bien y espolvorear con el ¼ de cucharadita de sal restante y pimienta negra al gusto.
5. Servir las verduras en 2 platos, espolvorear con las nueces y cubrir con las dos mitades de calabaza.

Información nutricional (por ración)

Calorías 325
Carbohidratos 18 g (fibra 6 g, azúcares 7 g)
Grasa 27 g (grasa saturada 4,5 g)
Proteínas 9 g
Colesterol 0 mg
Sodio 373 mg
Macros: 74 % de grasa, 11 % de proteína, 15 % de carbohidratos
Carbohidratos netos: 12 g

Bacalao con costra de nueces pecanas y zanahorias

Para 2 personas - preparación: 10 minutos - cocción: 30 minutos

3 zanahorias medianas, cortadas en cuartos y después en trozos de 5 cm
⅓ de taza de cebolla picada
2 cucharadas de aceite de coco, repartidas
¼ de cucharadita de sal kosher, dividida
Pimienta negra al gusto
1 cucharada de aminos de coco
¼ de cucharadita de vinagre de sidra
½ cucharadita de salsa picante
6 gotas de estevia líquida
2 filetes de bacalao (de 115 g cada uno), enjuagados y bien secos
¼ de taza de nueces picadas finamente

1. Precalentar el horno a 200° C. Forrar una bandeja de horno con papel de aluminio.
2. Colocar las zanahorias y la cebolla en la bandeja de horno preparada previamente. Verter el aceite de coco, embadurnar la mezcla y disponerla en una sola capa. Sazonar con ⅛8 de la cucharadita de sal y la pimienta negra. Hornear durante 20 minutos.
3. Mientras, en un bol pequeño, batir los aminos de coco, el vinagre, la salsa picante, la estevia y la cucharada restante de aceite. Reservar.
4. Mover las zanahorias hacia un lado de la bandeja de horno y disponer los filetes de pescado en el otro. Verter la mezcla de aminos de coco uniformemente sobre la parte superior de los filetes y colocar con cuidado las nueces pacanas por encima. Hornear 10-12 minutos o hasta que el pescado se desmenuce fácilmente con un tenedor. Servir con las zanahorias; rascar todos los restos de nueces y salsa de la bandeja y verter sobre el pescado.

Información nutricional (por ración)

Calorías 360
Carbohidratos 17 g (fibra 5 g, azúcares 7 g)
Grasa 25 g (grasa saturada 12,8 g)
Proteínas 23 g
Colesterol 49 mg
Sodio 612 mg
Macros: 61 % de grasa, 25 % de proteína, 14 % de carbohidratos
Carbohidratos netos: 12 g

VT

Champiñones portobello con nueces y mantequilla de salvia

Para 2 personas - preparación: 8 minutos - cocción: 15 minutos

1 manojo de brócolis (unos 225 g), con los extremos recortados y cortados por la mitad longitudinalmente
3 cucharadas de *ghee*, repartidas
340 g de champiñones portobello, cortados en rodajas de ½ cm de grosor
¼ de taza de nueces picadas
2 dientes de ajo, pelados y machacados
10 hojas de salvia fresca
Sal kosher y pimienta negra
1 cucharadita de vinagre balsámico

1. Llenar una sartén grande con unos 5-7 cm de agua y llevar a ebullición. Añadir el brócoli y cocinar 2 minutos o hasta que adopte un color verde brillante y esté tierno y crujiente. Escurrir bien y reservar.
2. Secar la sartén con papel de cocina. Reducir el fuego a medio-alto y añadir 1 cucharada de *ghee*. Cuando se haya derretido, agregar la mitad de los champiñones y saltear, removiendo de vez en cuando, 5-7 minutos o hasta que estén tiernos. Reservarlos en un plato. Repetir la operación con 1 cucharada de *ghee* y el resto de los champiñones y reservarlos en el mismo plato.
3. Calentar la cucharada restante de *ghee* en la sartén. Reducir el fuego a medio-bajo. Cuando se haya derretido el *ghee*, añadir las nueces y el ajo. Saltear, removiendo frecuentemente, 3-4 minutos o hasta que empiecen a dorarse ligeramente. Incorporar las hojas de salvia y cocinar durante 1 minuto o hasta que la salvia esté crujiente y empiece a oscurecerse. Añadir los champiñones, ½ cucharadita de sal, pimienta negra al gusto y el vinagre. Remover y cocinar 1 minuto o hasta que esté bien caliente. Retirar del fuego.
4. Servir el brócoli en 2 platos. Salpimentar al gusto. Cubrir el brócoli con la mezcla de champiñones.

Información nutricional (por porción)

Calorías 365
Carbohidratos 17 g (fibra 6 g, azúcares 7 g)
Grasa 32 g (grasa saturada 13,7 g)
Proteínas 9 g

Colesterol 34 mg
Sodio 534 mg
Macros: 78 % de grasa, 10 % de proteína, 12 % de carbohidratos
Carbohidratos netos: 11 g

VT | CH

Arroz a la cúrcuma con espinacas y alcachofas

Para 2 personas - preparación: 5 minutos - cocción: 25 minutos

¼ taza de aceite de oliva, repartida
½ taza de semillas de calabaza (pepitas)
½ taza de pimiento morrón verde picado
½ lata (400 g) de corazones de alcachofa cortados en cuartos, escurridos
2 dientes de ajo, picados
¼ taza de arroz blanco o de arroz Arborio sin cocer
½ cucharadita de pimentón
¼ de cucharadita de cúrcuma molida
¼ de cucharadita de sal kosher
2 tazas de espinacas frescas picadas
¼ de taza de tomates picados
Pimienta negra al gusto
8 aceitunas pequeñas sin hueso, picadas toscamente

1. Calentar a fuego medio-alto 2 cucharadas de aceite en una sartén mediana. Añadir las semillas de calabaza y freír 1-2 minutos, o hasta que empiecen a dorarse ligeramente. Retirar con una espumadera y reservar en un plato. En la misma sartén, añadir los pimientos, las alcachofas y el ajo y cocinar durante 5 minutos. Añadir ¾ de taza de agua, el arroz, el pimentón, la cúrcuma y la sal. Llevar a ebullición, reducir el fuego, tapar y cocer a fuego lento durante 18 minutos o hasta que el arroz esté hecho.
2. Retirar del fuego y añadir las espinacas, los tomates y las 2 cucharadas restantes de aceite. Sazonar con la pimienta negra e incorporar las aceitunas. Dejar reposar 10 minutos para que absorba bien los sabores.

Información nutricional (por ración)

Calorías 567
Carbohidratos 35 g (fibra 6 g, azúcares 2 g)
Grasa 44 g (grasa saturada 6,6 g)
Proteínas 14 g
Colesterol 0 mg
Sodio 730 mg
Macros: 70% de grasa, 10% de proteína, 20% de carbohidratos
Carbohidratos netos: 29 g

V CH

Salteado tailandés de sésamo con salsa de mantequilla de cítricos y nueces

Para 2 personas - preparación: 10 minutos - cocción: 8 minutos

Salsa

2 cucharadas de mantequilla de almendras; 2 cucharadas de aminos de coco; 2 cucharadas de zumo de lima; 2-4 gotas de estevia líquida, o al gusto; ⅛ de cucharadita de copos de chile

Base

½ taza de cacahuetes o almendras fileteadas; 1 cucharada de semillas de sésamo; 1 cucharada de aceite de sésamo tostado; 2 tazas de ramilletes de coliflor pequeños, de aproximadamente 1 cm de diámetro; 2 tazas de ramilletes de brócoli pequeños; 1½ tazas de zanahorias cortadas en palitos; ½ pimiento morrón rojo, cortado en rodajas finas; ⅓ de taza de guisantes congelados, previamente descongelados; ¼ de cucharadita de sal kosher; 1 cebolleta mediana, picada; ¼ de taza de cilantro fresco picado; 2 gajos de lima

1. Para preparar la salsa: disponer la mantequilla de almendras y los aminos de coco en un bol pequeño apto para microondas y calentar en el microondas 20-25 segundos a potencia alta. Batir hasta que esté bien mezclado y añadir el zumo de lima, 2-3 cucharadas de agua (dependiendo de la consistencia deseada), la estevia y los copos de chile. Reservar.
2. Para preparar la base: calentar una sartén grande a fuego medio-alto. Añadir las nueces y saltear durante 2 minutos, removiendo con frecuencia. Agregar las semillas de sésamo y cocinar durante 1 minuto, removiendo constantemente. Reservar en un plato. Incorporar el aceite de sésamo e inclinar la sartén para cubrir uniformemente el fondo. Agregar la coliflor, el brócoli, las zanahorias, el pimiento, los guisantes y la sal; cocinar durante 3 minutos o hasta que las zanahorias se ablanden ligeramente, removiendo con frecuencia. Retirar del fuego.
3. Verter la salsa uniformemente sobre la mezcla de coliflor y, a continuación, espolvorear con las nueces, las semillas de sésamo, la cebolla verde y el cilantro. Servir tal cual o remover con cuidado. Servir acompañado de gajos de lima.

Información nutricional (por ración)

Calorías 520
Carbohidratos 39 g (fibra 14 g, azúcares 12 g)
Grasa 38 g (grasa saturada 5,5 g)
Proteínas 20 g
Colesterol 0 mg
Sodio 353 mg
Macros: 65 % de grasa, 15 % de proteína, 20 % de carbohidratos
Carbohidratos netos: 25 g

PT | CH

Bagre con salsa criolla rústica

Para 2 personas - preparación: 5 minutos - cocción: 15 minutos

¼ taza de *ghee*, repartido
1 taza de pimiento morrón verde finamente picado
1 tallo de apio mediano, cortado en láminas finas
½ taza de cebolla finamente picada
½ cucharadita de tomillo seco
⅛ de cucharadita de pimienta de cayena
1 tomate pequeño, picado
2 cucharadas de perejil fresco picado
2 cucharaditas de zumo de limón
½ cucharadita de sal kosher, repartida
225 g de filete de bagre
Pimienta negra
⅔ de taza de arroz blanco cocido
2 gajos de limón

1. Calentar una sartén grande a fuego medio-alto y añadir 2 cucharadas del *ghee*. Cuando se haya derretido, agregar los pimientos, el apio, la cebolla, el tomillo y la cayena; cocinar 5-6 minutos o hasta que empiece a dorarse ligeramente, removiendo de vez en cuando. Añadir el tomate y cocinar durante 2 minutos o hasta que se ablande ligeramente. Incorporar el perejil, el zumo de limón y ¼ de cucharadita de sal. Reservar en un bol y tapar para mantenerlo caliente.
2. En la misma sartén, calentar las 2 cucharadas restantes de *ghee* a fuego medio-alto. Cuando se haya derretido, inclinar la sartén para cubrir uniformemente el fondo. Sazonar ambos lados del pescado con el ¼ de cucharadita de sal restante y pimienta negra al gusto. Poner en la sartén y freír 3 minutos por un lado; dar la vuelta y freír 2 minutos o hasta que esté opaco en el centro. Retirar del fuego.
3. Servir el arroz en 2 platos, verter la salsa sobre el arroz y cubrir con el pescado. Acompañar con el limón.

Información nutricional (por ración)

Calorías 489
Carbohidratos 26 g (fibra 4 g, azúcares 5,5 g)
Grasa 35 g (grasa saturada 18,4 g)
Proteínas 21 g
Colesterol 107 mg
Sodio 621 mg
Macros: 65 % de grasa, 17 % de proteína, 18 % de carbohidratos
Carbohidratos netos: 22 g

VT | CH

Hamburguesas de batata con yogur picante

Para 2 personas - preparación: 10 minutos - cocción: 10 minutos

Cobertura

¼ de taza de yogur vegano natural sin azúcar; ½ cucharadita de salsa picante; ⅛ de cucharadita de sal kosher; ¼ de taza de semillas de calabaza; ¼ de taza de semillas de cáñamo

Hamburguesas

2 batatas medianas; ½ cebolla pequeña; 1 huevo grande, ligeramente batido; 1 cucharada de mayonesa de aceite de aguacate; 1 diente de ajo picado; 1 cucharadita de comino molido; ½ cucharadita de pimentón ahumado; ¼ de cucharadita de sal kosher; 2 cucharadas de aceite de coco; 1 cucharada de perejil fresco picado

1. En un bol pequeño, mezclar el yogur, la salsa picante y la sal. Reservar.
2. Calentar una sartén grande a fuego medio-alto. Añadir las semillas de calabaza y las de cáñamo y saltear durante 2-3 minutos o hasta que empiecen a dorarse ligeramente, removiendo con frecuencia. Reservar en un plato.
3. Triturar las batatas y la cebolla en un procesador de alimentos utilizando la cuchilla de mayor tamaño. En un bol mediano, mezclar la batata y la cebolla con el huevo, la mayonesa, el ajo, el comino, el pimentón y la sal.
4. Calentar a fuego medio el aceite de coco en una sartén grande. Verter ¼ de taza de la mezcla de batatas en la sartén y aplastar formando una hamburguesa de aproximadamente ½ cm de grosor (y unos 7 cm de diámetro). Repetir la operación con el resto de la mezcla hasta formar 3 hamburguesas más.
5. Freír 3-4 minutos por cada lado o hasta que estén doradas, dándoles la vuelta suavemente con una espátula plana.
6. Servir en 2 platos, espolvorear el perejil y las semillas sobre las hamburguesas y cubrir con la mezcla de yogur.

Información nutricional (por ración)

Calorías 564
Carbohidratos 31 g (fibra 6 g, azúcares 7 g)
Grasa 43 g (grasa saturada 17 g)
Proteínas 20 g
Colesterol 101 mg
Sodio 530 mg
Macros: 68 % de grasa, 14 % de proteína, 18 % de carbohidratos
Carbohidratos netos: 25 g

V | CH

Sartén de verduras con mozzarella

Para 2 personas - preparación: 7 minutos - cocción: 10 minutos

3 cucharadas de aceite de aguacate
½ taza de cebolla picada
½ taza de pimiento morrón verde picado
115 g de champiñones laminados
1 calabaza amarilla mediana, picada
2 dientes de ajo, picados
½ lata (425 g) de alubias rojas orgánicas, enjuagadas y escurridas
2 cucharaditas de espirulina en polvo
1½ cucharaditas de chile en polvo
1 cucharadita de comino molido
⅛ de cucharadita de copos de chile
¼ de cucharadita de sal kosher
Pimienta negra al gusto
⅓ de taza de cilantro fresco picado
115 g de queso mozzarella vegano, rallado

1. Calentar el aceite en una sartén mediana a fuego medio-alto. Inclinar la sartén para cubrir uniformemente el fondo y luego cocinar la cebolla y los pimientos durante 4 minutos, removiendo de vez en cuando, o hasta que éstos empiecen a dorarse ligeramente. Añadir los champiñones, la calabaza y el ajo y cocinar, removiendo de vez en cuando, durante 4-5 minutos o hasta que las verduras se ablanden ligeramente. Agregar las alubias rojas, la espirulina, el chile en polvo, el comino, los copos de chile, la sal, la pimienta negra y el cilantro. Cocinar removiendo de vez en cuando 2-3 minutos más.
2. Servir en 2 platos y espolvorear el queso por encima.

Información nutricional (por porción)

Calorías 459
Carbohidratos 29 g (fibra 6 g, azúcares 8 g)
Grasa 36 g (grasa saturada 12,7 g)
Proteínas 10 g

Colesterol 0 mg
Sodio 783 mg
Macros: 71 % de grasa, 9 % de proteína, 20 % de carbohidratos
Carbohidratos netos: 23 g

VT CH

Espárragos al ajo + Pasta de lentejas

Para 2 personas - preparación: 5 minutos - cocción: 15 minutos

¾ de taza de pasta de lentejas sin cocer
1 taza de espárragos cortados en trozos de 5 cm
¼ de taza de *ghee*, repartido
225 g de setas frescas variadas, picadas toscamente
3-4 dientes de ajo, picados
1 cucharada de orégano fresco picado
½ cucharadita de sal kosher
Pimienta negra al gusto

1. Cocer la pasta según las instrucciones del paquete. Añadir los espárragos 3 minutos antes de que termine la cocción.
2. Mientras, calentar una sartén grande a fuego medio-alto. Una vez caliente, añadir 2 cucharadas de *ghee*. Inclinar la sartén para cubrir uniformemente el fondo. Añadir las setas y saltear 5-7 minutos, removiendo de vez en cuando, o hasta que estén tiernas. Incorporar el ajo y el orégano. Saltear durante 15 segundos, removiendo constantemente.
3. Escurrir la pasta y añadir a las setas, con el resto del *ghee* y la sal. Remover hasta que todo quede bien mezclado.
4. Servir en 2 platos. Sazonar con pimienta negra.

Información nutricional (por ración)

Calorías 382
Carbohidratos 25 g (fibra 6 g, azúcares 4 g)
Grasa 29 g (grasa saturada 16,9 g)
Proteínas 10 g
Colesterol 45 mg
Sodio 492 mg
Macros: 69 % de grasa, 11 % de proteína, 20 % de carbohidratos
Carbohidratos netos: 19 g

Tentempiés y acompañamientos

V

Ensalada de col rizada, coles de Bruselas y arándanos

Para 2 personas - tiempo total: 15 minutos

Ensalada

1½ tazas de col rizada picada; 1½ tazas de coles de Bruselas ralladas; ⅓ de taza de semillas de girasol, tostadas; 1 chile jalapeño, sin semillas (opcional) y finamente picado

Aderezo

¼ de taza de aceite de oliva virgen extra; 1 cucharadita de ralladura de limón; 1 cucharada de zumo de limón; 1 cucharada de mostaza integral sin azúcares añadidos; 1 diente de ajo picado; ¼ de cucharadita de sal kosher; 4-6 gotas de estevia líquida, o al gusto; ½ taza de arándanos

1. Para preparar la ensalada: en un bol grande, mezclar la col rizada, las coles de Bruselas, las semillas de girasol y el jalapeño.
2. Para preparar el aderezo: en un bol pequeño, batir el aceite de oliva, la ralladura de limón, el zumo de limón, la mostaza, el ajo, la sal y la estevia líquida hasta obtener una salsa homogénea.
3. Verter el aliño sobre la mezcla de col rizada y remover hasta que ésta quede bien cubierta. Añadir los arándanos y mezclar suavemente. Servir en 2 platos.

Información nutricional (por ración)

Calorías 447
Carbohidratos 22 g (fibra 7 g, azúcares 6 g)
Grasa 39 g (grasa saturada 4,9 g)
Proteínas 8 g
Colesterol 0 mg
Sodio 377 mg
Macros: 79 % de grasa, 7 % de proteína, 14 % de carbohidratos
Carbohidratos netos: 15 g

Ensalada de tomates y *pepperoncini*

Para 2 personas - tiempo total: 10 minutos

1 taza de tomates de pera, cortados por la mitad
½ taza de pepino picado
10 aceitunas grandes sin hueso, partidas por la mitad
3 pimientos *pepperoncini*, laminados
30 g de queso mozzarella vegano, picado
2-3 cucharaditas de orégano fresco picado
1 cucharada de aceite de oliva virgen extra
2 cucharaditas de vinagre de sidra de manzana
Sal kosher y pimienta negra
2 tazas de col rizada baby

En un bol mediano, mezclar los tomates de pera, el pepino, las aceitunas, los *pepperoncini*, la mozzarella, el orégano, el aceite de oliva y el vinagre de sidra. Añadir sal y pimienta al gusto. Servir la col rizada baby en dos platos y cubrir con la mezcla de tomate.

Información nutricional (por ración)

Calorías 152
Carbohidratos 9 g (fibra 3 g, azúcares 2 g)
Grasa 13 g (grasa saturada 4 g)
Proteínas 3 g
Colesterol 0 mg
Sodio 427 mg
Macros: 78 % de grasa, 7 % de proteína, 15 % de carbohidratos
Carbohidratos netos: 6 g

Ensalada de jícama y menta fresca

Para 2 personas - preparación: 12 minutos - reposo: 15 minutos

225 g de jícama, pelada, cortada en láminas finas y después en palitos del tamaño de una cerilla (aproximadamente 1½ tazas en total)
⅓ de taza de rábanos picados
¼ de taza de menta fresca picada
1 cucharadita de ralladura de limón
3 cucharadas de zumo de limón
1 cucharadita de jengibre fresco rallado
9-12 gotas de estevia líquida, o al gusto
1 aguacate, sin hueso, pelado y en rodajas

1. En un bol mediano, mezclar la jícama, los rábanos, la menta, la ralladura de limón, el zumo de limón, el jengibre y la estevia líquida. Dejar reposar 15 minutos para que los sabores se mezclen.
2. Servir la mezcla de jícama en 2 platos de ensalada. Colocar las rodajas de aguacate a un lado.

Información nutricional (por ración)

Calorías 328
Carbohidratos 30 g (fibra 20 g, azúcares 4 g)
Grasa 30 g (grasa saturada 4,3 g)
Proteínas 5 g
Colesterol 0 mg
Sodio 29 mg
Macros: 81 % de grasa, 7 % de proteína, 12 % de carbohidratos
Carbohidratos netos: 10 g

V

Ensalada de rúcula

Para 1 persona - tiempo total: 5 minutos

1½ tazas de rúcula baby
2 cucharadas de semillas de calabaza (pepitas), tostadas
1 cucharada de aceite de oliva virgen extra
1 cucharada de zumo de limón
1 cucharadita de levadura nutricional
Sal marina y pimienta negra

1. En un bol mediano, mezclar la rúcula y las semillas de calabaza.
2. En un bol pequeño, batir el aceite de oliva, el zumo de limón, la levadura nutricional y una pizca de sal y pimienta. Verter sobre la mezcla de rúcula.

Información nutricional (por ración)

Calorías 231
Carbohidratos 5 g (fibra 2 g, azúcares 2 g)
Grasa 22 g (grasa saturada 3,5 g)
Proteínas 6 g
Colesterol 0 mg
Sodio 169 mg
Macros: 85 % de grasa, 10 % de proteína, 5 % de carbohidratos
Carbohidratos netos: 3 g

V

Palitos de zanahoria encurtida

Para 1 persona - tiempo total: 2 horas y 15 minutos

3 zanahorias peladas y cortadas en bastones
1½ cucharadas de aceite de oliva virgen extra
1½ cucharadas de vinagre de sidra de manzana
¼ de cucharadita de sal kosher
Eneldo o tomillo seco (opcional)

1. En un tarro pequeño con tapa o en un bol pequeño, mezclar las zanahorias, el aceite de oliva, el vinagre, la sal y una pizca de hierba seca, si se desea.
2. Tapar y refrigerar al menos 2 horas o hasta que esté listo para servir, removiendo o agitando de vez en cuando.

Información nutricional (por ración)

Calorías 249
Carbohidratos 18 g (fibra 5 g, azúcares 9 g)
Grasa 21 g (grasa saturada 3 g)
Proteínas 2 g
Colesterol 0 mg
Sodio 606 mg
Macros: 77 % de grasa, 3 % de proteína, 20 % de carbohidratos
Carbohidratos netos: 13 g

V

Ensalada de hojas de lechuga y bayas con aderezo de semillas de chía

Para 2 personas - tiempo total: 10 minutos

ADEREZO

1½ cucharadas de aceite de aguacate
1 cucharada de vinagre balsámico blanco
1 cucharadita de semillas de chía
½ cucharadita de jengibre fresco rallado
4-6 gotas de estevia líquida, o al gusto
⅛ de cucharadita de sal kosher

ENSALADA

2 tazas de mezcla de col rizada baby
2 cucharadas de cebolla roja finamente picada
⅔ de taza de fresas, cortadas en cuartos

1. En un bol pequeño, mezclar el aceite de aguacate, el vinagre balsámico blanco, las semillas de chía, el jengibre, la estevia líquida y la sal. Dejar reposar durante 5 minutos y batir hasta que esté bien mezclado.
2. En una ensaladera, combinar la mezcla de col rizada baby, las cebollas y el aderezo, y remover hasta que la verdura quede bien cubierta. Añadir las fresas y mezclar suavemente. Servir la ensalada en 2 platos.

INFORMACIÓN NUTRICIONAL (POR RACIÓN)

Calorías 127
Carbohidratos 8 g (fibra 3 g, azúcares 4 g)
Grasa 11 g (grasa saturada 1,4 g)
Proteínas 2 g
Colesterol 0 mg
Sodio 140 mg
Macros: 80 % de grasa, 5 % de proteína, 15 % de carbohidratos
Carbohidratos netos: 5 g

Brócoli y champiñones asados con semillas de sésamo

Para 2 personas - preparación: 10 minutos - asado: 28 minutos

2 tazas de ramilletes de brócoli
115 g de champiñones portobello (*cremini*) pequeños
½ taza de cebolla picada gruesa
2 cucharadas de aceite de aguacate
⅛ de cucharadita de copos de chile
⅛ de cucharadita de sal kosher
1 cucharada de semillas de sésamo
1 cucharada de zumo de lima
1 cucharada de aminos de coco
1-2 gotas de estevia líquida, o al gusto

1. Precalentar el horno a 220° C. Forrar una bandeja de horno con papel de aluminio.
2. Colocar el brócoli, los champiñones y las cebollas en la bandeja previamente preparada. Mezclar con el aceite, los copos de chile y la sal, y asar durante 25 minutos. Remover la mezcla, espolvorear con las semillas de sésamo y asar 3-5 minutos más o hasta que el brócoli esté tierno.
3. En un bol pequeño, mezclar el zumo de lima, los aminos de coco y la estevia.
4. Verter la mezcla de zumo de lima sobre las verduras asadas y servir.

Información nutricional (por ración)

Calorías 203
Carbohidratos 1 2 g (fibra 4 g, azúcares 3 g)
Grasa 17 g (grasa saturada 2 g)
Proteínas 5 g
Colesterol 0 mg
Sodio 317 mg
Macros: 75 % de grasa, 10 % de proteína, 15 % de carbohidratos
Carbohidratos netos: 8 g

V

Berenjena a la parrilla con salsa de tomate

Para 2 personas - preparación: 10 minutos - cocción: 8 minutos

2 cucharadas de aceite de oliva
1 cucharadita de vinagre balsámico
1 diente de ajo, picado
½ cucharadita de romero fresco o seco, picado
⅛ de cucharadita de sal kosher
Pimienta negra al gusto
1-2 gotas de estevia líquida (opcional)
225 g de berenjenas, cortadas en rodajas de aproximadamente 1 cm de grosor
1 tomate de pera, picado
8 aceitunas *kalamata* sin hueso, toscamente picadas
1 cucharada de cebolla roja finamente picada

1. Precalentar la parrilla o una sartén a fuego alto.
2. En un bol mediano, batir el aceite, el vinagre, el ajo, el romero, la sal, la pimienta y la estevia (opcional). Pintar ligeramente las rodajas de berenjena por ambos lados con 1 cucharada de la mezcla de aceite.
3. Añadir el tomate, las aceitunas y la cebolla a la mezcla de aceite restante en el bol, remover hasta que queden bien mezclados y reservar.
4. Asar las berenjenas durante 5 minutos por un lado; dar la vuelta y asar 3-5 minutos o hasta que estén tiernas.
5. Servir las berenjenas en 2 platos. Cubrir con la mezcla de tomate.

Información nutricional (por ración)

Calorías 199
Carbohidratos 11 g (fibra 4 g, azúcares 5 g)
Grasa 18 g (grasa saturada 2,5 g)
Proteínas 2 g
Colesterol 0 mg
Sodio 369 mg
Macros: 82 % de grasa, 4 % de proteína, 14 % de carbohidratos
Carbohidratos netos: 7 g

V

Bok Choy de anacardo y jengibre

Para 2 personas - tiempo total: 18 minutos

1½ cucharadas de aceite de sésamo tostado, repartidas
2 cogollos de *bok choy* baby, cortados en cuartos longitudinalmente
2 dientes de ajo, picados
2 cucharaditas de jengibre fresco rallado
⅛ de cucharadita de copos de chile
2 cucharaditas de aminos de coco
⅛ de cucharadita de sal kosher
2 cucharadas de cilantro fresco picado
¼ de taza de anacardos tostados, picados

1. Calentar 2 cucharaditas de aceite de sésamo en una sartén grande a fuego medio-alto. Añadir el *bok choy* y saltear durante 4 minutos. Reducir el fuego a medio, tapar y seguir cocinando durante 3 minutos.
2. Retirar el *bok choy* y reservar en un plato. En la misma sartén, añadir las 2½ cucharaditas de aceite de sésamo restantes y el ajo, el jengibre y los copos de chile; cocinar 15 segundos, removiendo constantemente. Añadir los aminos de coco y remover bien. Agregar el *bok choy*, remover suavemente y cocinar durante 2 minutos. Espolvorear por encima la sal, el cilantro y los anacardos.

Información nutricional (por ración)

Calorías 197
Carbohidratos 9 g (fibra 2 g, azúcares 2 g)
Grasa 17 g (grasa saturada 2,6 g)
Proteínas 4 g
Colesterol 0 g
Sodio 308 mg
Macros: 77 % de grasa, 8 % de proteína, 15 % de carbohidratos
Carbohidratos netos: 7 g

Zanahorias asadas con salsa de jalapeños y pacanas

Para 2 personas - preparación: 10 minutos - asado 33 minutos

3 zanahorias pequeñas o medianas, cortadas en cuartos longitudinalmente y en trozos de 5 cm; ¼ de taza de cebolla picada gruesa; 1½ cucharadas de aceite de sésamo tostado, repartido; ½ cucharadita de comino molido; ¼ de cucharadita de sal kosher, repartida; ⅛ de cucharadita de pimienta negra; ⅓ de taza de nueces pacanas, toscamente picadas; 1 jalapeño, sin semillas y finamente picado; 1½ cucharaditas de vinagre balsámico; 1 diente de ajo pequeño, picado; 2 tazas de rúcula

1. Precalentar el horno a 220° C. Forrar una bandeja de horno con papel de aluminio.
2. Colocar las zanahorias y la cebolla en la bandeja de horno previamente preparada. Rociar por encima 1 cucharada del aceite de sésamo y espolvorear con el comino, ⅛ cucharadita de sal y la pimienta negra. Mezclar todo bien y extender sobre la bandeja formando una sola capa.
3. Colocar la bandeja en la parte media-alta del horno y asar 30 minutos o hasta que los bordes estén ligeramente dorados y las zanahorias estén tiernas. Remover de vez en cuando. Mover las zanahorias y la cebolla a un lado de la bandeja, añadir las nueces pacanas en el otro lado y tostar 3-5 minutos o hasta que estén ligeramente tostadas.
4. En un bol pequeño, mezclar las pacanas con el jalapeño, la 1½ cucharadita de aceite de sésamo restante, el vinagre balsámico, el ajo y la ⅛ cucharadita de sal restante.
5. Servir la rúcula en dos platos.
6. Con un tenedor, rascar los trozos dorados de la bandeja de horno y mezclar con las zanahorias para darles más sabor.
7. Servir la mezcla de zanahorias sobre la rúcula y verter por encima la mezcla de nueces.

Información nutricional (por ración)

Calorías 269
Carbohidratos 15 g (fibra 5 g, azúcares 7 g)
Grasa 24 g (grasa saturada 2,7 g)
Proteínas 3 g
Colesterol 0 mg
Sodio 306 mg
Macros: 80 % de grasa, 5 % de proteína, 15 % de carbohidratos
Carbohidratos netos: 10 g

Huevos con aceite de chile picante

Para 1 persona - tiempo total: 5 minutos

2 cucharaditas de aceite de oliva virgen extra
1 cucharadita de salsa de chile
2 huevos duros, pelados y partidos por la mitad
1 cucharadita de semillas de calabaza (pepitas), tostadas
1 cucharadita de cilantro fresco picado
Sal marina y pimienta negra

En un bol pequeño, batir el aceite de oliva y la salsa de chile. Verter sobre los huevos cortados por la mitad. Espolvorear con las semillas de calabaza, el cilantro y una pizca de sal y pimienta.

Información nutricional (por ración)

Calorías 228
Carbohidratos 2 g (fibra 1 g, azúcares 1 g)
Grasa 19 g (grasa saturada 3,5 g)
Proteínas 13 g
Colesterol 350 mg
Sodio 406 mg
Macros: 74 % de grasa, 24 % de proteína, 2 % de carbohidratos
Carbohidratos netos: 1 g

Aperitivo cremoso con hierbas y vegetales

Para 1 persona - tiempo total: 5 minutos

2 cucharadas de yogur griego vegano natural
2 cucharadas de queso crema vegano con cebollino
1 cucharada de albahaca fresca picada
1 cucharadita de zumo de limón
1 cucharada de aceite de oliva virgen extra
1 cucharada de piñones tostados
Pimienta negra
½ taza de tiras de pimiento morrón rojo

1. En un bol pequeño, mezclar el yogur, el queso crema, la albahaca y el zumo de limón. Añadir el aceite de oliva. Espolvorear los piñones y una pizca de pimienta negra.
2. Servir con tiras de pimiento.

Información nutricional (por ración)

Calorías 325
Carbohidratos 10 g (fibra 2 g, azúcares 3 g)
Grasa 29 g (grasa saturada 2 g)
Proteínas 7 g
Colesterol 0 mg
Sodio 347 mg
Macros: 81 % de grasa, 9 % de proteína, 10 % de carbohidratos
Carbohidratos netos: 8 g

V

Batido de arándanos y *matcha*

Para 1 persona - tiempo total: 5 minutos

½ taza de leche entera de coco, fría
½ taza de arándanos congelados
2 cucharadas de proteína de cáñamo en polvo
1 cucharadita de polvo de *matcha*
1 cucharadita de extracto de vainilla
½ cucharadita de jengibre fresco rallado
Sal marina
Estevia líquida (opcional)

En una batidora, mezclar la leche de coco, ¼ de taza de agua fría, los arándanos, la proteína en polvo, el *matcha*, la vainilla, el jengibre y una pizca de sal marina. Tapar y batir hasta obtener una mezcla homogénea. Añadir unas gotas de estevia líquida (opcional).

Información nutricional (por porción)

Calorías 250
Carbohidratos 17 g (fibra 5 g, azúcares 11 g)
Grasa 18 g (grasa saturada 15,5 g)
Proteínas 10 g
Colesterol 0 mg
Sodio 190 mg
Macros: 65 % de grasa, 17 % de proteína, 18 % de carbohidratos
Carbohidratos netos: 12 g

Batido de coco y lima

Para 1 persona - tiempo total: 5 minutos

½ taza de leche entera de coco, fría
2 cucharadas de zumo de lima
1 cucharada de proteína de cáñamo en polvo
1 cucharadita de jengibre fresco rallado
1 cucharadita de extracto de vainilla
Sal marina
Estevia líquida (opcional)

En una licuadora, mezclar la leche de coco, ½ taza de agua fría, el zumo de lima, la proteína en polvo, el jengibre, la vainilla y una pizca de sal marina. Tapar y batir hasta obtener una mezcla homogénea. Añadir unas gotas de estevia líquida (opcional).

Información nutricional (por porción)

Calorías 202
Carbohidratos 9 g (fibra 2 g, azúcares 4 g)
Grasa 17 g (grasa saturada 15 g)
Proteínas 5 g
Colesterol 0 mg
Sodio 187 mg
Macros: 77 % de grasa, 9 % de proteína, 14 % de carbohidratos
Carbohidratos netos: 7 g

V

Batido de fresa y espirulina

Para 1 persona - tiempo total: 5 minutos

½ taza de fresas congeladas
½ aguacate pequeño, sin hueso y pelado
¾ de taza de leche de almendras sin azúcar
1 cucharada de proteína de cáñamo en polvo
1½ cucharaditas de polvo de espirulina
1 cucharadita de extracto de vainilla
Sal marina
Estevia líquida (opcional)

En una licuadora, mezclar las fresas, el aguacate, la leche de almendras, la proteína en polvo, la espirulina en polvo, la vainilla y una pizca de sal marina. Batir hasta obtener una mezcla homogénea. Añadir unas gotas de estevia líquida (opcional).

Información nutricional (por porción)

Calorías 198
Carbohidratos 19 g (fibra 8 g, azúcares 5 g)
Grasa 13 g (grasa saturada 1,5 g)
Proteínas 9 g
Colesterol 0 mg
Sodio 346 mg
Macros: 58 % de grasa, 19 % de proteína, 23 % de carbohidratos
Carbohidratos netos: 11 g

V

Batido de piña

Para 1 persona - tiempo total: 5 minutos

½ taza de piña fresca picada
½ taza de leche de almendras sin azúcar
½ taza de leche entera de coco
2 cucharadas de proteína de cáñamo en polvo
1 cucharada de zumo de lima
1 cucharadita de extracto de vainilla
Sal marina
Estevia líquida (opcional)

En una batidora, mezclar la piña, la leche de almendras, la leche de coco, la proteína en polvo, el zumo de lima, la vainilla y una pizca de sal marina. Tapar y batir hasta obtener una mezcla homogénea. Añadir unas gotas de estevia líquida (opcional).

Información nutricional (por porción)

Calorías 277
Carbohidratos 21 g (fibra 5 g, azúcares 12 g)
Grasa 20 g (grasa saturada 15,5 g)
Proteínas 9 g
Colesterol 0 mg
Sodio 280 mg
Macros: 65 % de grasa, 17 % de proteína, 18 % de carbohidratos
Carbohidratos netos: 16 g

Crujientes de chocolate negro salado y almendra

Para 1 persona - tiempo total: 20 minutos

30 g de chocolate sin azúcar
Estevia líquida (opcional)
1 cucharada de almendras finamente picadas
Sal marina

1. En un bol pequeño apto para microondas, derretir el chocolate a baja potencia en intervalos de 15 segundos, parando para remover, hasta obtener una textura suave y homogénea. Añadir unas gotas de estevia líquida (opcional).
2. Extender una capa uniforme sobre un trozo de papel de horno. Espolvorear las almendras y una pizca de sal marina.
3. Refrigerar 15 minutos o hasta que cuaje. Romper en trozos.

Información nutricional (por porción)

Calorías 185
Carbohidratos 9 g (fibra 7 g, azúcares 0 g)
Grasa 17 g (grasa saturada 9,5 g)
Proteínas 5 g
Colesterol 0 mg
Sodio 148 mg
Macros: 83 % de grasa, 11 % de proteína, 6 % de carbohidratos
Carbohidratos netos: 2 g

V

Aperitivo de mantequilla de almendras picante

Para 1 persona - tiempo total: 5 minutos

2 cucharadas de mantequilla de almendras
1 ½ cucharadas de leche de almendras sin azúcar
½ cucharadita de zumo de limón
½ cucharadita de jengibre fresco rallado
Sal marina
Pimentón ahumado
Pimienta de cayena
Estevia líquida (opcional)

En un bol pequeño, mezclar la mantequilla de almendras, la leche de almendras, el zumo de limón, el jengibre y una pizca de sal, pimentón y cayena. Añadir unas gotas de estevia líquida (opcional).

Información nutricional (por ración)

Calorías 194
Carbohidratos 7 g (fibra 3 g, azúcares 2 g)
Grasa 17 g (grasa saturada 1,5 g)
Proteínas 6 g

Colesterol 0 mg
Sodio 165 mg
Macros: 80 % de grasa, 13 % de proteína, 7 % de carbohidratos
Carbohidratos netos: 4 g

V

Tazones de yogur con frutas, chía y canela

Para 2 personas - preparación: 10 minutos - enfriado: 2 horas

½ taza de almendras laminadas
2 cucharadas de copos de coco seco sin azúcar
⅓ de taza de frambuesas congeladas
⅓ de taza de arándanos congelados
2 cucharaditas de semillas de chía
2-4 gotas de estevia líquida, o al gusto
¼-½ cucharadita de canela molida, o al gusto
½ cucharadita de extracto de vainilla
1½ tazas de yogur vegano natural sin azúcar

1. Calentar una sartén mediana a fuego medio-alto. Añadir las almendras y cocinar durante 3 minutos o hasta que empiecen a dorarse, removiendo con frecuencia. Agregar el coco y cocinar durante 1 minuto o hasta que empiece a dorarse, removiendo con frecuencia. Retirar del fuego y reservar. Cuando se enfríe, guardar en un recipiente hermético hasta que se necesite.
2. En un bol pequeño, mezclar las frambuesas congeladas, los arándanos, las semillas de chía, la estevia, la canela y la vainilla. Cubrir y refrigerar toda la noche o, como mínimo, 2 horas.
3. Para servir, repartir el yogur en dos tazones. Mezclar bien las frutas y verterlas sobre el yogur. Desmenuzar la mezcla de almendras y espolvorearlas sobre las frutas.

Información nutricional (por ración)

Calorías 356
Carbohidratos 22 g (fibra 9 g, azúcares 5 g)
Grasa 29 g (grasa saturada 4,6 g)
Proteínas 12 g
Colesterol 11 mg
Sodio 14 mg
Macros: 72 % de grasa, 13 % de proteína, 15 % de carbohidratos
Carbohidratos netos: 13 g

V

Copa de yogur de frutas

Para 1 persona - tiempo total: 5 minutos

½ taza de yogur griego vegano natural
Estevia líquida (opcional)
¼ taza de moras
¼ de taza de almendras tostadas picadas

Colocar el yogur en un bol pequeño. Añadir unas gotas de estevia líquida (opcional). Cubrir con las moras y las almendras.

Información nutricional (por ración)

Calorías 346
Carbohidratos 15 g (fibra 6 g, azúcares 4 g)
Grasa 27 g (grasa saturada 1,5 g)
Proteínas 16 g
Colesterol 0 mg
Sodio 5 mg
Macros: 70 % de grasa, 19 % de proteína, 11 % de carbohidratos
Carbohidratos netos: 9 g

«Tostadas» de aguacate

Para 1 persona - tiempo: 5 minutos

½ aguacate pequeño, sin hueso y pelado
¼ de limón
Sal marina
8 galletas de linaza con sal marina
Copos de chile
1 rábano, cortado en rodajas finas

En un bol pequeño, mezclar el aguacate, el zumo de limón y una pizca de sal marina. Triturar hasta obtener la consistencia deseada. Extender uniformemente sobre las galletas. Espolvorear con copos de chile. Cubrir con rodajas de rábano.

Información nutricional (por ración)

Calorías 210
Carbohidratos 14 g (fibra 12 g, azúcares 1 g)
Grasa 19 g (grasa saturada 2,5 g)
Proteínas 6 g
Colesterol 0 mg
Sodio 362 mg
Macros: 84 % de grasa, 12 % de proteína, 5 % de carbohidratos
Carbohidratos netos: 2 g

V

Galletas saladas con queso crema de cebollino

Para 1 persona - tiempo total: 5 minutos

2 cucharadas de queso crema vegano de cebollino
8 galletas de linaza con sal marina
1 cucharada de aceite de oliva virgen extra

Extender el queso crema de manera uniforme sobre las galletas. Echar por encima un chorrito de aceite de oliva.

Información nutricional (por ración)

Calorías 336
Carbohidratos 11 g (fibra 7 g, azúcares 0 g)
Grasa 32 g (grasa saturada 3 g)
Proteínas 8 g
Colesterol 0 mg
Sodio 330 mg
Macros: 85 % de grasa, 10 % de proteína, 5 % de carbohidratos
Carbohidratos netos: 4 g

Trufas de almendra recubiertas de cacao

Para 1 persona - tiempo total: 35 minutos

1 cucharada de mantequilla de almendras
1½ cucharaditas de aceite de coco derretido
¼ de cucharadita de extracto de vainilla
Sal marina
Estevia líquida (opcional)
1 cucharadita de cacao sin azúcar

1. En un bol pequeño, mezclar la mantequilla de almendras, el aceite de coco, la vainilla y una pizca de sal. Añadir unas gotas de estevia líquida (opcional). Cubrir y refrigerar 30-40 minutos.
2. Formar dos bolas y rebozarlas con el cacao sin azúcar.

Información nutricional (por porción)

Calorías 257
Carbohidratos 7 g (fibra 4 g, azúcares 2 g)
Grasas 24 g (grasas saturadas 7,5 g)
Proteínas 6 g
Colesterol 0 mg
Sodio 145 mg
Macros: 85 % de grasa, 10 % de proteína, 5 % de carbohidratos
Carbohidratos netos: 3 g

Queso marinado y aceitunas con melón y pepino

Para 1 persona - tiempo total: 5 minutos

40 g de queso mozzarella vegano fresco, cortado en cubos
6 aceitunas *kalamata* sin hueso
1½ cucharadas de aceite de oliva virgen extra
¼ de cucharadita de ralladura de limón
¼ de cucharadita de romero fresco picado
Sal marina y pimienta negra
¼ de taza de pepino en rodajas
¼ de taza de melón verde en cubos

1. En un bol mediano, mezclar el queso, las aceitunas, el aceite de oliva, la ralladura de limón, el romero y una pizca de sal y pimienta. Cubrir y refrigerar hasta el momento de servir.
2. Servir acompañado del pepino y el melón.

Información nutricional (por ración)

Calorías 371
Carbohidratos 10 g (fibra 1g, azúcares 4 g)
Grasa 36 g (grasa saturada 10 g)
Proteínas 1 g
Colesterol 0 mg
Sodio 616 mg
Macros: 88 % de grasa, 2 % de proteína, 10% de carbohidratos
Carbohidratos netos: 9 g

Pepino relleno de salmón curado

Para 1 persona - tiempo total: 5 minutos

1 huevo duro, pelado y picado
2 cucharaditas de mayonesa de aceite de aguacate
1 cucharadita de eneldo fresco picado
½ cucharadita de mostaza de Dijon
½ cucharadita de alcaparras picadas
Sal marina y pimienta negra
1 pepino pequeño, cortado por la mitad longitudinalmente y sin semillas
30 g de salmón curado o ahumado, cortado en trozos pequeños

En un bol pequeño, mezclar el huevo, la mayonesa, el eneldo, la mostaza, las alcaparras y una pizca de sal y pimienta. Disponer una cucharada de la mezcla sobre las dos mitades del pepino. Cubrir con el salmón.

Información nutricional (por ración)

Calorías 180
Carbohidratos 3 g (fibra 1 g, azúcares 2 g)
Grasa 13 g (grasa saturada 2 g)
Proteínas 12 g
Colesterol 192 mg
Sodio 401 mg
Macros: 67 % de grasa, 29 % de proteína, 4 % de carbohidratos
Carbohidratos netos: 2 g

Extra

Cómo cocer las alubias secas en una olla a presión

450 g de alubias o garbanzos secos. Antes de cocer, se debe asegurar de que estén bien limpios, enjuagar y escurrir (normalmente se obtienen 2½-3¼ tazas de alubias cocidas, dependiendo del tipo de alubia).

1. Añadir las alubias y 8 tazas de agua a la olla a presión. Colocar la tapa y cerrar la válvula de presión. Pulsar el botón «Manual» para ajustar el tiempo de cocción que se recomienda más abajo. Cuando termine el tiempo de cocción, dejar que la presión se libere de forma natural.
2. Cuando la válvula baje, retirar la tapa con cuidado. Escurrir las alubias con ayuda de un colador.

Alubias pintas: 25 minutos a alta presión
Alubias negras: 30 minutos a alta presión
Poroto blanco: 30 minutos a alta presión
Alubias Great Northern: 35 minutos a alta presión
Alubias rojas: 35 minutos a alta presión
Garbanzos: 40 minutos a alta presión

Puedes obtener 6 tazas de alubias o garbanzos cocidos. Una vez frías, guardar en cantidades más pequeñas en bolsas de congelación. Se conservan hasta 3 meses en el congelador (o 5 días en el frigorífico). Puedes añadir un poco de líquido para mantenerlas húmedas, pero entonces debes escurrirlas antes de usar.

Nota: No es necesario que remojes las alubias antes de cocerlas en la olla a presión, pero si lo haces, debes cocinarlas 10 minutos menos en la olla a presión.

Agradecimientos

A Amber, Solomon y Shiloh: os quiero muchísimo. Gracias por ser el centro de mi vida y mi refugio.

A mi equipo: Andrea, Yvette, Emily, Janice, Megan, Brinna, Hollie y Maddy. Sois parte de mi familia y mis amigas más queridas. Gracias por la constante devoción, diligencia y compasión tanto por nuestros pacientes como entre vosotras.

A mis pacientes de todo el mundo: gracias por dejarme ser parte de vuestro viaje sagrado al bienestar. No me tomo la responsabilidad a la ligera. Es un verdadero honor estar a vuestro servicio.

A Heather, Diana, Michele y al resto del personal de Rodale y Waterbury: sois el mejor equipo que podría pedir. Gracias por escuchar siempre mi visión y hacer todo lo posible para que cobre vida.

A Gretchen: gracias por tu amistad y por poner todo tu corazón en este libro.

A Gwyneth, Elise, Kiki y mi familia *goop*: os estoy inmensamente agradecido. Gracias por los años de amistad y por abanderarme.

Al Dr. Alejandro Junger, Melissa Urban, Dra. Terry Wahls y Dr. Josh Axe: gracias por ser mis mentores, mis héroes y mis buenos amigos en este espacio de bienestar.

Para terminar, gracias a todos los que forman parte del mundo de la medicina funcional y del bienestar. Continuad siendo una luz para mí.

Índice analítico

S

T

Acerca del autor

El Dr. Will Cole es un destacado experto en medicina funcional que pasa consulta a personas de todo el mundo a través de Internet en www.drwillcole.com y también presencialmente en Pittsburgh, Pensilvania. Nombrado uno de los cincuenta profesionales más importantes de la medicina funcional-integrativa de Estados Unidos., el Dr. Cole está especializado en la investigación clínica de los factores subyacentes de las enfermedades crónicas y en la elaboración de un enfoque funcional a los problemas de tiroides, enfermedades autoinmunes, desequilibrios hormonales, trastornos digestivos y problemas neurológicos. Es el autor superventas de *Mi plan Ketotariano* y *El espectro de la inflamación*. El Dr. Cole también presenta los populares podcasts *goopfellas* y *The Art of Being Well*. Puedes encontrarlo en Instagram en Instagram.com/drwillcole o en Facebook en facebook.com/doctorwillcole

Índice